实用医学影像诊断学

主编 徐永平 等

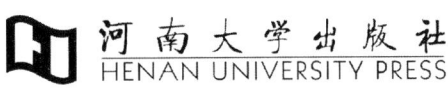

·郑州·

图书在版编目（CIP）数据

实用医学影像诊断学 / 徐永平等主编 . —— 郑州：河南大学出版社，2021.8
ISBN 978-7-5649-4829-0

Ⅰ.①实… Ⅱ.①徐… Ⅲ.①影像诊断 Ⅳ.① R445

中国版本图书馆 CIP 数据核字 (2021) 第 176662 号

责任编辑：林方丽
责任校对：陈　巧
封面设计：陈盛杰

出版发行：	河南大学出版社
	地址：郑州市郑东新区商务外环中华大厦 2401 号
	邮编：450046
	电话：0371-86059750（高等教育与职业教育出版分社）
	0371-86059701（营销部）
	网址：hupress.henu.edu.cn
印　　刷：	广东虎彩云印刷有限公司
版　　次：	2021 年 8 月第 1 版
印　　次：	2021 年 8 月第 1 次印刷
开　　本：	880 mm × 1230 mm　1/16
印　　张：	9.5
字　　数：	308 千字
定　　价：	66.00 元

（本书如有质量问题，请与河南大学出版社营销部联系调换）

编 委 会

主　编　　徐永平　蓝思荣　石映平　郑儒兴
　　　　　　宋　丽　王新霞　高　平　张　卉

副主编　　江顺滨　张妙贤　王　娟　史文杰
　　　　　　王　帅　刘国安　李胜开　李艳若

编　委（按姓氏笔画排序）

　　　　王　帅　河南省洛阳正骨医院（河南省骨科医院）
　　　　王　娟　新乡市中心医院
　　　　王新霞　郑州大学第三附属医院
　　　　石映平　梅州市人民医院
　　　　史文杰　中国人民解放军联勤保障部队第九八三医院
　　　　邢　予　中国人民解放军联勤保障部队第九八九医院
　　　　刘国安　中国人民解放军联勤保障部队第九一〇医院
　　　　江顺滨　连云港市第一人民医院
　　　　李胜开　惠州市中心人民医院
　　　　李艳若　河南中医药大学第一附属医院
　　　　宋　丽　梅州市人民医院
　　　　张　卉　河南中医药大学第一附属医院
　　　　张妙贤　中国人民解放军联勤保障部队第九八九医院
　　　　陈立新　深圳市人民医院
　　　　　　　（暨南大学第二临床医学院，南方科技大学第一附属医院）
　　　　郑儒兴　湛江中心人民医院
　　　　徐永平　华北理工大学附属医院
　　　　高　平　湖北医药学院附属襄阳市第一人民医院
　　　　蓝思荣　梅州市人民医院

主编简介

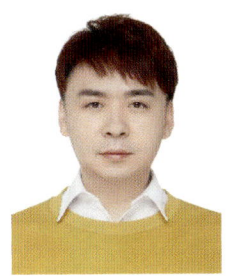

徐永平

徐永平，汉族，1979年2月出生，籍贯河北省唐山市，2013年毕业于河北联合大学（原华北煤炭医学院），本科学历。现任职于华北理工大学附属医院，核磁室主管技师，从事相关专业十余年，在此期间发表论文多篇，出版著作一部。

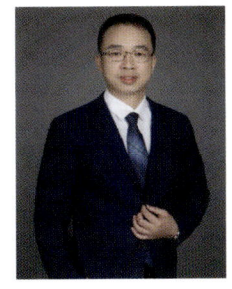

蓝思荣

蓝思荣，汉族，1981年8月出生，籍贯广东省梅州市，2006年6月毕业于广东医科大学（原广东医学院）医学影像学专业，取得学士学位。现工作于梅州市人民医院，副主任医师。主要研究方向：腹部超声、浅表超声、介入超声，从事超声诊断、介入超声工作多年，熟练掌握疑难复杂肝肿瘤、甲状腺良性肿瘤等的消融治疗术，具有相当丰富的理论与临床实践经验。担任广东省基层医药学会超声诊疗专业常务委员，广东省健康管理学会超声医学专业委员会委员，广东省医疗行业协会超声医学创新与发展管理分会委员。主持、参与省市级科研课题5项，近几年来发表论文5篇。

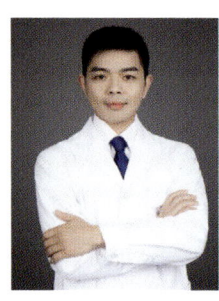

石映平

　　石映平，汉族，1986年6月出生，籍贯广东省兴宁市，2010年6月毕业于广东医学院（现广东医科大学）医学影像学专业，现工作于梅州市人民医院，主治医师。2015年在广州市妇女儿童医疗中心进修小儿心脏超声。主要研究方向为心血管超声诊断。毕业后一直从事心血管超声工作，具有较丰富的理论与实践经验；擅长对冠心病、老年性心脏瓣膜病的诊断，尤其是对小儿先天性心脏病的诊断。参与市级科研项目多项，发表省级以上论文数篇。广东省基层医药学会超声诊疗专业委员。

前言

医学影像学是在X线诊断的基础上发展起来的一门新的医学学科，涉及人体消化、呼吸、循环、泌尿、神经、骨科等多个系统疾病的诊断和治疗。它包括传统的X线诊断、CT、B型超声、磁共振成像、放射性核素成像等。随着医学科技的发展，临床医学影像技术也不断提升，各种新型影像技术层出不穷并且逐渐广泛运用于临床诊断与治疗之中。鉴于临床医学影像学的飞速进展，本编委会特编写此书，以供临床医学影像科相关医务人员参考借鉴。

本书内容既涉及CT成像技术、磁共振成像技术等基础知识，又涵盖五官及颈部疾病CT诊断、肌肉骨骼系统CT诊断、颅脑疾病MRI诊断、心血管疾病MRI诊断、女性盆腔疾病MRI诊断、介入超声及核医学成像在各系统中的应用等内容。本书内容丰富，重点突出，且上下有一定的衔接，既方便读者对工作中遇到的问题进行查询，又有利于其对影像诊断学进行系统强化学习。

在编写过程中，借鉴了诸多医学影像科相关临床书籍与资料文献，在此表示衷心的感谢。由于编者众多，写作文笔不尽一致，编校水平有限，加上医学影像学领域研究发展迅速，书中难免存在错误和遗漏之处，希望广大读者和专家予以批评和指正。

编　者
2021年8月

目　录

第一章　概述 1
- 第一节　影像医学发展史 1
- 第二节　临床中影像医学的作用 2
- 第三节　正确运用影像诊断方法 2

第二章　CT 成像技术 4
- 第一节　CT 成像原理与设备 4
- 第二节　CT 图像特点 7
- 第三节　CT 的基本概念 9
- 第四节　常规扫描技术 11

第三章　磁共振成像技术（MRI） 13
- 第一节　磁共振原理 13
- 第二节　磁共振成像特点与质量控制 21
- 第三节　磁共振成像系统的操作方法 29

第四章　五官及颈部疾病 CT 诊断 32
- 第一节　正常五官及颈部 CT 表现 32
- 第二节　基本病变 CT 表现 34
- 第三节　眼部常见疾病 36
- 第四节　鼻窦常见疾病 43
- 第五节　耳部常见疾病 47

第五章　肌肉骨骼系统 CT 诊断 51
- 第一节　骨关节常见疾病 51
- 第二节　软组织病变 62
- 第三节　脊柱退行性病变及外伤性病变 66

第六章　颅脑疾病 MRI 诊断 69
- 第一节　颅脑正常组织结构 69
- 第二节　脑血管疾病 70
- 第三节　颅脑外伤 76

第七章　心血管疾病 MRI 诊断 80
第一节　先天性心脏病 80
第二节　缺血性心脏病 87
第三节　胸主动脉疾病 91

第八章　女性盆腔疾病 MRI 诊断 95
第一节　子宫肌瘤 95
第二节　子宫腺肌病 97
第三节　盆腔子宫内膜异位症 99

第九章　介入超声 101
第一节　介入超声技术概述 101
第二节　介入超声的技术原则 102
第三节　介入超声穿刺方法 106
第四节　超声引导穿刺组织学检查及细胞学检查 107
第五节　超声引导穿刺的腹部应用 110

第十章　核医学成像在各系统中的应用 122
第一节　核医学在神经系统疾病中的应用 122
第二节　核医学在消化系统疾病中的应用 126
第三节　核医学在循环系统疾病中的应用 134

参考文献 145

第一章 概述

第一节 影像医学发展史

医学影像学是利用疾病影像表现的特点在临床医学上进行诊断的一门临床科学。医学影像学技术包括 X 线、计算机断层成像（CT）、超声成像、磁共振成像（MRI）和核素显像等。在近代高速发展的电子计算机技术推动下，医学影像学从简单地显示组织、器官的大体形态图像发展到显示解剖断面图像、三维立体图像、实时动态图像等，且不仅能显示解剖图像，还可反映代谢功能状态，使形态影像和功能影像更为有机地融合在一起。介入放射学则更进一步把医学影像学推进到了"影像和病理结合""诊断和治疗结合"的新阶段。医学影像学中不同的影像技术各具特点，互相补充、印证，具有精确、方便、快速、信息量大等特点，在临床诊断与治疗中发挥着巨大的作用。

从 1895 年德国物理学家伦琴发现 X 线至今已有 110 余年的历史，X 线透视和摄片为人类的健康做出了巨大的贡献。而今天影像医学作为一门崭新的学科，近 30 年来以技术的快速发展和作用的日益扩大而受到普遍的重视。在我国县级以上城市的大医院中，影像学科已成为医院的重要科室，在医院的医疗业务、设备投资、科研产出等方面具有举足轻重的地位。临床医学影像学的研究范围包括 X 线诊断、CT 诊断、MRI 诊断、DSA（血管造影）诊断、超声切面成像、核素成像及介入放射学等，担负着诊断和治疗两方面的重任，已成为名副其实的临床综合学科。

影像医学的发展历程可以归纳为以下六个方面：第一，从单纯利用 X 线成像向无 X 线辐射的 MRI 和超声的多元化发展；第二，从平面投影发展到分层立体显示，如 CT、MRI 及超声切面成像均为断层图像，可以克服影像重叠的缺点；第三，从单纯形态学显示向形态、功能和代谢等综合诊断发展；第四，从胶片影像向计算机图像综合处理发展，以数字化存储传输和显像器显示代替胶片的载体功能；第五，从单纯诊断向诊断和治疗共存的综合学科发展，介入治疗正日益受到重视；第六，从大体诊断向分子水平诊断、治疗方向发展，即从宏观诊断向微观诊断和治疗方向发展，如组织器官功能成像和分子影像介入治疗等。影像医学的快速发展，既为本学科专业人员提供了良好的发展机遇，同时也提出了更高的要求。目前，影像学已逐渐分化形成神经影像学、胸部影像学、腹部影像学等二级分支学科，有利于影像科医师在充分掌握影像医学各种手段和方法后从事更加深入的医疗专业服务和科研发展。我国医学影像学发展虽起步较晚，但近 20 年的改革开放正赶上影像医学大发展时期，国家从提高人民健康水平的大局出发，加大了从国外引进的先进仪器设备的投入。我国现已拥有数十万台 CT 机、数万台 MRI 机和数以百万计的超声设备，影像医学专业人员队伍不断扩大、水平不断提高，影像医学正进入一个大发展的新阶段。

影像医学的发展有其技术进步的基础和临床医疗的需求两方面的因素。首先，电子计算机技术的快速发展使影像资料数字化，缩短了获取高质量图像的时间，并大大提高了影像的后处理能力，如图像的存储、传输、重建等。当前很多医院已实现了影像资料的计算机综合联网（PACS）。其次，特殊材料和技术的发展使CT、MRI和DSA等高精尖设备能大批量生产以供临床使用。但归根到底是临床对影像诊断需求的提高起了主导作用。影像诊断各种方法均具有无创伤的特点，且图像直观清楚，适应证广泛，使临床绝大多数患者均可通过影像诊断的方法做出定性、定位、定期和定量的细致评价，从而指导具体治疗方案的确定。因此，影像诊断方法的合理应用可以大大提高综合医疗水平，从而指导临床制定正确的治疗方案。

第二节　临床中影像医学的作用

目前，影像医学在临床上的地位不断提高，原因有二。一是就诊患者数量的上升。正如车辆的增多导致交通事故逐渐增加，建筑施工中的外伤也有增多的趋势，滥用抗生素导致感染难以控制，而生活水平提高后的急性心、脑血管疾病的发病率也在逐步上升，因此导致各级医院的门诊人数比例不断上升。二是就诊患者经快速有效处理后常可取得较好的疗效，为挽救生命、恢复劳动力和提高生活质量发挥重要的作用。因此，目前许多综合性大医院都对影像诊断极其重视。面对生命垂危的患者，所有诊断抢救措施都要体现快速准确的精神，而影像诊断方法具有快捷有效的特点，因此，在临床疾病的诊断中具有重要的作用。

损伤是最常见的临床病症之一，X线摄片诊断骨关节损伤已有110余年的历史，目前仍是一种不可缺少的重要手段。CT检查对复杂部位的骨折或不完全性骨折的诊断具有决定性的作用，而骨关节的软骨或半月板损伤、韧带或肌腱撕裂及软组织挫伤或血肿等应用MRI技术可获得良好的效果。内脏的损伤可根据脏器不同选择适当的影像学方法，以显示病变的解剖位置、形态、范围和程度。

感染性疾病在临床中占有较大的比例，大多数患者根据临床表现、体征及常规化验检查即可明确诊断。影像学检查一般不能否定临床诊断，在诊断明确后就应开始积极治疗，避免因等待检查而耽误治疗的最佳时机。但是，影像学检查在明确病变程度、范围及与其他病变的鉴别诊断中具有重要作用，有些特殊感染在影像学上具有特征性的表现，甚至可做出病原诊断。目前，超声、CT及MRI的广泛应用，使感染性疾病的诊断从定性走向更精确的定位和定量诊断。

随着我国人口老龄化及生活水平提高，心、脑血管性病变发病率逐渐上升，常突然发生，且死亡率较高，早期诊断、及时治疗常可挽救生命。在影像学方法中，CT、MRI及血管造影的诊断价值较高，常常是确诊的方法，不但可以定性，而且可以定量和定位诊断。目前逐渐普及的介入治疗具有高效、快捷的优点，正逐渐受到临床的高度重视。

其他类疾病如肿瘤、先天性疾病，随着各种诊断水平及影像技术的提高，发现率也逐渐上升。影像学诊断目的是明确病变位置、大小、形态、范围及与周围组织的关系，有无钙化、液化、囊变，病变性质，以及病变的鉴别诊断。手术后复查可以观察病变是否复发。超声、CT及MRI的广泛应用，使肿瘤及先天性疾病的诊断更准确，为手术或保守治疗提供了诊断依据。

第三节　正确运用影像诊断方法

影像医学是医学领域中发展最迅速的学科之一，检查方法众多，各种检查方法本身也在不断改进和发展，且各种检查方法都有自身的特点，对每种具体疾病的诊断敏感性、特异性各不相同。如何正确选择影像诊断技术，既做到尽可能早期诊断而不耽误患者的宝贵时间，又要考虑尽量降低人力、物力的消耗，减轻患者的损伤和痛苦。因此，需要临床各科医生和影像科医生详细了解影像医学的各种方法并有效配合协商，才能制定出疾病的最佳治疗方案，具体应注意以下几个方面。

（1）充分考虑就诊患者的病情，以抢救患者为第一需要。所有检查必须在生命体征稳定后才能进行，还要避免等待检查或过分强调检查质量而耽误宝贵的抢救时间。如患者为小儿或颅脑外伤后烦躁不合作者，则不宜做MRI等复杂检查。某些检查可导致急症患者病情加重，如空腔脏器急性炎症或出血时应避免造影检查或穿刺操作，颅底或脊柱骨折时应避免多体位摄片。

（2）选择对某一疾病具有很高诊断敏感性和特异性的方法。如颅脑外伤患者可先做CT，需要时再拍平片；胆囊炎、胆石症患者宜首选超声检查，或者选择螺旋CT检查，因为螺旋CT快捷准确，不受呼吸运动影响，图像连续性好，对胆囊小结石的显示率高；急性心肌梗死时做冠状动脉血管造影，既可快速有效诊断，同时又可进行必要的介入治疗。所以临床医生必须熟悉各种影像检查的特点，少走弯路就是给患者多一点治愈的机会。

（3）合理评估各种检查结果的实际价值。每一种检查方法都有其诊断疾病的特殊之处，也就是对某些疾病的特异性和敏感性特别高，而对另一些疾病的诊断价值有限，甚至没有帮助。临床医生要对患者的各种检查结果进行合理的评价和分析。如CT是较高级和精密的诊断方法，对肝癌或其他占位性病变的诊断价值很高；但对肝炎患者来说，其检查结果正常并不代表肝脏一切正常。

（4）各种检查方法的合理应用尚需考虑其损伤性、简便实用性和快速有效性。一般应选择节省时间、方便、经济、无射线及无痛苦或损伤的检查方法，以最快捷、最经济、最简单的方法解决问题。

因此，影像医学的发展虽为就诊患者提供了早期、及时、准确诊断的可能性，但同时也向影像科及临床各科医生提出了合理应用的要求。知识更新迫在眉睫，只有充分掌握影像医学知识才能发挥其最大效益，也是每一位医生肩负的职业责任。

第二章
CT 成像技术

第一节 CT 成像原理与设备

一、CT 的成像原理与方式

CT 与常规 X 线摄影一样，它的成像也是利用了 X 线的原理。X 线穿过人体各组织后会发生衰减，主要是因为能量被吸收（同时也有散射的缘故）。不同的组织会有不同衰减系数，也就是说不同的组织会有不同的 X 线衰减程度，而所有的应用 X 线的成像技术和模式都是以此为基础的。目前所应用的投影方式 X 线成像技术可分为两类，即模拟成像和数字成像，CT 则是应用数字成像的典型。

1. 数字成像

所谓数字成像实际上就是将模拟信号数字化，也就是把连续变化的模拟曲线变化给予相应的具体值，形成离散而非连续的数字值。这些数字以行和列的排列形式组成数字矩阵，然后将数字矩阵转化为可视图像的像素矩阵，每个像素根据数字矩阵中相应的数字以不同的亮度（即灰阶）表现出来。

在 X 线数字成像中，一种是模拟图像数字化；另一种是将获得信息由模拟量直接转换成数字（模数转换）量，然后成像，如 CR（间接数字化摄片）和 DR（直接数字化摄片）。CT 和这些数字成像又有所不同，并非直接测量，而是经过不同方式的计算方法使每个像素数字化，是个间接过程。

与模拟成像相比，数字成像的优势很多，可以进行高保真的存储（磁带及光盘）和传输（电缆、电话及卫星），并且随时可以高保真地调阅，这是胶片存储所不及的；可以进行图像后处理［改变对比度、灰阶和图像大小，计算距离、面（体）积、测量像素或感兴趣区的密度值以及二维、三维甚至四维的图像重建］；软组织对比度分辨力（密度分辨力）也明显高于模拟成像。它的不足之处是空间分辨力较模拟图像低得多，目前最多为 1024×1024 矩阵。

2. CT 扫描模式

（1）断层扫描 CT 的 X 线球管发出的 X 射线与常规 X 线摄影不同，在准直器的作用下，X 射线呈有一定厚度的笔形或扇形束穿过相同厚度的人体断层，到达对面替代常规 X 线摄影中胶片感光颗粒和荧光屏作用的检测器。检测器的作用是将穿过人体不同组织后衰减的 X 线的强度转换成不同电流强度的电信号，通过输送电缆送入计算机。这个 X 线束用不同的运动方式（直线或旋转）以脉冲形式依次从不同投射角度穿过人体的同一解剖断层，检测器将所得数据依次送入计算机，由计算机计算出这一断层矩阵中每一个像素的密度值（CT 值）组成数字矩阵，再以灰阶形式显示在监视器上。一个断层扫描完毕，扫描床移动使另一个断层对准 X 线束再进行扫描。螺旋扫描出现之前所有的 CT 机器都是这一种扫描方式，螺旋扫描问世后将这种断层扫描方式称为常规 CT 扫描，以与螺旋扫描相区分。

断层扫描主要有以下三种运算方法：①反投影法，亦称综合法；②迭代法，包括代数重建法、逐线校正法、逐点校正法；③解析法，包括二维傅立叶转换法、滤波反投影法和褶积反投影法。在上述三种重建方法中，由于运算量较小、图像质量较高，解析法的使用最多。

（2）螺旋扫描：滑环技术是 20 世纪 70 年代末开始采用的新技术。滑环时代之前，含有 X 线球管的旋转部分与静止部分之间的馈电和信号传输是靠电缆来完成的，电缆的有限长度限制了球管的旋转运动，使球管的运动只能是双向往返式，无法向一个方向进行连续扫描。所谓滑环装置，就是用类似发电机上的碳刷作为旋转部分，带有凹槽的滑环作为固定部分，代替电缆来进行固定部分与旋转部分之间的馈电和信号传输，省却了电缆，使球管可以向一个方向连续旋转。

螺旋扫描是在滑环技术应用的基础上发展起来的一项新的扫描方式。扫描过程中，X 线球管围绕机架连续旋转曝光，曝光的同时检查床同步匀速移动，探测器同时采集数据，由于扫描轨迹呈螺旋线，故称螺旋扫描。螺旋扫描的特点是将传统常规 CT 的二维采集数据发展为三维采样。这种采样完全不同于常规 CT 的采样，常规 CT 中采样时病人（检查床）静止不动，因而是一次二维采样。采样完成后检查床运动一段距离，再进行另一层面的二维采样，两次采样之间存在间隔。螺旋扫描则不同，球管连续旋转曝光的同时，检查床也在匀速运动，直至扫描完预定范围，由于扫描的轨迹呈螺旋状，所以人们称之为螺旋扫描。螺旋扫描是整个扫描区域连续不间断的三维采样，又称为容积或体积采样，然后自三维数据中再重建出二维断层图像，所以螺旋扫描又称体积或容积扫描。这种采样为数据的后处理带来了更大的灵活性。由于螺旋扫描的轨迹呈螺旋状，与常规 CT 的扫描方式不同，扫描一周的起点与终点不在同一点上，这样在图像重建时采用的方法亦不同，它采用的是内插法，又称差补法。

螺旋扫描与常规断层扫描相比有两大优势。第一是"快"，即扫描速度快。例如常规断层扫描一个扫描周期大约 10 秒，如果扫描范围为 100 mm，层厚为 10 mm，全部扫描时间需要 100 秒。如果用螺旋扫描，旋转一周为 1 秒，螺距为 1，层厚和扫描范围不变，仅仅需要 10 秒，快了 10 倍，因此螺旋扫描可以大大缩短病人的检查时间，可免去病人长时间平卧在检查床上的痛苦和长时间的待诊带来的烦恼。"快"还可以使整个扫描区域内的动态增强扫描成为现实，而常规 CT 只能在一或几层内完成动态扫描，这就为许多病变的诊断与鉴别诊断带来更多更有意义的信息。"快"还能在允许的扫描时间内覆盖更长的范围，例如可以一次屏息完成肝、胰腺甚至肾脏的扫描。螺旋扫描的第二个优势是"容积数据"，由于孔径的限制，CT 扫描只能获得人体的横断层解剖图像，前后左右的关系十分明了，但是上下解剖关系的显示始终是 CT 的缺陷。"容积数据"可以在工作站上进行图像后处理，重组成高质量的冠状、矢状、斜位甚至曲面图像，弥补了只能横断扫描的缺陷；还可以进行许多三维图像的重建，使我们能够立体地观察病变。常规 CT 在胸腹部扫描中常常遇到一个难题，即由于病人无法做到每次屏息的呼吸幅度完全一致，所以虽然扫描床的移动非常精确，实际获得的每两层面之间纵轴方向的连续性很差，对于较小的病灶很容易在两次扫描之间漏掉。这是实际应用中非常令人头痛的事。而"容积采样"是在一次屏息中获得的连续数据，不会再产生上述问题。

二、CT 设备

1. 扫描部分

（1）高压发生器：它的作用是为 X 球管产生 X 线提供稳定的直流高压。CT 球管大约需要 120~140 kV 的直流高压。随着各种技术的发展，高压发生器的性能越加稳定，体积亦越来越小。早些时候的常规 X-CT 及高压滑环 CT 的高压发生器位于扫描架之外，对其体积的要求不是很高。而具备螺旋扫描功能的低压滑环 CT 则需配备放置在扫描架之内的小巧的高频高压发生器。

（2）X 线球管：作用是发射 X 线。

（3）准直器：准直器是位于球管前方，通过可调节窗口决定 X 线宽度的装置，使 X 线呈有一定厚度的扇形束状，调节窗口的宽度可变换 X 线束的厚度，决定扫描的层厚。

（4）探测器：它的作用是接收衰减后的 X 线并将其转化成为电信号。新一代的固体探测器已有开发,如稀土陶瓷探测器转换率高达 99.99%,余辉也非常短,适合高速扫描的要求。

(5)扫描架和扫描床:扫描架内装沿轨迹运动的 X 线球管,球管对面是成排的探测器(或与球管同时运动,或固定在扫描架上),两者之间是扫描孔,球管(或与探测器一起)围绕扫描孔旋转并发射 X 线,对位于扫描孔内的被扫描物体进行扫描。常规 CT 及高压滑环 CT 扫描架内不装备高压发生器,而低压滑环 CT 则要将小巧的高压发生器安装在扫描架内的旋转部分。

扫描床上载被扫描物体,可做垂直和平行两相运动,扫描时调整好高度,并将被扫描物体送入扫描孔,到达预定扫描位置。断层扫描时,扫描床固定不动,扫描间隙移动到下一层扫描位置。螺旋扫描时,扫描床匀速前进或后退。扫描床的要求一是移动精度,目前最先进扫描床的移动精度可达 0.5 mm,二是舒适程度。

2. 计算机部分

CT 机具有两个计算机系统,一是主计算机系统,一是阵列处理器。计算机部分是 CT 的心脏,承担着如下任务:①扫描程序的控制;②信号的接收和处理;③图像的重建以及图像的后处理。硬件的配置要求尽量快的计算速度和尽量大的容量,以用最快的速度计算出高质量的图像。

3. 图像显示及存储部分

(1)显示器:用于 CT 图像的显示,目前已采用高分辨力的大屏幕彩色监视器,以适应高分辨力图像,很多新的 CT 已经采用高质量的液晶显示屏幕,使得监视器变得更薄、更轻便。

(2)存储器:重建图像的暂时存储一直是硬盘存储,有利于随时调阅及图像后处理。现在多用磁光盘或小型磁带作为永久存储。

三、操作控制部分

(1)在控制台上可以进行扫描范围的确定、各种扫描条件[层厚、间隔、千伏(kV)、毫安秒(MAS)及视野]和扫描方式(常规或螺旋)的选择。

(2)图像后处理包括图像的调阅及图像的后处理,如各种二维及三维重建,各种血管成像以及 CT 值和距离、面积的测定,窗宽窗位的调节等。可以将图像转输到独立工作站去处理,独立工作站具有另一台图像处理计算机,可以独立进行各种图像后处理,不再会影响扫描。

(3)照相系统。

四、多层螺旋 CT

1. 原理与构造特点

(1)纵轴多排探测器:单层螺旋 CT 的 Z 轴方向只有一排探测器,多层螺旋 CT 改变为具有多(2~64)组排探测器阵列,不同厂家的探测器排数和构造不同。

(2)锥形 X 线束:单层螺旋通过准直器后的 X 线束为薄扇形,因为对面 Z 轴方向只有一排探测器接收信号,所以,X 线束的宽度等于层厚。多层螺旋由于对面 Z 轴方向是具有多个通道的多排探测器,X 线束的宽度等于多(2~64)个层厚之和,改变为锥形 X 线束,最厚可达 40 mm,提高了 X 线利用率。

(3)多个数据采集通道:单层螺旋仅有一组通道采集数据,目前的多层螺旋则根据层厚的不同把多排探测器组合成不同的若干组,目前最多可以达到 64 组输出通道。64 组通道在扫描过程中,同时分别对各自连接的探测器接收的 X 线所产生的电信号进行采集、输出。

(4)球管旋转一周可以获得多幅图像:单层螺旋一个旋转周期只能获得一幅图像,目前的多层螺旋一个采样周期可获得 2~64 幅图像。

2. 多层螺旋 CT 的优势

(1)降低球管消耗:常规和单层螺旋 CT 球管旋转一周仅能获得一幅图像。多层螺旋 CT 球管发射同等量的 X 射线,可以获得 2~64 层图像,使得 X 线的利用率提高到单层扫描的 2~64 倍。

(2)覆盖范围更长:由于探测器侧具有 4~64 个数据采集通道,使用同样的层厚、同样的扫描时间，使在一次屏息内完成更长范围的扫描成为可能。目前64层螺旋可在20秒左右，以亚毫米的薄层，完成自胸廓上口到耻骨联合整个躯干的扫描。

（3）检查时间更短：多层螺旋则使扫描时间又进一步缩短。在保持原来的层厚，覆盖原来一样的长度，相当于同样螺距的条件下，扫描时间明显缩短。64层CT可以在10秒以内完成亚毫米层厚的肝脏扫描。

（4）扫描层厚更薄：由于具有4～64个数据采集通道，可以在一次屏息扫描中，用同样的扫描时间，在保持原来覆盖长度的条件下，采用更薄的层厚完成检查，大大提高了Z轴方向的空间分辨力。

（5）图像后处理功能更强：多层CT多采用更薄的层厚进行检查，增加了Z轴方向的空间分辨力，可以达到各向同性扫描，使我们在扫描后的图像后处理工作中获得空间分辨力明显提高的各种重组或重建图像。

五、电子束CT（EBCT）

1. 原理与构造特点

原理与构造特点又称超高速CT（UFCT）。它的结构与常规（第三、四代）CT有很大不同。X线的产生做了重大改革，不是用普通的旋转阳极球管，而是采用先进的电子束技术，从阴极的电子枪发出电子束并加速形成高能电子束，通过磁性偏转线圈使电子束以极快的速度在201°弧形阳极靶面上扫描一遍，产生X线束，再折射到靶面对面的探测器上，以电子束移动代替球管的旋转，扫描速度产生一个飞跃，最快可达到几十毫秒。

2. 应用特点

电子束CT的最大优势就是其极快的扫描速度，非常适合进行心脏的扫描，可获得不同心动周期的清晰图像，不仅能对心脏形态学的改变进行诊断，而且可以测定心脏功能。其可对冠状动脉壁的钙化进行量的测定以推断其狭窄程度。进行冠状动脉CT血管成像。目前电子束CT在临床上主要用于心脏疾病、急症（躁动）病人及小儿的颅脑和体部扫描。

第二节 CT图像特点

一、与常规X线摄影比较的优势

1. 断层显示解剖

常规X线摄影是重叠成像，很多低密度的结构被高密度的结构所遮盖，许多厚度低的结构被厚度大的结构所遮挡，而无法分辨。CT是断层图像，可以把常规X线摄影所遮挡的解剖或病理结构显示得非常清晰，所以被称为影像学发展史上的一次革命。

2. 高软组织分辨力

模拟成像的X线胶片密度分辨力仅仅有2^6灰阶，数字成像的密度分辨力可达$2^{10～12}$灰阶，而且可通过窗宽窗位的调整，使全部灰阶通过分段得到充分的显示，弥补了人肉眼观察分辨灰阶的限制。它可以显示许多密度差别很小的结构，这样对不同正常组织间的分辨力和正常组织与病理组织之间的分辨能力明显提高，有利于分清各种正常解剖结构、病理组织和正常组织。

3. 建立了数字化标准

常规X线摄影胶片中的密度差别，只能依靠观片医生的经验以及与邻近组织结构的对照，没有一个数字化的标准。由于是数字成像，CT值的测量使我们在诊断过程中有了相对统一的标准，我们可以通过组织的绝对CT值和CT值的动态变化认定组织的性质，从而大大提高了诊断的准确程度。例如，CT值是0 Hu的组织大多是水样液体，–50 Hu的组织多是脂肪。

二、CT 值

1. 概念

CT 值是 CT 图像测量中用于表示组织密度的统一计量单位，称为亨氏单位。CT 值的计算式如下：

$$\text{CT 值} = \frac{\mu M - \mu W}{\mu W} \times \alpha$$

α 代表分度因数，在早期的 EMI（电磁干扰）分度法中为 500；目前已统一为亨氏分度，分度因数为 1000。μM 为各种不同组织的 X 线衰减系数；μW 为水的衰减系数。

具体算法举例：

如水的衰减系数（即 μ 值）为 1，代入公式，可计算出水的 CT 值

$$\text{水的 CT 值} = \frac{1-1}{1} \times 1000 = 0 \text{ Hu}$$

骨皮质的衰减系数（μB）约为 2.0，代入公式：

$$\text{骨的 CT 值} = \frac{2-1}{1} \times 1000 = 1000 \text{ Hu}$$

空气的衰减系数（μA）为 0.0013，近于 0，故以 0 计算，代入公式：

$$\text{空气的 CT 值} = \frac{0-1}{1} \times 1000 = -1000 \text{ Hu}$$

CT 值的应用使得原仅靠肉眼化较来判断的密度差别转变为量化比较，从而保证了密度差别观察的精确性和统一性，这是数字图像的又一大优势。

2. 应用

（1）绝对 CT 值的应用：我们可以通过组织的 CT 值辨认不同组织的性质。如肉眼观察都是低密度的组织，CT 值为 -30~100 Hu 大多是脂肪组织；CT 值在 0 Hu 左右多为水样组织，CT 值在 -1000 Hu 左右多为气体组织。颅内高密度病灶，CT 值大于 94 Hu（红细胞比容 100%，即血肿内全是红细胞已无血清存在时的血肿最高 CT 值）时，可以排除血肿，考虑为钙化。

我们通过 CT 值的测量对比，可以确认异常表现的存在。如有时骨密度的减低单靠肉眼难以确认，通过与相同部位正常骨组织 CT 值的比较，可知道是否确实有密度减低存在。

（2）相对 CT 值的应用：通过增强前后 CT 值的对比，可确切了解该组织有无血供及血供程度如何。通过上述差别，分辨不同的正常组织，发现异常组织的存在，确认病变组织的性质。例如，区分肝实质与肝内血管、肺门的肿大淋巴结与正常血管，区分病变组织的坏死和活体成分等。

三、窗口技术

1. 概念

窗口技术是数字图像所特有的一种显示技术，它利用一幅图像可用不同的灰度差别在监视器上显示这一优势，来分别观察不同的组织差别。这一点在模拟成像的常规 X 线照片上无法体现，如胸部照片，要想分别了解骨的变化和肺组织的变化就要用不同的投照条件分别曝光两次，得到两张分别用于观察骨和肺的照片。CT 则可用同一幅图像，只需在监视器上调节出不同的窗宽和窗位，可分别观察骨的改变和肺组织的变化。

监视器上 CT 图像的亮度变化是以灰阶形式显示的，由于人裸眼对于灰阶的分辨只能达到十六级，所以目前 CT 图像的亮度灰阶也只用十六级，一般不再升至三十二级或更高。数字图像中用以代表像素 CT 值的亮度是人为设置的，这样在窗口技术中就出现了两个新的概念：窗宽和窗位，后者又称窗平。窗宽是指监视器中最亮灰阶所代表 CT 值与最暗灰阶所代表 CT 值的跨度，如窗宽 2000 Hu 是指最亮灰阶所代表 CT 值与最暗灰阶所代表 CT 值的差是 2000 个 Hu，最亮设为 2000 Hu，最暗设为 0 Hu，窗宽是 2000 Hu；最亮设为 1000 Hu，最暗设为 -1000 Hu，窗宽也是 2000 Hu。窗位是指窗宽上限所代表 CT 值

与下限所代表 CT 值的中心值。如窗宽设为 100 Hu，上限为 75 Hu，下限为 –25 Hu，窗位就是 25 Hu；上限是 100 Hu，下限为 0 Hu，窗位就是 50 Hu。换句话说，窗宽确定所观察图像中 CT 值变化的跨度，窗位则决定观察变化的区域。

2. 应用

由于监视器的灰阶级别一定，从理论上讲，窗宽越窄，密度分辨力越高。以灰阶为 16 为例，当窗宽为 160 Hu 时，两种组织间 CT 值差别超过 10 Hu，人眼即可在监视器上看出灰度差别，如新鲜脑出血时，血肿与正常脑实质的密度差在 20 ~ 60 Hu，上述窗宽时，CT 图像中血肿与脑组织因有亮度差别而容易分辨；当窗宽改为 1600 Hu 时，两种组织间 CT 值的差别必须超过 100 Hu，人眼才能在监视器上分辨出二者有亮度差别，这时即使在同一个层面内，因窗宽太宽也无法看到血肿与正常脑组织间的亮度差别。但是窗宽越窄，监视器所能显示 CT 值不同的范围则小。如窗宽设为 100 Hu，窗位 25 Hu，监视器上所有 CT 值超过 75 Hu（亮度上限）的组织，都为最亮而无灰度差别，所有 CT 值低于 –5 Hu 的组织都为最暗也没有了亮度差别。这样，虽然软组织分辨力能达到 10 Hu，但观察范围仅限于 CT 值从 –5 Hu 到 75 Hu 的组织，密度高于 75 Hu 和低于 –5 Hu 的组织在图像上都无法区分。在急性硬膜下血肿的 CT 图像中，假设窗宽设为 100 Hu，窗位设为 35 Hu，亮度上限则为 85 Hu，此时血肿的密度在 90 Hu 左右，已超过亮度上限，临近颅骨的 CT 值早已超过窗宽上限，此时二者都是最高亮度没有了差别，会因无法分辨二者而漏诊。当窗宽改为 180 Hu，窗位不用变，因上限超过血肿密度，脑组织、血肿及颅骨三者清晰可辨。

综上所述，要观察不同的组织或病变，必须选择适当的窗宽和窗位，二者都是重要的条件。窗位一般与需要显示的组织相近，这样比显示组织密度高的病变与比这一组织密度低的病变都能有亮度差别而容易分辨。如脑组织的密度在 25 ~ 40 Hu，显示脑组织病变的窗位一般为 30 ~ 35 Hu，这样比脑组织密度高的出血与比脑组织密度低的脑梗死都能显示在同一窗口的图像上。窗宽的选择，以一能覆盖病变密度变化范围，二尽量能显示正常与病变组织间最小差别为宜。如骨病的密度变化一般都以上百个 CT 值来计算，且变化幅度较大，故窗宽要宽，以 2000 Hu 以上为宜；脑组织的病变与正常脑组织大多仅差几个或十几个 CT 值，所以窗宽要窄，多在 80 ~ 120 Hu。

第三节　CT 的基本概念

一、像素与体素

像素是指构成数字图像矩阵的基本单元。由于 X 线束以一定厚度穿过人体，所以 CT（或 MRI）图像实际上代表了一定厚度的人体断层。体素是指代表一定厚度的三维的体积单元。实际上像素是体素在成像时的体现。

二、准直宽度与层厚

准直宽度是指 X 线束的宽度，层厚是指 CT 断层图像所代表的实际解剖厚度。在常规断层扫描中，层厚就等于准直宽度（X 线束的厚度），也就是 X 线束穿过人体的厚度。在螺旋扫描中实际图像代表的层厚可以与准直宽度（X 线束的宽度）不一致。这是由于在螺旋扫描中，球管和扫描床的同时移动造成实际层厚要大于准直宽度。

三、矩阵与像素

非螺旋扫描中，矩阵的计算仅仅是在 XY 平面上，即仅仅在图像的横断分辨力上。它只涉及像素在横轴上的边长，并不涉及像素的高度（层厚）。螺旋扫描由于要进行不同方位的图像重组或三维重建，横断图像的矩阵已经不能表示纵轴上的空间分辨力。要重视纵轴上的矩阵，像素的高度（层厚）起着极其重要的作用。高度越小,纵轴空间分辨力越高,目前的多层螺旋 CT 像素高度已经可以达到横断图像像素的边长,即成为正立方体。这样的图像我们称为各向同性图像,在纵轴上的矩阵可以达到与横轴完全一致,这时,任何方位的重建或重组图像的质量完全相同。

四、螺距

1. 定义

在螺旋扫描中,与常规方式扫描的一个不同是产生了一个新概念。螺距是球管旋转一周扫描床移动距离与准直器宽度之间的比,具体公式为:

$$螺距 = 球管旋转 360° \ 床移动距离(mm)/ 准直器宽度(mm)$$

2. 应用

如果准直器宽度等于床的移动距离,即螺距为 1。如果准直器宽度大于床的移动距离,螺距就小于 1,反之则螺距大于 1。因此,可以看出,螺距越大单位时间扫描覆盖距离越长。例如,准直器宽度为 10 mm,螺距为 1 时,旋转一周 1 秒,旋转 10 周扫描距离为 100 mm,螺距为 1.5 时,同样 10 秒扫描距离则增加到 150 mm。这对于一次屏息的大范围扫描很有帮助,因为只需增加螺距即可在同一扫描时间内尽可能地多增加扫描距离。同样,相同的扫描范围,可以通过增大螺距来缩短扫描时间。例如同样扫描范围 150 mm,10 mm 准直宽度(层厚),旋转一周 1 秒,当螺距为 1 时,需要扫描 15 秒,螺距为 1.5 时,仅用 10 秒扫描时间。螺距的增大使得同样扫描范围内的光子量减少,180° 内插法也减少光子量,这样就使得当螺距大于 1 时,量子噪声明显增加,密度分辨力降低,减弱了软组织的对比度。然而对骨组织影响不大,因为本身骨与周围的软组织就具有很好的对比度。实际扫描中,要针对不同的要求选择适当的螺距。当扫描大血管时,主要是观察对比剂的充盈情况,就要在极短时间内(对比剂充盈良好时)完成扫描。血管的直径较大,可以用较大的螺距,牺牲的密度分辨力不会对大血管病变的诊断产生决定性的影响。当观察颅内血管结构时,不仅要求高的空间分辨力,而且要求高的密度分辨力,此时的螺距就应当选择小于 1,以利于细小血管的显示。

五、重建间隔

1. 定义

当螺旋扫描的容积采样结束后,二维图像可以从任何一点开始重建,而且数据可以反复使用。这样就出现了一个新的概念:重建间隔。其定义是每两层重建图像之间的间隔。例如,扫描范围为 100 mm,准直宽度为 10 mm,如果重建间隔为 10 mm,将获得类似常规断层扫描的 10 幅图像,如果重建间隔为 5 mm,将获得 20 幅 10 mm 层厚图像,产生数据交叉重叠的图像。

2. 应用

同样扫描范围内,重建间隔越小,重建出的图像数量越多。当然每幅图像的重建时间一样,重建间隔的增加势必增加整个图像重建的时间,即总重建时间等于重建层数乘以每层重建时间。常规断层也可以获得重叠图像,但是需要减少层间距进行重叠扫描,无疑增加了辐射量,螺旋扫描的重建间隔减少并不增加额外的辐射量,这是二者的主要区别之一。减小重建间隔的一个优势是降低部分容积效应的影响,例如,层厚 10 mm,病灶直径也是 10 mm,重建间隔等于层厚时,一旦病灶正好落入两层之间,要么病灶被遗漏,要么病灶的显示密度不真实,可能误诊或漏诊。缩小重建间隔则会避免这种机会的发生。缩小重建间隔的另一个优点是提高 MPR 及三维重建图像的质量,如果重叠 30%~50%,会明显改善 MPR 和三维重建图像如最大密度投影法(MIF)、表面阴影显示法(SSD)、容积再现法(VR)的图像质量。

第四节 常规扫描技术

一、各部位扫描常规

1. 颅脑

颅脑 CT 检查用横断位扫描，扫描基线为听眦线或称眶耳线（OML），即眼外眦与外耳道口的连线。如果着意观察后颅凹，可以取听眶上线或眉听线，即眉弓上缘的中点与外耳道口的连线。鞍区病变常常用冠状位扫描，病人取仰卧或俯卧位，头部过伸，仰卧时取颏顶位，俯卧时取顶颏位，摆好位置后倾斜扫描机架，使冠状扫描层面与 OML 线垂直。

常规颅脑扫描常不需要螺旋扫描，层厚 5 mm、层距 5 mm 为最佳选择。

2. 头颈部

眼眶、副鼻窦、颞骨扫描常常需要加扫冠状位。颞骨应当用高分辨率 CT（HRCT）模式。除颞骨外，眶、副鼻窦、咽喉、甲状腺扫描中发现异常要及时进行增强扫描。

3. 胸部

扫描范围由肺尖至肺底界。如果发现肿瘤，则应当包括肾上腺区，因为这是最常见的转移部位。必须用螺旋扫描，层厚不得厚于 5 mm，如果观察肺间质改变，则需要用 HRCT 模式重建肺窗观察。发现肺及纵隔病灶后一定要再行增强扫描，用以区分病变和正常结构，鉴别病灶的性质。

4. 上腹部

扫描范围根据要求制定。层厚不宜超过 5 mm，螺旋扫描是必要的。增强扫描尤其是时相增强扫描是非常必要的。肝脏要进行肝动脉和门静脉两期扫描，必要时加扫延迟期。胰腺要进行胰腺期和门脉期两期扫描。

5. 泌尿生殖系统

注意平扫时不要做对比剂试验，以免把肾盂内的对比剂误认为是结石。螺旋扫描模式，层厚不宜超过 5 mm。发现病变后必须进行增强扫描。延迟到肾盂内及膀胱内充盈好对比剂是血尿病人的必需，以检出肾盂内或膀胱内小的病灶。

6. 骨关节系统

扫描范围根据临床要求，螺旋的薄层、高分辨力模式扫描是必要的。如果有软组织改变，应当增加增强扫描。

二、高分辨力扫描

1. 概念

这是一种着重提高空间分辨力的扫描方式。具体条件是应用高 mAs、薄层厚（1～2 mm）、大矩阵（≥512×512）及骨重建算法。这样的条件扫描出的图像较常规扫描的空间分辨力明显提高，而且组织边缘勾画锐利。

2. 应用

HRCT 主要用于：①观察骨的细微结构，如显示颞骨岩部内半规管、耳蜗、听小骨等结构；②观察肺内微细结构及微小病灶结构，如显示早期小叶间隔的改变或各种小气道改变。

三、靶扫描

1. 定义

感兴趣区的放大扫描，即先设定感兴趣区，作为扫描视野，然后扫描，可提高空间分辨力。

2. 应用

扫描后的放大并不能提高空间分辨力。靶扫描的结果是放大区域内成一矩阵，同样的矩阵，扫描范围越小,像素越小,空间分辨力越高。这样对放大区域内的组织,靶扫描图像空间分辨力明显高于普通扫描后图像放大的同一区域。

四、增强扫描

增强扫描即血管内注射对比剂后的扫描。

1. 常规增强扫描

常规增强扫描常用于常规颅脑扫描,即注射完毕对比剂后进行扫描。它不适合对增强时相要求严格的扫描。对比剂注射速率、延迟时间要求不是非常严格。

2. 时相扫描

由于不同脏器、不同病理组织的血流动力学方式不同,根据这些不同进行不同延迟时间的扫描就称为时相扫描。例如,在肝动脉供血的时相内扫描称为肝动脉期扫描,在胰腺动脉血供最高的时相扫描称为胰腺期扫描。不同的时相需要不同的延迟时间,如何确定好延迟时间是时相扫描成功的关键。当然,也要设定合适的对比剂注射速率,才能发挥好时相扫描的优势。早期的时相扫描应用统一的延迟时间,已经证明由于个体差异较大这种方法存在很大的局限性。现在其已经被小剂量试验和 CT 值检测激发扫描技术所替代,以使每一个被检查者都保证在最佳时相内扫描,获得更有价值的图像。

3. 小剂量试验

由于个体差异,同样的时相扫描,不同的病人,延迟时间常常相差很多,难以用一个统一的标准来要求。所以,常常选择好一个层面,注射小剂量对比剂连续扫描,画出时间密度曲线,找到峰值,就能确定这个病人的最佳延迟时间。

4. CT 值监测激发扫描

一种软件功能,即事先设定靶血管,用 CT 透视模式扫描,一旦靶血管内的 CT 值到达设定的阈值,自动启动扫描。这样既能保证精确地延迟时间,又省略了小剂量试验的麻烦。

第三章 磁共振成像技术（MRI）

第一节 磁共振原理

磁共振是自旋的原子核在磁场中与电磁波互相作用的一种物理现象。为了加强理解，先复习有关概念，再根据 Bloch 的氢原子核磁矩进动学说（经典力学理论）和 Purcell 的氢原子核能级跃迁学说（量子力学理论），分别予以讨论。

一、基本概念

（一）原子与原子核

物质由分子组成，分子由原子构成，原子又由原子核和电子构成。原子核内含质子和中子，质子带正电荷，中子不带电荷，电子带负电荷。核外电子负电荷总量与核内正电荷总量相等，因此整个原子表现为中性。原子的化学特性取决于核外电子的数目，而它的物理特性由原子核所决定。

（二）原子核的磁矩、自旋、进动

氢的质子带正电荷，核的自旋就会产生环形电流，它会感应出磁场。因此我们可以将氢质子看作一个小磁棒，其磁力是一个矢量，称磁向量或磁矩。磁矩是随机分布的。

氢原子时刻绕自身中轴旋转称自旋（spin）。自旋的速率由核的种类决定，与磁场强度无关。氢原子在自旋时，由于受到重力影响，转动轴与重力方向形成倾角。氢原子绕自身轴线转动的同时，其转动轴线又绕重力方向回转，这种回转现象称进动（precession）。

在磁场中自旋的质子也会绕磁场轴进动，进动是磁场与质子磁矩相互作用产生的。为了产生共振，要对自旋的质子输入能量，需要按照自然进动频率加磁推力。所加的射频磁场的振动频率要等于自旋质子在磁场中的进动频率。进动频率取决于磁场强度和所研究原子核的特性。

（三）产生磁共振的原子核

除氢原子核可以产生磁共振外，元素周期表中凡具有自旋特性的原子核都有产生磁共振的可能。这些元素的原子核中，其质子数或中子数必有一个是奇数，包括如下情况。

1. 质子或中子之一为奇数

如 H-1（质子数为1，无中子）、C-13（质子数为6，中子数为7）、P-31、Na-23、O-17。

2. 质子和中子皆为奇数

如 H-2（质子数和中子数皆为1）和 N-14（质子数和中子数皆为7）。

3. 质子和中子数皆为偶数

此原子核不具有自旋的特性,也不可能产生磁共振,如 C-12(质子数和中子数皆为 6)、O-6。

目前用于临床 MR 成像的原子核仅为质子(氢的一种同位素)。而人体内含有其他许多有自旋特性的原子核或其同位素,均未用于临床 MR 成像。这是因为这些原子核或其同位素在人体的含量低,原子核产生共振的敏感性差。具有自旋特性的原子核见表 3-1。

表 3-1 具有自旋特性的原子核

原子核	旋磁比（MH$_2$/T）	相对含量（%）	相对敏感性
^{1}H	42.576	99.985	1
^{2}H	6.536	0.015	0.0096
^{13}C	10.705	1.108	0.016
^{14}N	3.076	99.635	0.001
^{15}N	4.315	0.365	0.001
^{17}O	5.772	0.037	0.029
^{19}F	40.055	100	0.834
^{23}Na	11.262	100	0.093
^{3}P	17.236	100	0.066
^{39}K	1.987	93.08	0.0005

(四) Larmor 公式

Larmor 公式:$\omega_0 = rBo$

ω_0 为质子的共振频率,单位是 MHz；Bo 为静磁场中的场强,单位是 Tesla,简称 T；r 为磁旋比,是常数,见表 3-1。要能使磁化的氢原子核激发,所用的射频脉冲频率必须符合氢的共振频率,原子核的共振频率又称 Larmor 频率或进动频率。

二、氢原子磁矩进动学说(经典力学理论)

Bloch 从经典力学的角度描述了磁共振的产生过程,认为原子核磁矩偏转过程即为磁共振过程,其磁矩偏转及在新的状态下继续进动,可引起周围线圈产生感应电流信号,即磁共振(MRI)信号。

(一) 氢原子核磁矩平时状态——杂乱无章

氢原子核具有自旋特性,在平时状态,磁矩取向是任意的和无规律的,因而磁矩相互抵消,宏观磁矩 M = 0(图 3-1)。

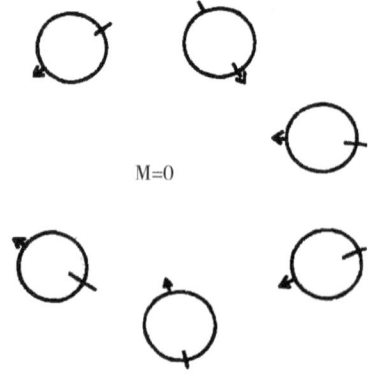

图 3-1 未置于磁场时,氢原子核磁矩取向呈随意分布

(二) 氢原子置于磁场的状态——磁矩按磁力线方向排列

如果将氢原子置于均匀强度的磁场中,磁矩取向不再是任意和无规律的,而是按磁场的磁力线方向取向。其中大部分原子核的磁矩顺磁场排列,它们位能低,呈稳定态,但数量多；另外,较少一部分逆

磁场排列，位能高，但数量少。由于顺磁场排列的原子核多于逆磁场排列的，这样就产生了一个平行于外磁场的磁矩 M。全部磁矩重新定向所产生的磁化向量称为宏观磁化向量，换言之，宏观磁化向量是表示单位体积中全部原子核的磁矩。磁场和磁化向量用三维坐标来描述，其中 Z 轴平行磁力线，而 X 轴和 Y 轴与 Z 轴垂直，同时 X 轴和 Y 轴相互垂直。

（三）施加射频脉冲——原子核获得能量

一个短的无线电波或射频能量被称为"射频脉冲"。能提供能量使磁化向量以 90°的倾斜角旋转的射频脉冲称为 90°脉冲。质子磁化后，按照 Larmor 频率向质子辐射射频脉冲，质子才能发生进动，同相进动被称为相干。

一旦建立了相干性，磁化向量 M0 将偏离 Z 轴一个角度绕 Z 轴旋转。M0 可以被分解成一个平行于 Z 轴的垂直分量 Mz 和一个横向分量 Mxy，Mxy 垂直于 Z 轴的 XY 平面内旋转。随着射频脉冲的作用，横向分量愈来愈大，垂直分量愈来愈小，最后仅有横向分量 Mxy 而没有垂直分量 Mz。给予不同大小的脉冲，磁矩旋转亦不同。

向受检物质施加射频脉冲，等于向主磁场施加一个旋转磁场，由于旋转磁场的影响，磁矩发生旋转。施加射频脉冲愈强或时间愈长，磁矩偏离 Z 轴愈远，原子核获得能量愈多。

（四）射频脉冲停止后——产生 MR 信号

当射频脉冲停止作用后，磁化向量不立即停止转动，而是逐渐向平衡态恢复，最后回到平衡位置。我们把这一恢复过程称为弛豫过程，所用时间称为弛豫时间。这是一个释放能量和产生 MR 信号的过程。

当射频脉冲消失后，质子相干性逐渐消失，而质子磁矩在磁场的作用下开始重新排列。相干性和横向磁化向量的损失将导致辐射信号振幅下降，这个衰减信号被称为自由感应衰减信号（free induction decay，FID）（图 3-2）。横向磁化分量 Mxy 很快衰减到零，并且呈指数规律衰减，将此称横向弛豫，而纵向磁化分量将缓慢增长到最初值，亦呈指数规律增长，将此称纵向弛豫。

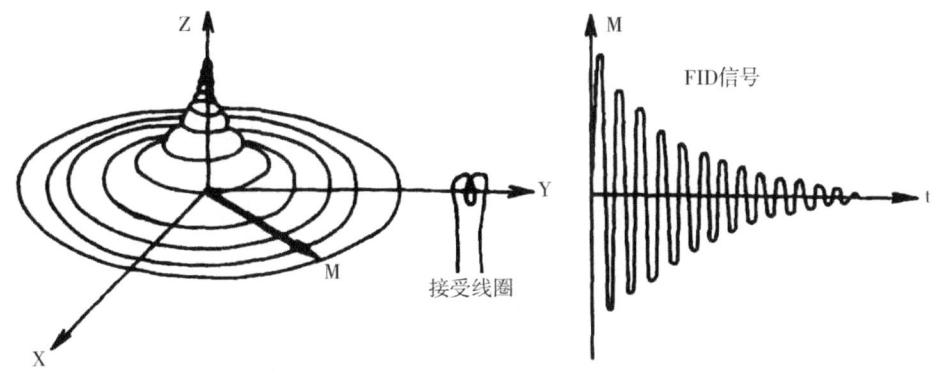

图 3-2　90°脉冲的 FID 信号

三、原子核的能级跃迁学说（量子力学理论）

Purcell 认为，氢原子核吸收射频能量并跃迁至高能级，这是核磁共振的本质。

在无磁场时，氢原子磁矩取向是杂乱无章的。如将其置于磁场中，其磁矩取向按磁力线方向排列。其中大部分原子核的磁矩顺磁场排列，它们的位能低，呈稳定态；较少的一部分逆磁场排列，位能高。两种取向的原子的能级间有一个能级差（图 3-3）。能级差是磁共振的基础。

氢原子如果获得能量，低能级质子就会跃迁至高能级。原子核如何获得能量？它是由射频脉冲提供能量。当射频脉冲提供的能量精确匹配于相邻两个原子能级之差，这时低能级原子核就会跃迁至高能级。Purcell 认为，氢原子核吸收射频能量并产生能级跃迁就是核磁共振，这就是核磁共振的本质（图 3-4）。

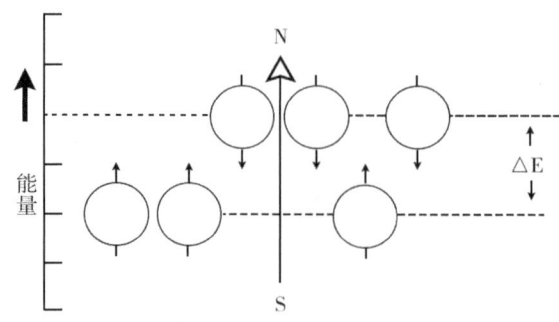

图 3-3　指向南极和北极的原子核的能级差

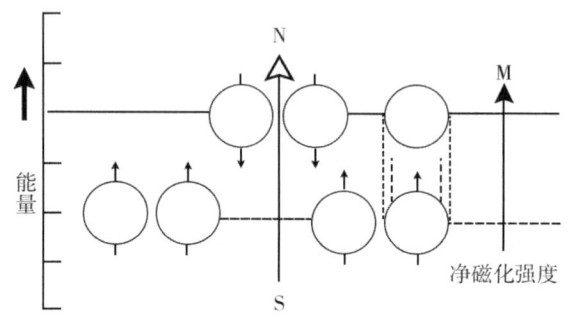

图 3-4　原子核吸收能量，产生能级跃迁

磁场强度愈大，原子间的能级差愈大，要求射频脉冲提供能量愈大（射频脉冲频率愈高）。

四、核磁弛豫

当射频脉冲停止作用后，宏观磁化向量并不立即停止转动，而是逐渐向平衡态恢复，最后回到平衡位置。我们把这一过程称弛豫过程，所用的时间称弛豫时间。射频脉冲停止后，横向磁化分量 M_{xy} 很快衰减到零，称为横向弛豫；纵向磁化分量 M_z 将缓慢增长到最初值，称为纵向弛豫（图3-5）。不同物质弛豫时间并不相同。

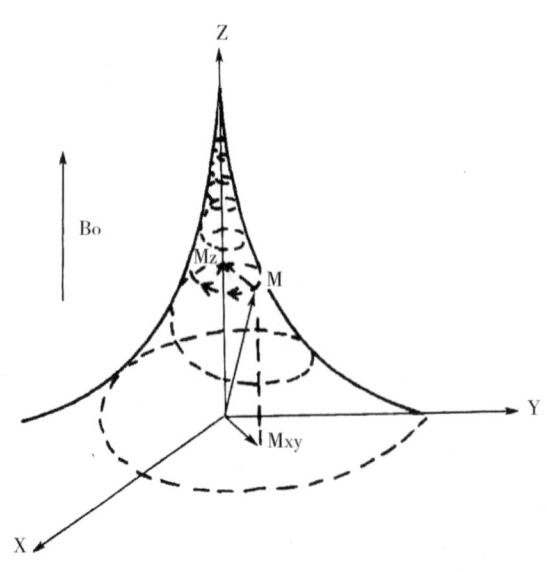

图 3-5　90°射频脉冲停止后，宏观磁化向量的变化

横向磁化向量 M_{xy} 很快衰减到零，纵向磁化向量 M_z 缓慢增长到最初值

（一）纵向弛豫

1. 概念

90°射频脉冲停止以后，磁化分量 Mz 逐渐增大到最初值，它是呈指数规律缓慢增长，由于是在 Z 轴上恢复，故将其称为纵向弛豫。弛豫过程表现为一种指数曲线，其快慢用时间常数来表示，T_1 规定为 Mz 达到其最终平衡状态63%的时间。

2. 机制

由于质子从射频脉冲吸收能量，处于高能态的质子数目增加，纵向弛豫是质子群通过释放已吸收的能量而恢复原来的高、低能态平衡的过程。由于能量转移是从质子转移至周围环境，故称自旋晶格弛豫。能量转移快，则 T_1 值短，反之亦然。晶格是指构成物质的质点，即受检原子核所处周围环境原子核有秩序的晶体框架（晶格）。这主要对固体物质而言，液体虽无这样的晶格结构，但也沿用下来了。

共振质子向周围晶格转移能量是有条件的，只有当晶格上的原子核波动频率等于共振质子的进动频率时，上述能量转移方能完成。

3. 影响 T_1 的因素

（1）不同物质对 T_1 的影响：固态下，晶格以振动为主，其磁场的波动频率常显著高于进动频率，质子向晶格的能量转移极慢，故 T_1 值极长。

能量转移也与分子大小密切相关。大分子其进动受限，晶格磁场的波动频率低于共振质子的进动频率；小分子运动相对活跃，晶格磁场的波动频率高于共振的进动频率。这两种分子都不利于能量向晶格转移，T_1 值都较长，只有中等大小的分子其晶格磁场的波动频率多数等于质子进动频率，能量传递快，T_1 值短（图3-6）。

在生物系统中的液体中，反映 T_1 的多是中等或大尺度分子的溶液或悬浮液，这些总的来说可以当作是不纯的液体，其 T_1 弛豫时间短于固体和纯液体。胆固醇一类中等尺度的分子在常温时进动频率接近 Larmor 频率，T_1 弛豫效率高，长链的脂肪酸进动得很慢，但它绕终端碳碳结合点旋转的频率非常靠近 Larmor 频率，故脂肪 T_1 值很短（图3-7）。

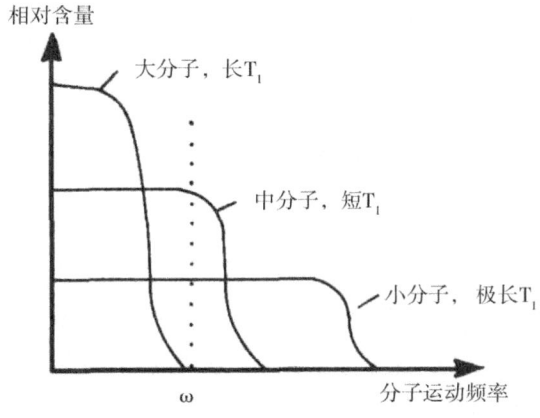

图3-6　分子大小与 T_1 值的关系

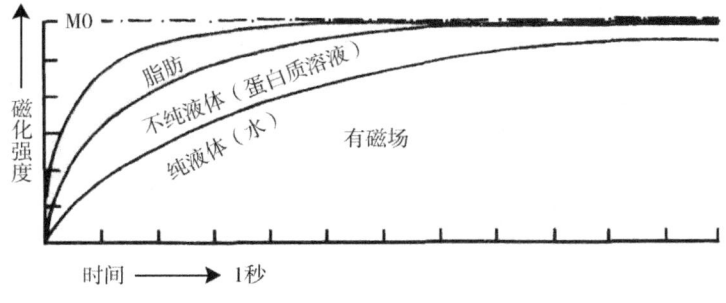

图3-7　不同物质的 T_1 弛豫时间

纯水 T_1 长，脂肪 T_1 短

（2）外磁场对 T_1 值的影响：外磁场增大时，质子的频率增大（$\omega_0 = rBo$），与晶格磁场的波动频率距离更大，使共振质子的能量更不易向晶格转移，故 T_1 值延长（见表3-1）。

（二）横向弛豫

1. 概念

90°射频脉冲停止以后，磁化分量 Mxy 很快衰减到零，而且呈指数规律衰减，将其称为横向弛豫。T_2 值是指磁化分量 Mxy 衰减到原来值的 37% 的时间（图3-8）。

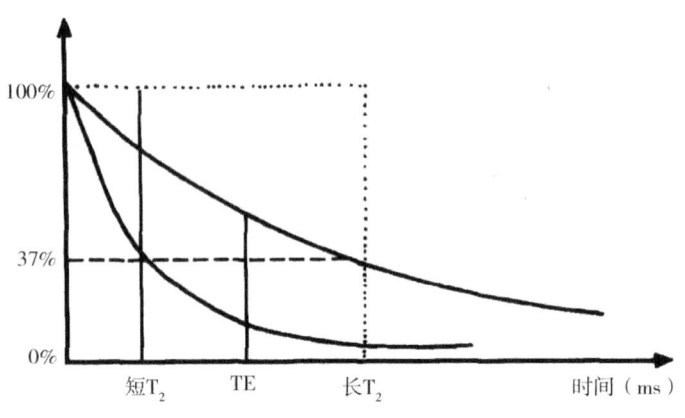

图3-8 横向弛豫时间

T_2 是指90°脉冲后，原磁化分量 Mxy 衰减到原来值的 37% 的时间。T_2 愈短，信号愈弱

2. 机制

90°射频脉冲结束时，磁化分量 Mxy 达到最大值进动的质子最相干，随后，由于每个质子处于稍有差别的磁场中，开始按稍有不同的频率进动，这将造成分相，相干性逐渐减弱。能量是在质子间相互传递，但无能量散出，故称自旋-自旋弛豫。

3. 影响 T_2 的因素

固体中质子相干性丧失很快，这是因为质子共振频率分布在一个范围，这使相位很快地分散，故同体 T_2 值短，信号弱。

而水一类的小分子有很高的共振频率，这样在纯液体中净磁场基本与外加磁场相同，由于质子一直以相位进动，相干性可以保持很长时间，故纯液体 T_2 值长，信号强。

五、MR信号空间定位

（一）梯度磁场与定位

要完成MR成像，必须获得人体特定层面内的MR信号。但在均匀的主磁场中，射频脉冲不可能只使一个层面内的质子产生共振，MR接收线圈所收集到的是整个被成像区域内的质子发出的MR信号，这些信号不含有空间的信息，因此不可能用来重建图像。

如果在主磁体中再加一个梯度磁场，则被检体各部位质子群的进动频率可因磁场强度不同而区别，这样就可对被检体某一部位进行MR成像，因此MR空间定位靠的是梯度磁场，如图3-9和图3-10所示。图3-9的3行质子在主磁场内相位是一致的，启动梯度磁场后，图3-10的3行质子受梯度磁场的作用不同而发生相应变化，箭头位置不同，其频率亦不同，这个差别提供了识别位置的依据。通过梯度磁场达到选层的目的，此梯度也称为选层梯度（slice selective gradient，Gs）。

磁共振成像有3个基本轴，即Z、X、Y。Z轴相当于人体从头到足，沿这个轴选择人体的横断面；X轴相当于人体从左到右，沿这个选择人体的矢状面；Y轴相当于人体从前到后，沿这个轴选择人体的冠状面。

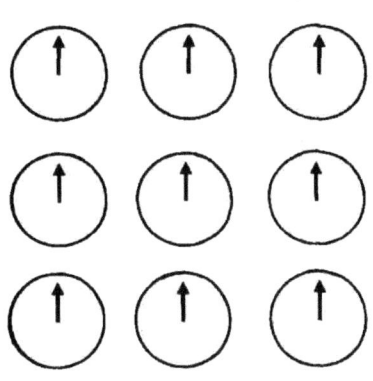

图 3-9 在主磁场中质子相位一致

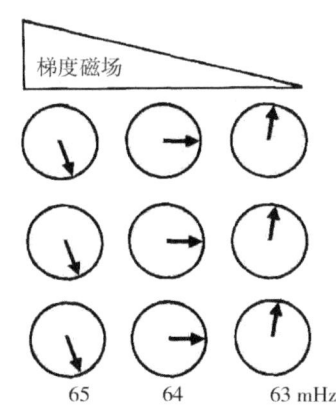

图 3-10 加入梯度磁场，质子相位发生变化

（二）频率编码梯度和相位编码梯度

通过选层梯度，我们已经获得了特定层面内质子的共振信号，但由于这些信号具有相同的频率，我们尚无法将同一层面内不同区域的 MRI 信号区分开，也完成不了 MRI 断面像的重建。

为了完成同一层面内不同区域质子信号的空间定位，需借助于与选层梯度垂直的另外两个梯度；频率编码梯度（frequency encoding gradients，Gf）和相位编码梯度（phase encoding gradients，Gp）。两种梯度与射频脉冲的时序关系如图 3-11 所示。下面让我们分析一下 Gf 和 Gp 是如何实现信号空间定位的。

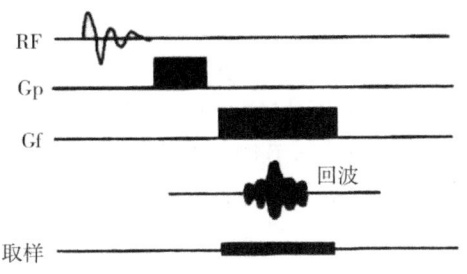

图 3-11 RF 与 Gp 和 Gf 的关系

为便于理解，首先分析 Gf（图 3-11）。该磁场梯度 Gf 的作用，使层面 XY（已被选层梯度激发）内 X 方向上不同位置的方条具有不同的磁场强度及不同的质子进动频率，MR 接收线圈收集到的信号也同样由上述不同频率的信号叠加而成。虽然看上去信号很复杂，但如果该复杂的 MR 信号经 Fourier 变换（简称 FT），则很容易将不同频率的信号区分开，再根据频率与位置的对应关系，可找到各自 MR 信号的位置。

至此，我们已完成层面内 X 方向上 MR 信号的定位，下一步要完成的，是 XY 平面中 Y 方向上质子 MR 信号的空间定位。Y 方向上 MR 信号的空间定位是通过 Gp 实现的。Gp 给予的时间是在选层梯度关闭以后、Gf 开启之前。在此梯度场的作用下，XY 平面中 Y 方向上的质子出现不同的进动频率。又由于该梯度场给予的时间极短，关闭后，Y 方向上的质子又恢复其相同的进动频率，但遗留下不同的进动相位，即相位编码。这种相位的不同构成了 Y 方向上 MR 信号空间定位的基础。与频率编码方向上 MR 信号的空间定位不同的是，相位编码方向上的信号空间定位不可能只通过一次相位编码实现，这是由 FT 决定的。一幅 256×256 矩阵的图像，必须有相应的 256 次 Gp 的作用，且每次 Gp 的大小必须不同（一般从负向到正向呈规则变化），对上述一组 MR 信号行 FT（必须明确的是，每个回波信号都来源于整个层面，在 3D 取样中来源于整个体积内的质子），方能实现 Gp 方向上 MR 信号的空间定位。与其相对应，也必须有 256 次 RF 激发和 256 次 Gf（大小不变化）。

Gf 和 Gp 的作用，使 XY 平面中不同点（或体素）中的质子 MR 信号具有不同的进动频率和不同的进动相位。通过 X 和 Y 方向上的二次 FT 变换，便可实现 XY 平面内 MR 信号的空间定位，实现断面图像的重建（图 3-12）。

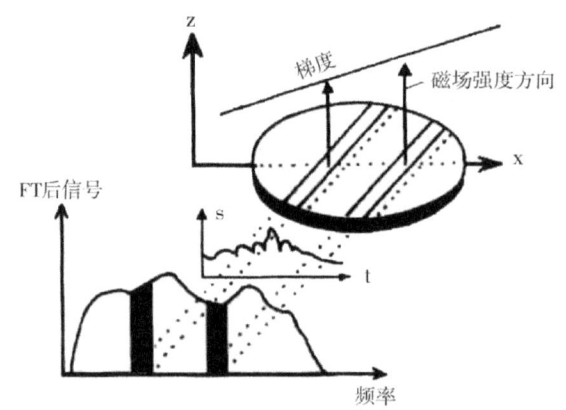

图 3-12　Gf 对质子在 X 方向上进动的影响

Gf 使质子在 X 方向上进动频率产生差异。对时间/强度信号行 FT 后，可得质子 MR 信号在 X 轴上的投影

（三）K 空间（K-Space）

如前所述，由于采用了 Gp 和 Gf，使任何一个回波信号中包含有空间的信息，要解译出空间信息，需反复多次激发获得一组 MR 信号，并对其进行 FT。

通过取样获得的一组原始 MR 信号（时间强度信号），在对其进行 FT 之前，需存储在计算机的某一特定"空间"，此空间称为 K 空间。每幅图像对应于一个 K 空间。图 3-13 所示的 K 空间是目前 MRI 中最常用的一种 K 空间形式。K 空间内的每"一条"代表单个原始 MR 信号，它来源于整个层面（3D 中，来源于整个体积）内的质子信号。Kx 值代表回波取样时间（与 Gf 相对应）；Ky 值对应于相位编码步（steps），它与相应的 Gp 大小对应。Ky = 0 时的信号，代表了相位编码梯度等于零时获得的信号位置。该型 K 空间内的信号，以 Kx = 0 和 Ky = 0 为中心，分别具有对称分布的特点。

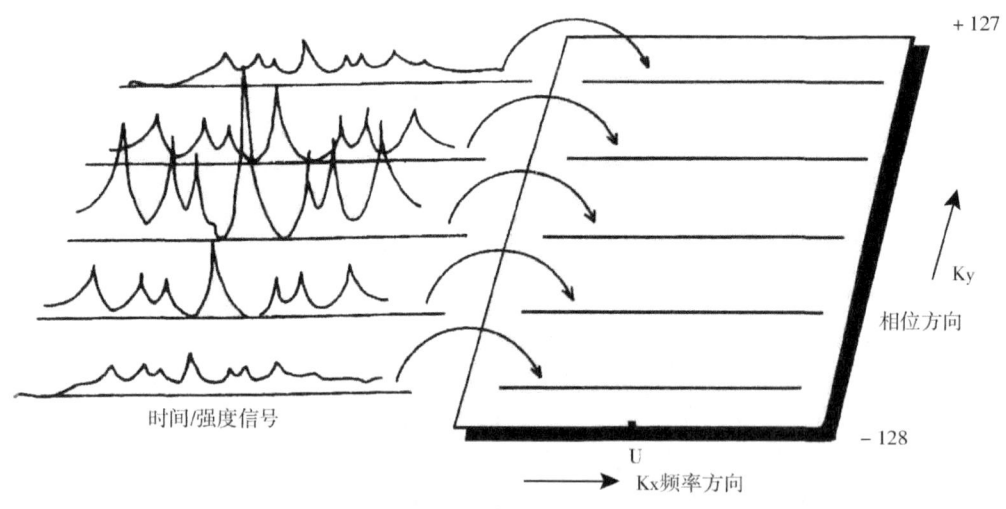

图 3-13　K 空间示意图

另外，尚有螺旋形和放射状取样对应的 K 空间。对该型 K 空间内信号行 FT 后所得图像的信噪比及对比度会与前述 K 空间得的图像有一些差异。

（四）变换层厚的措施

1. 变换 RF 频率的范围

用作激发的 RF 不是单一频率，而是一个范围内的频率，这个范围被称作带宽（band width）。带宽与扫描层厚有关，采用的带宽窄则扫描层厚薄，反之亦然。

2. 变换梯度磁场坡度

梯度磁场坡度陡峭则扫描层厚薄,坡度缓则厚。

第二节 磁共振成像特点与质量控制

一、MRI 成像系统的特点

1. 磁共振检查的优点

①多参数、多序列、多方位成像。②无放射性损伤,安全可靠。③比 CT 有更高的软组织分辨率。④无骨伪影存在。⑤基于流空现象,无须造影剂可直接显示心脏和血管结构;特别是磁共振增强扫描时所用的顺磁性造影剂无毒性反应,可代替 CT 检查中造影剂过敏者行增强扫描。⑥特殊的成像方法:MR 水成像、MR 血管造影。⑦MR 功能成像:扩散成像、灌注成像、脑功能成像和 MR 波谱分析。

总的来讲,与其他成像技术相比,MRI 检查具有能够早期发现病变、确切显示病变大小和范围,且定性准确率高等优点,可用于各个部位先天性发育异常、炎性疾病、血管性疾病、良恶性肿瘤、外伤以及退行性和变性疾病等的发现和诊断。

2. 磁共振检查的限度和不足

①MRI 显示钙化不敏感。②对于骨骼系统以及胃肠道方面不及 X 线方便、敏感。③对呼吸系统的病变显示和诊断还远远不及 CT。④磁共振检查比较复杂,检查时间较长,特别要注意的是磁共振检查存在禁忌证和相对禁忌证。

二、特殊技术

(一)磁共振血管造影技术

磁共振血管成像(MRA)是一种无创性的血管造影技术,它利用流动血液 MR 信号与周围静态组织 MR 信号的差异来建立图像对比度,而无须使用造影剂;它不仅能反映血管腔的解剖结构,而且能反映血流的方式及速度的特征。MRA 成像方法主要有下列三种:①二维时间飞越法和三维时间飞越法:利用血流流入成像层面的信号增强效应。②二维相位对比法和三维相位对比法:利用沿磁场梯度方向运动的自旋核产生的相位偏移效应。③"黑血"法(DB 法):应用预饱和、反转恢复或失相位的梯度消除血液信号,而背景组织保持较高的信号。以时间飞越法和相位法最常用。

1. 时间飞越法(TOF)

时间飞越法的基本原理与流动相关增强效应:成像容积内的静态组织受到射频脉冲的反复激励,重复时间远小于 T_1 时间,其纵向磁化来不及恢复,Mz 很快下降并进入稳定状态,使得静态组织所产生的 MR 信号幅度很小,这就是所谓饱和信号。在成像容积内的静态组织进入饱和状态时,成像容积以外的流体未受到射频脉冲的反复激励,保持较高的纵向磁化。当其以一定的速度流入成像容积时,流体的信号就远高于静态组织的纵向磁化,因此在下一次射频脉冲激励产生 MR 信号时,流体的信号就远高于处于饱和状态的静态组织,呈高信号。

二维时间飞越法(2D-TOF)是应用破坏性梯度回波脉冲序列连续采集一系列切层后,用最大强度投影法(MIP)按投影顺序叠加而成。三维时间飞越法(3D-TOF)是用相似的脉冲序列采集一个扫描块的数据,然后重建出 0.8~1.2 mm 的薄层,再用 MIP 处理得到血管的图像。

3D-TOF 法的分辨率优于 2D-TOF 法,但由于成像厚度大,容易产生饱和效应而使血流信号减弱,对慢血流尤为明显,因此适用于较快血流的大血管的显示;2D-TOF 法对慢血流的显示较 3D-TOF 法好,适合于颅内静脉和小动脉的显示。

2. 相位对比法(PC)

相位对比法的基础是相位效应:在梯度磁场作用下,不论是运动自旋还是静止自旋,它们的相位都会发生改变,这种单个自旋在梯度磁场中的相位改变,称为相位偏移效应。先后施加大小和持续时间相等、方向相反的双梯度脉冲,静止组织产生的相位位移被完全取消,而流动质子在这两个梯度脉冲的作用期间已移动了一段距离,即由第一个梯度脉冲引出的相位位移,不能被第二次极性相反、大小相等的脉冲所取消,所剩余的相位位移与质子在第二次梯度脉冲期间移动的距离成正比,也就是说与流动的速度成正比。PC 法一般采集两次不同角度的流动编码图像,因为流动编码梯度对静止组织没有作用,两次图像所得的静止质子信号相同,而流动质子信号随流动编码改变而改变,将两个图像进行减影处理,即可得到流动质子像,即血管形态图像。

2D-PC 是在连续采集一系列切面数据后进行图像重建,由于同一体素内可能包含几条血流方向不同且交叉重叠的血管,从一个体素采集的不同血管的相位不同可产生相互干扰,以致信号消失。3D-PC 法直接采集三维空间的图像资料,可避免上述 2D-PC 法的缺点,能有效去背景,提高血流和周围组织的对比,无饱和效应,大扫描块内仍可显示小血管,图像质量优于 3D-TOF。PC 法可按血流速度进行调整,不仅可用于流速快的动脉,对流速慢的静脉也敏感。

3. 预饱和技术

选择饱和脉冲使血流呈低信号,和选择适当的参数使静止组织呈高信号。在成像容积外和射频脉冲前施加饱和带,再在血液流入成像容积后施加射频脉冲。由于已饱和的质子不再接受新的激励,因此血流无信号。在 MRI 图像上,血流呈黑色,称为"黑血"法;黑血技术虽分辨率差,但可分辨复杂血流引起的信号丢失,较真实地显示血管狭窄程度。

4. 造影剂对比增强 MRA

通过静脉注射 Gd 类顺磁性造影剂,缩短血液的 T_1 时间,使之较周围组织的 T_1 时间更短,利用 2D 或 3D 梯度回波技术采集兴趣区血管,再经 MIP 技术重建,可以得到从任何角度观察的三维血管像。该技术利用造影剂缩短血流的 T_1 值,与血流的流动效应无关,无须心电门控和空间预饱和技术,从而克服了非增强 MRA 的技术不足,3D 动态增强磁共振血管造影(3D DEC MRA)已广泛用于全身各部位的血管成像。

(二)心电门控技术

采用心电门控技术进行 MRI 扫描成像,既可以观察到心脏、大血管的内部结构,又可以减少心脏搏动引起的伪影,从而得到较高质量的 MRI 图像,最重要的是能得到心动周期预定点上的图像。在进行 MRI 扫描检查时,应将扫描序列与生理性触发点联系在一起,因此 TR 的长短由心电图 RR 间期决定,其成像参数的选择也受到一定的限制。一般情况下多采用心电门控,但在使用心电门控有困难时,也采用脉搏门控。心电门控效果比脉搏门控好,心电门控既可用于心脏大血管的检查扫描,也可用于胸部或其他部位的检查扫描。

1. 心电触发技术

用心电 R 波作为 MRI 测量的触发点,并选择适当的触发延迟时间,可观察到心动周期上任意相位上的图像。

2. 心电门控技术

当心电门开放时再收集扫描资料,这样可得到多相位扫描的恒定信号强度。技术人员可自由选择心电门的宽度和位置。把心电门控对 MRI 信号的干扰降到最低,需将心电触发的电极与人体长轴平行排列,还需将导线拉直,并禁止与呼吸门控接触。因为环形的导线在高磁场下将产生电流,该电流将干扰 MRI 信号。当 R 波幅度较小时,有可能会影响心电触发。R 波幅度增加的方法:调整电极位置,或将患者一侧身体抬高,并使其与床面成适当的角度。

(三)呼吸门控技术

由于呼吸会干扰胸腹部的 MRI 成像,采用呼吸门控技术可使呼吸运动产生的伪影减少。在进行胸部的 MRI 成像时,如与心电门控一起使用,效果将会更好。采用呼吸门控技术,可通过选择采集呼吸某一时相的信号来实现。用胸腹部气压感受器检测呼吸周期的频度,并选择呼气或吸气相,多采用呼气相采集 MRI 信号。为了充分发挥呼吸门控的作用和缩短检查时间,在使用呼吸门控之前,应训练患者,并使其保持有规律的呼吸。

(四) 脂肪抑制技术

脂肪抑制在常规磁共振检查中为达到不同的目的而经常被应用。其主要有两种适应证：首先，脂肪抑制被用来抑制正常脂肪组织的信号，从而达到降低化学位移伪影或提高增强效果的作用；其次是为了突出组织的特性，尤其是在肾上腺肿瘤、骨髓浸润、脂肪类肿瘤以及脂肪变性等情况下。应用脂肪抑制技术取决于需要被抑制的病变的脂肪含量。抑制含有大量脂质的白脂肪信号与抑制脂肪浸润或含少量脂肪病灶信号的方法不同。

1. 短时反转恢复法（STIR）

在反转恢复成像中，首先加一个180°射频脉冲，将磁化矢量从Z轴变为负Z轴。当脉冲停止后，磁化矢量将向Z轴方向恢复。脂肪的T_1时间比水的时间短，这将导致脂肪纵向磁化矢量恢复比水快。如果在脂肪组织纵向磁化矢量于纵轴此上恢复量为零时施加90°射频脉冲，脂肪组织将不产生信号。组织纵向弛豫过零的时间点（反转时间，TI）大约位于其TI时间的0.7倍处。T_1时间及T_1时间有磁场依赖性，因此在进行抑制脂肪信号时，应根据不同场强选择不同的T_1时间。

优点：STIR法可以抑制整个脂肪信号，包括其中水的成分。这是对磁场均匀性不敏感的方法，而且可以在低场强系统中应用；图像对比好，具有长T_1长T_2的组织都会表现为亮信号，可以提高肿瘤的检出率。

缺点：因为成像序列在TI时间开始，此时大部分质子在纵轴上还没有完全弛豫，因而处于部分饱和状态，将导致整体信号丢失，因此反转恢复成像的信噪比比较低。

2. 频率饱和法

在频率饱和法成像采集中，在没有梯度磁场的情况下，通过施加一个与脂肪共振频率相同的频率选择性饱和射频脉冲，紧接着施加均一的毁损梯度以使脂肪中的氢质子失相位，这样，被下一层选择性射频脉冲所激励产生的信号中就不包含来自脂肪的信号。

优点：频率饱和法是脂肪特异性的抑制序列。在对比剂增强T_1加权与突出组织特性方面，尤其是在含有大量脂肪组织的区域抑制效果非常可靠；频率饱和法可以更好地显示细微的解剖细节。

缺点：不可靠的脂肪抑制。频率选择性饱和脉冲的频率必须与脂肪共振的频率相同，然而，主磁场的不均匀将会使水和脂肪的共振频率发生偏移。这样，饱和脉冲频率此时不可能恰好等于脂肪共振的频率，这种偏移将导致较差的脂肪抑制效果。可采用减小视野、把感兴趣区置于视野中央以及自动匀场等技术加以纠正。射频脉冲场的不均匀性也会降低脂肪抑制的效果。水和脂肪间的化学位移伪影随场强的增加而增加，因此在低场强中频率饱和法效果较差。频率饱和法明显增加扫描时间。

3. 反相位成像

反相位成像技术是基于在不同回波时间所采集的图像相位不同。所谓相位，是指磁化矢量在X-Y平面的角度。因为脂肪和水的氢质子有着不同的共振频率，经过初始激励以后，两者的相对相位会随着时间而变化。在激励刚结束时，两者处于同相位（相位差为零），然而，水的质子比脂肪质子进动快，因而经过几毫秒后，两者的相位差是180°，再经过几毫秒，相对于脂肪的质子、水质子整整旋转了360°，此时两者再次处于同相位，因而可通过设计恰当的回波时间从而在同相位或反相位是采集信号。通常，此项技术只用于梯度回波序列。在磁共振成像过程中，每个像素的信号是这个像素中水和脂肪信号的矢量和，在同相位图像中水和脂肪的信号是相加的。但是反相位图像中信号是两者的差值。所以，反相位成像可降低含脂肪组织的信号。反相位成像非常适合于抑制水和脂肪含量基本相同的组织信号。

优点：反相位成像简单、快速，而且在所有的磁共振系统中均可运用。检出少量脂肪以及水–脂混合物的能力是此项技术的最大优点。

缺点：对于被大量脂肪组织包埋的小肿瘤的检出比较困难。此种缺陷发生在乳腺成像时。

4. 水激励技术

水激励技术使用的是一个复合式脉冲，包含几个独立的脉冲，彼此间有极其短暂的间隔，仅仅用来激励水氢质子，可以产生很好的抑脂效果。

优点：水激励比频率饱和法有时间优越性，可大大缩短成像时间，尤其在 T_1 加权像，几乎可以减少一半时间；相对于频率饱和法，水激励成像在各种加权像上有着更好的信噪比。

缺点：正像频率饱和法那样，水激励对磁场的不均匀性也非常敏感，需要自动或体积匀场。

5. Dixon 法及 Chopper 法

Dixon 法也是基于化学位移原理。它包括两次自旋回波成像，而不像常规同一反相位成像那样在梯度回波中进行。第 1 次为常规的自旋回波成像，采集到水和脂肪的信号之和；第 2 次自旋回波，在于 180° 重聚相位与第 1 次相比被延迟了一小段时间，而回波时间保持不变，采集到水和脂肪的信号之差。两幅同、反相位图像的和将产生纯水图像；两幅同、反相位图像的差将产生纯脂肪的图像。Chopper 法是对 Dixon 法改进后的脂肪抑制技术，在获得图像的过程中就可以自动处理数据，省去了图像数据采集后的重建过程，因此可减少患者运动所造成的伪影，目前中场强的机器一般采用此脂肪抑制技术。

6. 混合法

实际上这并不是特别的脂肪抑制技术，它是应用两种独立的物理机制来消除脂肪信号，把各种抑脂技术整合到一个序列中，从而达到更好的抑脂效果。例如：SPIR 法，它代表的是选择性频率预饱和法和反转恢复成像法结合在一起，是一个适合于个体的脂肪频率抑制技术，对每一个患者都能做到抑脂完全，可与各种扫描方法结合使用。

（五）增强扫描技术

将对比剂经静脉注入人体，当对比剂通过组织细胞时，将改变组织的 T_1 或 T_2 弛豫时间，以达到增加组织之间、组织与病变之间的对比度，通过病灶增强方式和类型的识别帮助定性的目的。

1. 对比剂的种类

（1）顺磁性螯合物类对比剂：研究表明，改变质子周围的局部磁场，质子的 T_1 和（或）T_2 弛豫时间就会发生改变，能引起氢质子弛豫时间缩短的离子或小分子物质称为顺磁性物质。顺磁性对比剂含有多个不成对的电子，它们与质子一样具有磁矩。由于这些电子的磁矩比氢质子磁矩大 657 倍，将导致局部组织产生巨大的磁场波动，使附近的氢质子的 T_1 和 T_2 弛豫时间大为缩短，造成质子的弛豫增强。

该种对比剂缩短弛豫时间受下列因素的影响：①对比剂中顺磁性物质的浓度。浓度越高，T_1 缩短越明显。但当剂量过大时，反而会使含对比剂的组织呈低信号。②对比剂中顺磁性物质的磁矩。当不成对电子越多时，其磁矩也就越大，使 T_1 和 T_2 缩短越明显。③如果顺磁性物质结合的水分子数越多，顺磁作用将越强。

（2）超顺磁性和铁磁性粒子对比剂：它们都能使质子弛豫时间缩短。由于它们的磁矩和磁化率都高于人体组织，也高于顺磁性螯合物，将导致磁场不均匀。当质子通过这种不均匀磁场时，它们的横向磁化相位将发生变化，从而加速了去相位过程，使 T_2 大大缩短，即 T_2 弛豫增强。对比剂的磁化率越高，去相位作用也就愈快。此种对比剂将使 T_2 缩短，增强信号为低信号，图像为黑色。

2. 对比剂的应用剂量

Gd-DTPA 的注射剂量为成人 0.1 mmol/kg（0.2 mL/kg）；非离子型对比剂 Gadoterridol 的注射剂量为 0.3 mmol/kg。对比剂的应用剂量应根据情况而定，还可选用常规剂量的半量，或 1/4 剂量；为排除肿瘤的转移或复发，使用 0.6 mL/kg 体重的 Gd-DTPA 常常能提高诊断的可信度。

3. 对比剂的注射途径

对比剂的注射途径为静脉。

4. 对比剂的不良反应

资料统计表明，GD-DTPA 的不良反应通常是轻至中度而且是一过性的。常见有头痛、不适、恶心、呕吐等反应；癫痫患者可能诱发癫痫发作；严重的不良反应较少发生。由于正常人体内钆离子含量极少，当少量自由钆离子进入人体后，就可引起毒副作用。进入人体内的钆离子与血清蛋白结合后，将进入肝、脾、骨髓等器官，使这些器官中毒。患者的临床症状为共济失调，神经、心血管与呼吸抑制等。如果将对比剂中自由钆与 DTPA 络合成螯合物，它的毒性将大大减少。如果在 Gd-DTPA 中加入钙离子，将使副反应减轻。

5. 对比剂的排泄途径

Gd-DTPA 主要由肾脏排泄。当它们经肾脏排泄时，将受到浓缩，浓缩后的对比剂在肾盏、肾盂、输尿管和膀胱内的浓度较高。由于它们不透过细胞膜，在细胞外液，并与血浆蛋白结合较少，因此不易透过血脑屏障。当血脑屏障受到破坏时，它们才可能进入脑与脊髓。又由于在 Gd-DTPA 口服时，人体不吸收，因此可将它们作为胃肠对比剂，在体内不经代谢，直接被排出体外。

6. 对比剂应用的适应证、禁忌证及注意事项

（1）适应证：①肿瘤与非肿瘤组织的鉴别诊断；②脊髓肿瘤的发现；③肿瘤内部解剖结构的观察；④良、恶性肿瘤的鉴别诊断；⑤水肿组织鉴别诊断；⑥明确肿瘤的数目与范围；⑦肿瘤手术后的随诊等。

（2）禁忌证：①对对比剂注射液的任何成分过敏；②重度肾功能损伤；③妊娠三个月以内的孕妇。

（3）注意事项：哺乳期的妇女，在注射对比剂后24小时内，应禁止给婴幼儿哺乳。

（六）磁共振水成像技术

磁共振水成像的原理是利用重 T_2WI 的效果，即长 TR 加特长的 TE 使含水器官显影。长 TR（重复时间）指的是 TR 值 > 3000 ms，特长的 TE（回波时间）指 TE 值 > 150 ms。体内静态或缓慢流动的液体具有长 T_2 弛豫值呈高信号，脑脊液（水）300～500 ms；周围组织 T_2 弛豫值较短呈低信号，骨骼肌为 47 ms，肝 43 ms，肾 58 ms，脾 62 ms，脂肪 82 ms，脑灰质 101 ms，脑白质 92 ms，扫描所选的 TE 值如高于以上组织所具有的 T_2 值，其信号为低（组织呈黑色），如相接近，信号为中等（组织呈灰色）；所用的 TE 值低于组织的 T_2 值，则信号高（组织呈白色），如含水器官，因此达到水造影的目的。实际上长 TR 主要是为了取得 T_2 效果，特长的 TE 是为了增强 T_2 的效果，更重要的是将一般的组织结构信号压低（变黑），从而使含水的信号更加突出。因此 TE 值在水成像中非常重要，是成功的关键。也就是说此技术对流速慢或停滞的液体（如脑脊液、胆汁、尿液等）非常灵敏，呈高信号，而使实质性器官和流动液体呈低信号，再将原始图像采用最大强度投影法（MIP）重建时，得到类似于注射造影剂或行静脉肾盂造影一样的影像。临床上常见的运用水成像进行检查的技术主要包括磁共振胰胆管成像、磁共振脊髓成像、磁共振泌尿系成像、磁共振内耳成像、磁共振涎腺管成像、磁共振输卵管成像等。

三、磁共振成像系统的质量控制

（一）信噪比（SNR）

1. 信噪比的概念

信噪比是组织信号与随机背景噪声的比值，信噪比与图像质量成正比。当比值增大时，人体组织的信号成分越多，噪声越小，图像质量越好。

2. 影响信噪比的因素

①磁场强度：信噪比与磁场强度呈正比，磁场强度越大，信噪比越高。②射频线圈：MR 信号强度与射频线圈到被检部位之间的距离成反比关系，即距离越大信号强度越小；而线圈所接收到的噪声强度又和线圈敏感区域内组织的大小成正比关系，即线圈敏感区域内所包含的组织越多噪声强度越大，因此要提高 MR 图像的信噪比就必须选择合适的射频线圈，一是要尽量贴近被检查部位，以提高 MR 信号强度；二是要使线圈敏感区域所包含的组织尽可能地少。③体素容积：体素容积增大，MR 信号增强，信噪比也就增高。增加体素容积的方法：一是保持图像矩阵不变，增加 FOV；二是保持 FOV 不变，降低图像矩阵；三是 FOV 和图像矩阵都保持不变，增加采集层厚。④重复测量次数：当平均次数增加时，导致扫描时间增加，而信噪比的增加只与平均次数的平方根成正比。当扫描时间延长时，出现运动伪影的概率增大，将导致图像质量下降。⑤重复时间：重复时间决定纵向磁化恢复的程度，当重复时间延长时，导致组织的纵向磁化倾向最大限度增加。与此同时，信号强度也增加，使信噪比增加，但增加是有限的。因为组织一旦经过充分的纵向弛豫，它的信噪比将不会再增加。⑥回波时间：射频脉冲结束后，开始横向弛豫，而回波信号的大小取决于信号读出时横向磁化的大小，当回波时间延长时，会使横向磁化衰减增多，回波信号降低，引起信噪比相应减低，减低的程度各组织间有差异。⑦翻转角：所谓翻转

角，就是在射频脉冲作用下，纵向磁化偏离 Z 轴的角度。翻转角增大，XY 平面内的横向磁化 Mxy 也就提高，相应的 MR 信号就增强，信噪比就可以提高。

（二）空间分辨率

1. 空间分辨率的概念

图像的空间分辨率是指在一定对比度下，图像所能分辨的相邻物体的最小距离，也就是指对解剖细微结构的显示能力。一个像素代表一个体元大小，由观察视野面积除以像素值来表示空间分辨率。空间分辨率被分为常规分辨率，即像元大于 1 mm；高分辨率，即像元在 0.5 ~ 1.0 mm；超高分辨率，即像元小于 0.5 mm。

2. 影响空间分辨率的因素

MR 图像灰度取决于断层内各体素所产生的 MR 信号的强度，因此 MR 图像无法把一个体素内的不同成分区分开来，而是把它们当成同一个物体，所以空间分辨率就取决于体素的大小，当体素减小时，图像空间分辨能力提高；当体素容积增大时，图像空间分辨能力降低。

体素的大小取决于断层厚度、FOV 和像素矩阵的大小：①断层越薄，空间分辨率越高；高分辨图像层厚应在 3 mm 以下。②当 FOV 一定时，像素矩阵越大，体素越小，空间分辨率就越高。③当像素矩阵一定时，FOV 越小，体素也就越小，空间分辨率就越高。

（三）对比度

1. 对比度的概念

对比度是指图像中不同区域在信号强度上所存在的相对差异。它由两个方面组成，即组织信号的对比度和由磁共振信号转换成影像的对比度，前者直接影响后者。

2. 影响对比度的因素

①噪声。②层面间距：层面间距越大，噪声就越小，图像对比度就越高。③不同的脉冲序列和不同的序列参数调整不同组织特性对图像对比度的影响，形成所谓的质子密度加权图像，T_1 加权图像或 T_2 加权图像。

（四）伪影

伪影是指在磁共振成像过程中，由于某种或某些因素而出现了人体组织原来并不存在的影像，被称为伪影。当出现伪影时，应仔细分析伪影出现的原因，用有效的方法来防止、抑制，甚至消除伪影，提高影像质量。

1. 设备伪影

设备伪影是指 MRI 系统本身产生的伪影。此种伪影是由于在设计、生产、安装、调试和应用 MRI 系统过程中，某些人为因素、匹配不当、操作者设置的各种参数不当等因素所造成的伪影。

2. 化学位移伪影

在磁共振成像时，是用施加梯度磁场导致人体不同部位共振频率的差异的方法确定人体不同位置。由于脂肪和水分子内氢原子共振频率不同，导致两者在 MRI 图像上沿频率编码方向上产生化学位移伪影。

3. 卷摺伪影

当被扫描检查部位的范围超过了 FOV 范围时，造成扫描范围外的解剖结构的影像移位或卷摺到下一幅影像上。解决办法是：将被扫描检查部位的最小直径放置在相位编码方向上或扩大视场。

4. 截断伪影

在 MRI 信号发生突然跃迁时，在两个界面上可能发生信号振荡，沿频率编码方向上出现环形黑白条纹，被称为截断伪影。抑制和消除方法是：多采用增大矩阵的方法；或采用在傅立叶变换前对信号进行滤过的方法，此种方法有可能导致空间分辨率下降。

5. 部分容积效应

部分容积效应是由于扫描层面过厚，或病变较小并骑跨于扫描切层之间，周围高信号组织将其掩盖而形成的假影，被称为部分容积效应。解决方法是：①采用薄层扫描；②调整扫描位置。

6. 运动伪影

运动伪影是由于人体生理性和自主性运动造成的伪影。消除方法是：①采用心电门控技术；②呼吸门控技术；③尽量减少检查时间；④在进行扫描检查前，应对患者进行训练，以得到患者的配合；⑤快速成像技术、改变矩阵、减少信号采集次数等。

7. 金属异物伪影

金属异物伪影是由于患者身体上的抗磁性物质与铁磁性物质引起的。消除方法是：在患者进入扫描检查室之前，请他们仔细地检查一下身上的此类物质，并将它们去除掉。

四、磁共振成像的新进展

（一）并行采集技术

并行采集技术是指使用相控阵线圈、多个独立射频采集通道和线圈敏感曲线来减少扫描时间的一种快速扫描技术。目前有两大类技术。

1. 敏感编码（sensitivity encoded，SENSE）

并行采集技术利用相控阵线圈的空间敏感性信息，部分代替了传统费时的空间编码过程，通过增加 K 空间中的采样距离，表示为加速因子（reduce factor，简称 R），减少相位编码线数目，从而减少图像采集时间。SENSE 技术中由于 K 空间原有 K 值未变，所以能保持原有的空间分辨率和图像的对比度不变。当然，图像的信噪比会降低，减少到加速因子的平方根倍。SENSE 技术是一种基于图像的算法，在获得准确的敏感性校准图的基础上重组出的图像信噪比最优，但受 FOV 的限制，FOV 在设定时要充分考虑到不同方向扫描时的区域大小，避免由于组织超出 FOV 造成的卷折伪影。

2. 空间谐波（simul caneous acquisition of spatial harmonics，SMASH）

并行采集技术 SMASH 技术是基于 K 空间算法的重组技术。如果有 n 个线圈单元，那么就有 n 个谐波信号，减少了相位编码线的数目，将扫描时间减少到原来的 1/n。临床上采用此技术的是西门子公司的 GRAPPA 技术，它只要求采集合适的 K 空间线，不受小 FOV 影响，允许小 FOV 成像，因此对心脏成像和骨科成像更有用。

（二）运动校正技术

为了控制在磁共振检查中出现的运动伪影，近几年出现了许多运动伪影校正技术，值得注意的两种方法就是螺旋桨技术（propeller）以及八分仪或叶型导航技术。

1. 螺旋桨技术（propeller）

其全称是"周期旋转重叠平行线强化重建技术"。该技术采集以 K 空间原点为中心的多个矩形条带数据，每一个条带均在 K 空间中心区域采样，使人们可以对条带之间的相互位置、角度和相位空间不一致性进行校正。先根据校正测量指示，对无用的层面方向的运动数据加以抛弃；最后通过对低空间频率数据取平均的方法，进一步减少运动伪影的产生。目前，该技术主要用于两种场合。第一，应用于不能配合扫描检查的患者，如儿童和帕金森病患者，可以提供具有临床诊断意义的 MRI 图像。第二，改进了扩散 MRI 图像的质量。

2. 叶型导航技术

叶型导航技术是一种改良的 K 空间轨道填充技术，它与相应程序结合，可以在最短的额外采集时间内，做到快速的数据在线校正、在线旋转和平移。

（三）弥散加权成像（diffusion weighted imaging，DWI）

弥散为分子在媒介中的一种随机热运动，即布朗运动（Brownian motion）。当温度高于绝对零度时，所有分子均有布朗运动。

弥散加权成像是建立在人体组织微观流动效应的基础之上，利用人体内不同情况下水分子弥散程度的不同所造成的信号改变而进行的磁共振成像。

DWI 是在常规 SE 序列基础上，在 180°聚焦射频脉冲前后加上一个位置对称极性相反的梯度场。在梯度场作用下水分子扩散时其中的质子于横向磁化上发生相位分散，不能完全重聚，导致 MR 信号衰减，故形成了 DWI 上的异常信号。该过程受弥散系数和弥散梯度强度的影响。水分子在活体组织内的扩散与组织的空间结构有关。细胞膜、基底膜等膜结构的分布、核浆比以及胞浆内大分子物质如蛋白质的分布均影响组织内水分子的扩散。病理状态下，细胞内外的大分子分布发生变化，以及膜结构的完整性遭到破坏，使其中水分子的扩散速度发生改变，从而形成 DWI 上信号异常。目前国内外的 MR 扩散加权成像主要应用于中枢神经系统疾病，可早期发现脑梗死，鉴别脑囊肿与肿瘤性病变，以及用扩散的各向异性来判断脑组织的病理状态。近年来扩散加权成像已经应用于肝脏、椎体、四肢关节、脊髓、前列腺、乳腺及子宫肿瘤中。

DWI 的信号强弱与表观扩散系数（apparent diffusion coefficient，ADC）值有关，它们之间存在负指数函数关系，即 ADC 值增大，DWI 信号降低（即高弥散区，水分子运动区）；反之，ADC 值减小，则 DWI 信号增高（即低弥散区，水分子运动受限区）。如生物膜结构的阻挡和大分子蛋白的吸附作用在一定程度上限制了水分子的扩散，导致 ADC 值减小，DWI 信号增高。

（四）弥散张量成像（diffusion tensor imaging，DTI）

弥散张量成像是由弥散加权成像技术改进和发展而来的一项新型磁共振成像技术，可利用弥散敏感梯度从多个方向对水分子的弥散各向异性进行量化，从而反映活体组织内的细微结构。此技术在中枢神经系统的应用已日趋成熟。

弥散各向异性，自由水的弥散是随机的，在不同方向上弥散程度相同，这种现象被称为各向同性（isotropy）；而在生物体组织结构中，水分子的弥散过程包括随机弥散、浓度梯度下的弥散、分子的跨膜弥散等，受到多种局部因素的限制，表现为单位体积内不同方向上分子弥散程度的总和各不相同，这种现象被称为各向异性（anisotropy）。水分子的各向异性与其所在介质的特定物理学排列特点或限制分子运动的障碍物的存在有关。在非自由的细胞间屏障或不规则的细胞形状存在的情况下，障碍方向上的分子弥散明显减少。大部分生物组织内水分子的弥散运动是各向异性的，获得了单位体积内的各向异性信息，即可研究生物体的细微解剖结构及功能改变。

弥散张量和弥散运动不是平面内的过程，而是发生于三维立体空间中的。普通的弥散成像只用一个标量参数描述，即表观弥散系数，弥散程度的测量限制在平面内，往往低估组织的各向异性。弥散各向异性的研究进展起始于 Basser 等，引入的弥散张量（diffusion tensor）成像的概念，从三维立体的角度分解、量化了弥散各向异性的信号数据，使组织微结构的显示更加精细准确。由于各向异性的存在，弥散需要用张量（tensor，D）进行描述。弥散张量可显示为一个 3×3 的对称矩阵，可分解为 6 个矢量成分、3 个对角线成分 D_{XX} D_{YY} D_{ZZ} 和 3 个非对角线成分 D_{XY} D_{XZ} D_{YZ}。还可应用"各向异性椭圆体"的概念进行解释，椭圆体 3 个主轴不等长，由大到小分别为 λ_1、λ_2、λ_3（即为弥散的 3 个本征值）。若 $\lambda_1 = \lambda_2 = \lambda_3$ 即为各向同性。扫描应用的梯度场方向越多，在椭圆体表面选取的点就越多，采样误差越小，各向异性的测量越准确。现阶段临床应用的 DTI 序列常采用 6～25 个方向（普通弥散加权成像仅应用 3 个正交方向）。

平均弥散度（各向同性弥散系数）：其数值不受组织 T_1、T_2 时间的影响，只表现出组织内水分子的弥散特性。平均弥散度越大，组织自由水含量越多。

弥散各向异性系数：弥散各向异性系数越大，组织的各向异性越强，组织结构排列越规律紧密。不同作者运用的各向异性系数各不相同。应用部分各向异性（faction anisotropy FA 值）的作者较多，原因有以下几点：① FA 值是不随坐标系旋转方向改变而改变的；② FA 图可提供较好的灰白质对比；③ FA 图信噪比较高；④ FA 值是组织的物理特性，在同一对象不同时间、不同对象间、不同成像设备获得的数值间具有可比性。

（五）磁共振波谱分析（MRS）技术

MRS 技术是一种无创伤检测体内化学成分的手段。MRI 信号的频率由磁旋比和原子核所处的磁场强度所决定，而这种磁场强度又由外加的磁场强度所决定。与此同时原子核也受自身周围电子与邻近原子核周围电子的作用，由于这些电子与外磁场的相互作用，导致原子核局部磁场强度的改变，此种现象被称为化学位移。

人体内不同化学成分的原子核都以不同频率进行共振，产生不同的 MRI 波峰。利用化学位移的方法来研究分子结构，并对分子进行波谱定量分析，被称为波谱分析。波谱定量用两个参数，波峰的位置用 ppm 表示；而谱线所覆盖的、正比于原子核密度的面积表示磁共振信号的强度。MRS 技术要求采用较短的射频脉冲激励，然后再进行信号采集，最后将这种信号通过傅立叶变换成波谱。MRS 技术要求高场强和磁场均匀性较好的 MRI 系统。采用 MRS 技术可对人体内的肌肉、肝脏、脑、肾脏等进行代谢产物的研究。

（六）脑功能磁共振成像技术

大脑皮质微血管中血氧水平的变化，会引起局部磁场均匀性变化，从而引起 MR 信号的变化，我们称之为血氧水平依赖性（BOLD）效应。当局部脑组织被激活时，将导致血红蛋白和脱氧血红蛋白的变化，和相应区域磁化率的变化。将这一变化记录下来，经处理后所得到的图像，被称为脑功能成像。由于脑功能区被激活时，该区域的血流量增加，但耗氧量增加不明显；又由于该区域的氧合血红蛋白和脱氧血红蛋白之间的比例发生改变，导致在 T_2 加权像上该区域的信号也随之发生变化。因为超高场强磁共振对局部磁化率变化的检测较为灵敏，再加上超高速成像技术等的应用，可显示较大范围的功能区，同时还能显示局部血流灌注情况。

（七）磁共振灌注成像（perfusion weighted imaging，PWI）

磁共振灌注成像是一种反映微血管分布及毛细血管血流灌注情况的磁共振检查技术，用于评估局部组织活力及功能，常用方法为对比剂首过灌注成像技术。

对比剂首过灌注成像技术：经静脉团注对比剂后，当对比剂首次通过受检组织时，由于对比剂主要分布在毛细血管内，而毛细血管外间隙分布量很少，血管内外浓度梯度最大，引起局部微观磁场的均匀性发生改变，邻近氢质子的横向弛豫加快，T_2 缩短，表现为 T_2WI 上信号强度的下降。通过计算局部血管容量、平均通过时间、局部血流速度等数据来评估局部组织的灌注水平。

第三节　磁共振成像系统的操作方法

一、磁共振成像系统的安全性与检查禁忌证

磁共振检查已经成为一种主要的影像学检查手段。正确使用磁共振检查是安全、有效的。然而，它也是唯一一种可以立即造成患者损伤甚至死亡的成像形式。磁共振具有较高的静磁场。当一个铁磁性物质靠近磁体时，有两种形式的力产生：平移力和旋转力，均可造成严重的后果。因此，应严格禁止把铁磁性物质带入扫描室。

体内有植入物和磁或电触发装置的患者进入扫描室会造成严重的损伤。任何进入扫描室（或超过 5 高斯线）的人都应接受经过培训的 MR 技师的检查。

1. MRI 检查的禁忌证

①带有心脏起搏器、疑有眼球金属异物、动脉瘤用银夹结扎术后患者。②检查部位存在不可卸除的金属物者。③病情危重并带有生命监护和维持系统者。④癫痫发作状态患者。⑤幽闭恐惧症患者。

2. MRI 检查的相对禁忌证

①无法控制或不自主运动者、不合作者。②怀孕 3 个月以内者。③高热或散热障碍者。④体内非检查部位有金属物者（如假牙、内固定器、宫内避孕环）。

以上人员慎做 MRI 检查，如需 MRI 检查，应事先向患者（或家属）做好解释说明工作，及采取相应必要的措施（药物控制、尽可能去除金属异物等）后再行 MRI 检查。

二、磁共振扫描检查前准备工作

在磁共振扫描前患者的准备工作应根据扫描部位和扫描方式来定，常规准备工作如下。

（1）为防止患者将灰尘带进磁共振机房，患者在磁共振检查前应更换衣服和鞋子。

(2) 为了解除患者的思想顾虑和紧张情绪，在磁共振扫描前应向患者做好解释工作。

(3) 为了防止产生异物伪影，在扫描前请患者或帮助患者除掉检查部位的饰物、异物及全身的金属物。

(4) 在进行胸、腹部磁共振扫描前，应做好患者的呼吸训练工作，以减少由于患者呼吸而产生的移动伪影，并确保扫描层面的准确性。

(5) 对昏迷和不合作的患者，可适当给予镇静剂，特殊情况下应给予麻醉剂。

三、磁共振成像系统的操作规程

在使用磁共振机以前，使用人员应详细阅读磁共振机操作手册，并熟悉磁共振机的性能和结构，磁共振机操作规程如下。

1. 开机

将磁共振机开关闭合，给磁共振机各系统接通电源。接通电源后，磁共振机进行自检。在磁共振机自检时，禁止按任何按键和移动鼠标。在磁共振机自检完成后，根据监视器屏幕上的提示进行下一步操作。

2. 清磁盘

磁盘是图像储存的重要工具。它的储存空间是有限度的，为了确保扫描工作不受影响，在对患者扫描前，应首先访问一下磁盘，了解一下磁盘存储的剩余空间是否够用。如果不够用，应将处理过的图像数据删除。

3. 扫描检查

医技人员应根据临床医师所开申请单的项目和扫描技术要求对患者进行磁共振扫描检查。

4. 关机和切断电源

在每日工作完成以后，按照磁共振机关机程序进行关机，并切断磁共振扫描机的电源。

四、患者进行磁共振扫描检查的操作程序

1. 患者资料的输入

在对患者进行磁共振扫描之前应将患者的姓名、性别、年龄、出生年月日、体重、磁共振号、住院号、普通X线检查号和CT检查号等资料输入磁共振扫描仪内的计算机上。

2. 患者的检查体位

患者的体位应按照磁共振扫描申请单上所要求的扫描部位、操作人员所采取的扫描方法而定。其原则为：患者被合理地安置在扫描床上，在不影响扫描要求的前提下，应尽量使患者感到舒适。患者体位安置方法：利用检查床旁的操作台和（或）扫描架上的操作键，将检查床升高到扫描高度，将患者送到预定的扫描位置上。应打开定位灯对人体的扫描部位进行标志，在进行某些部位磁共振扫描时，还可使用如头架、膝关节托、固定软垫、头部及体部固定带等定位辅助工具。

3. 确定扫描范围

常采用以下两种方法确定扫描范围：①先扫描一张定位片，在定位片上划出磁共振扫描的起点与终点。②在摆体位时，用定位指示灯直接从患者体表上定出扫描的起点位置。应尽量将扫描范围包括在所选线圈内。

4. 磁共振扫描

按临床与诊断要求选择冠状位、矢状位或横断位等位置对患者进行扫描检查。

5. 数据储存

将磁共振扫描所获得的影像数据储存到长期存储器。

五、图像显示与摄片

磁共振扫描图像在送交医师出诊断报告之前，应根据诊断的需要进行各种图像的处理或测量。由于

计算机功能软件的不断开发，磁共振图像的后处理功能也越来越多，下面简单介绍几种与图像显示有关的图像后处理功能以及图像显示技术。

1. 窗口技术和图像缩放技术

选择适当的窗宽和窗位是数字图像后处理工作中的一项重要内容。为了得到较清晰的磁共振扫描图像，清晰地显示病灶，应正确地选择和运用窗口技术，并根据临床与诊断要求对图像进行适当的缩放处理。

2. 图像重建

为了观察病灶组织结构的形态、大小、范围、与相邻组织间的关系，需对所获信息进行图像重建。

3. 黑白反转与方向旋转、三维图像重建、多平面重组图像

图像黑白反转与方向旋转可按磁共振指令进行，也可在激光打印机上进行。三维图像重建与多平面重组图像请参阅医学影像的三维重建章节的内容。

4. 摄片

用激光打印将磁共振扫描图像打印在胶片上。患者的所有磁共振扫描图像用一份胶片进行总结，供医师对患者的病情进行研究。

磁共振胶片上的图像质量，除与冲洗和摄片因素有关外，还与荧屏图像处理、显示技术有关。在摄片时应注意以下几个问题。

（1）窗宽、窗位：应根据病变情况和要观察的内容，选择合适的窗宽与窗位。

（2）按磁共振扫描顺序进行图像排列和摄片，以利于保持一个整体的概念。

（3）不要将平扫和增强扫描的图像进行交叉排列，应分别按其扫描顺序进行图像排列，以便系统分析。

（4）应将局部病灶进行放大、测量、重建的图像布置在序列图像的后面。

（5）图像幅式应大一点，过小将影响观察效果。幅式组合应简单化，图像太复杂将影响其美观。

第四章 五官及颈部疾病 CT 诊断

第一节 正常五官及颈部 CT 表现

一、眼部

眶腔呈圆形，眶壁为长条状高密度影，内下壁薄，外壁最厚，上壁厚薄不均。眼球两侧对称，呈类圆形，位于眼眶前部，少部分突出于眶前缘之外。眼球壁在 CT 上表现为均匀一致的中等密度，称眼环，厚度 2～4 mm，晶状体位于前部，呈双凸透镜状，后方玻璃体呈均匀稍低密度影，CT 值约 10 HU。

在眶尖可见通向颅内的眶上裂及视神经管。眼眶中部见视神经，视神经直径 3～4 mm，起自视盘，止于视交叉，长度 42～50 mm，分为眼内段、眶内段、管内段及视交叉，视神经外包有软脑膜、蛛网膜及硬脑膜，普通 CT 平扫不能显示视神经周围的鞘膜空隙即硬膜下腔和蛛网膜下腔。

眼球周边可见条状等密度眼外肌，眼外肌有 4 条直肌和 2 条斜肌，内外直肌于横断位显示清晰，上下直肌以冠状位显示清晰，均起自眶尖部的总腱环，止于巩膜表面。

眼球后可见低密度的脂肪间隙，眶内脂肪在 CT 图像呈低密度，CT 值 0～-100 HU。通常以内外直肌为界将其分为肌锥内间隙和肌锥外间隙。

眶前部外上方的泪腺窝内可见泪腺，其大小形状似杏核，密度与邻近肌肉相似，以冠状位显示较好。

二、耳部

耳部解剖分为外耳、中耳和内耳。外耳道全长约 24 mm，其中外 1/3 为软骨段，内 2/3 为骨段。中耳分为鼓室、咽鼓管、鼓窦 3 部分。鼓室位于颞骨内，外侧间隔鼓膜，前内侧经咽鼓管与鼻咽部相通，向后经鼓窦入口与乳突相通。鼓室有 6 个壁：外侧壁为鼓膜，前壁为颈动脉壁，由颈内动脉垂直段后外壁组成；后壁为乳突壁；内壁为迷路壁；顶壁为鼓室盖，借此与中颅窝分隔；底壁为颈静脉壁，由一薄的骨板与颈内静脉分隔。鼓室内包含有听小骨、韧带、肌肉。听小骨由锤骨、砧骨、镫骨组成。锤骨柄附着鼓膜，上鼓室内见锤砧关节，镫骨板位于卵圆窗内，CT 不能显示。

内耳位于颞骨岩部，由耳蜗、前庭、半规管组成，3 个半规管为外半规管、后规管及上半规管，相互垂直。内听道正常大小约 5.5 mm，双侧对称，一般相差不超过 0.5 mm，内有面神经、前庭蜗神经经过。

三、鼻窦

鼻窦为鼻腔周围含气空腔,与鼻腔相通,共4对。额窦位于额骨内,筛窦气房组成眼眶内侧壁,蝶窦位于蝶骨体内,气化程度不一。上颌窦位于上颌骨体内,其内侧壁相当于中鼻道处。筛窦外侧壁(即眼眶内侧壁)及上颌窦内侧壁部分为膜性结构,勿认为骨折及骨质破坏。正常CT表现鼻窦窦腔为气体密度,窦腔黏膜不显示,骨壁显示清晰。

四、咽部

咽部位于颈椎前方,上至颅底,下至第6颈椎水平与食管相连,长约12 cm,咽前方分别与鼻腔、口腔、喉腔相通,分为鼻咽、口咽、喉咽三部分。鼻咽部顶后壁呈穹隆状,正中呈条索状排列的淋巴组织称腺样体,婴幼儿期较明显,15岁后逐渐萎缩。侧壁上有咽鼓管咽口,后上方有一隆起,称咽鼓管圆枕,圆枕后上方的凹陷称咽隐窝,为鼻咽癌好发部位。CT横断位扫描鼻咽部呈长方形或梯形改变,双侧咽鼓管咽口及咽隐窝显示清晰,基本对称。咽旁间隙是位于翼内板至茎突间的低密度间隙。口咽部前方经咽峡与口腔相通,后方为第2~3颈椎。喉咽上连口咽,下接食管,两侧杓会厌皱襞外下方为梨状窝。

五、口腔颌面部

1. 牙齿

CT显示牙齿的横断面影像,各层结构显示更加清晰。

2. 上颌骨

上颌骨分体部和四个突起。体部主要由上颌窦组成,四个突起为额突、颧突、齿槽突和腭突。CT横断面可分别观察上颌骨各部的形态及结构。

3. 下颌骨

下颌骨由体部和升支组成,其交界处为下颌角。下颌骨体部上缘为齿槽骨,体部有下颌管。升支包括喙突和髁状突,升支中部舌侧面有下颌孔。CT和MRI可清晰显示下颌骨各部分结构。

4. 舌与口底

CT平扫呈中等均匀密度,舌根部边缘圆滑整齐;口底肌群呈束状,止于下颌颏部。

六、喉

喉位于颈前正中,由软骨、韧带、肌肉组成的管道结构,上端为会厌上缘,下缘为环状软骨。喉软骨共9块,主要有会厌软骨、甲状软骨、环状软骨、杓状软骨。喉腔分为声门上区、声门区及声门下区三部分。声门上区位于声带缘之上,包括会厌软骨、杓会厌皱襞、杓状软骨、室带和喉室。喉室位于室带和声带间的腔隙。声门区包括两侧声带、前联合和声门后端。声门下区为声带游离缘下方1 cm至环状软骨下缘的部分。CT扫描可以清晰显示喉部软骨、室带及声带,在平静呼吸时,双侧声带对称,形态、密度相似,声门裂呈尖端向前、底在后的三角形空隙。

七、颈部

颈部介于头与胸部、上肢间,上界为下颌骨下缘、下颌角、乳突尖和枕外隆突形成的连线;下界为颈静脉切迹、胸锁关节、锁骨上缘、肩峰、第7颈椎棘突的连线。在CT图像上,颈部简单地分为四部分:以椎前筋膜为界分为颈前部与颈后部,颈前部以颈浅筋膜包绕两侧胸锁乳突肌及颈动脉鞘为界形成两侧的外侧部,外侧部之间组织为器官部。

器官部主要包括甲状腺、甲状旁腺、颈段气管及食管。颈部食管平第6颈椎下缘,上与咽部相接,食管前方与气管相邻,食管气管沟内有喉返神经通过。食管颈部略偏左侧,两侧为甲状腺侧叶、颈动脉鞘。

颈部外侧部由颈动脉鞘和外周的脂肪组织构成,在颈动脉鞘内,颈总动脉或颈内动脉居内侧,颈内静脉居外侧,迷走神经位于两者之间。颈外侧淋巴结正常直径为 3 ~ 10 mm,常沿颈外静脉或颈内静脉排列。

颈后部由颈椎、颈髓、周围肌肉组成。$C_{1~6}$椎体横突孔内有椎动脉通过,外伤 CT 检查时,应注意观察骨折有无累及。

八、甲状腺和甲状旁腺

甲状腺位于颈前正中,呈 H 形,覆盖在第 2 ~ 4 气管环的前方,由左右两侧叶及中间峡部组成。正常甲状腺 CT 值 60 ~ 80 HU,表现为气管两侧的均匀高密度结构,密度高于颈部大血管、肌肉等组织,这是由于甲状腺内含有丰富的碘所致,增强后 CT 值约增加 30 HU。有时于峡部上缘可见一向上延伸的结构,尖端朝上,密度同于甲状腺,代表锥状叶,不要误认为病变。

甲状旁腺呈扁卵圆形,黄豆大小,一般上下 2 对,上对腺体通常位于甲状腺叶中部的后方或甲状腺叶上、中 1/3 交界部后方,而下对通常位于甲状腺后下极处,也可位置略低。有时甲状旁腺可以异位,以下对多见。异位位置可从下颌水平颈动脉分叉处直至前纵隔心底部水平。由于甲状腺腺体太小,因此目前的成像手段不能显示正常的腺体,CT 亦不能显示。

第二节 基本病变 CT 表现

一、眼和眼眶

1. 形态改变

有变形、扩大、缩小甚至消失,可以发生在眼眶、眼球、眼肌等结构,通常提示眼部外伤、畸形、肿瘤等病变的存在。

2. 位置改变

位置改变指正常眶内各结构发生移位,表现为上下左右及前后位置的改变,通常提示有占位性病变。

3. 骨质改变

骨质中断为外伤骨折所致,骨质破坏提示恶性肿瘤或转移瘤,骨质增生多见于脑膜瘤或炎性病变。

4. 异常密度

低密度提示含脂肪性病变或积气,等密度多见于炎性或肿瘤性病变,高密度见于骨瘤,钙化见于视网膜母细胞瘤。

二、耳部

1. 颞骨结构及形态改变

外耳道狭窄、闭锁,听小骨融合等。

2. 颞骨骨质变化

骨质增生常见炎性病变,骨质破坏常见胆脂瘤及恶性肿瘤。

3. 乳突气房的改变

乳突气房的发育程度,乳突气房密度增高及积液提示急性炎症,低密度的结节影常提示胆脂瘤形成。

三、鼻和鼻窦

1. 鼻窦

正常鼻窦含气,黏膜不显影。黏膜增厚时,提示慢性炎症;窦腔内积液或见液平时,提示急性炎症。鼻窦内肿瘤、息肉表现为窦腔内中等软组织密度影。

2. 骨质改变

鼻窦黏液囊肿可使窦腔扩大，骨质变薄。鼻窦恶性肿瘤及少部分炎性病变引起骨质破坏。

四、鼻咽部

1. 鼻咽部大小形态

改变鼻咽部肿瘤、咽后壁脓肿常致鼻咽部后壁、顶壁增厚，鼻咽腔狭小，咽旁间隙受压变小。

2. 颅底骨质吸收及破坏

此症状常见于鼻咽癌转移瘤。

五、口腔颌面部

1. 形态改变

颌骨可有变形、增大、缩小甚至消失，通常提示面部外伤、畸形、肿瘤等病变的存在。

2. 位置改变

位置改变指正常颌面部各结构发生移位，表现为上下左右及前后位置的改变，通常提示有占位性病变或畸形。

3. 骨质改变

骨质中断为骨折所致，骨质破坏提示恶性肿瘤或转移瘤等。

4. 异常密度

异常密度表现为低密度提示含脂肪性病变或积气，等密度多见于炎性或肿瘤性病变，高密度见于骨瘤、钙化等。

六、喉部

1. 喉腔结构及形态改变

一侧或双侧声带增厚、肿块可引起喉腔变形、喉室狭窄。

2. 喉部周围间隙及软骨

喉部恶性肿瘤向外侵犯时，周围脂肪间隙低密度影消失，软骨破坏。

七、颈部甲状腺

1. 淋巴结肿大

一般正常淋巴结小于 5 mm，5～8 mm 提示可疑淋巴结增大，大于 8 mm 则认为是淋巴结增大，常见有炎症、结核、转移瘤、淋巴瘤等。超声表现为类圆形，中央髓质为强回声，周边皮质为低回声。CT 为等密度肿块，位于颈部各间隙内，增强后均匀、不均匀或环形强化。颈部淋巴结的全面准确的显示，对恶性肿瘤的分期具有重要价值。

2. 软组织肿块与病变的密度

软组织肿块见于各种肿瘤、炎症。CT 分病灶囊性与实性有重要价值，增强扫描可以观察病灶的血供及侵犯的范围。

3. 正常结构移位和病变部位

正常结构移位见于各种占位性病变。病变所在部位对诊断具有重要价值，颈前区病变常来源于甲状腺，颈外侧区病变有颈动脉体瘤、神经鞘瘤、神经纤维瘤、淋巴管瘤、转移瘤等。

4. 气管、血管狭窄闭塞

此症状见于外伤、肿瘤、气管软骨坏死等。

第三节 眼部常见疾病

一、眼部外伤

(一) 眼部异物

1. 病理和临床概述

眼部异物系常见眼部外伤,异物分为金属性(铜、铁、钢、铅及其合金)和非金属性(玻璃、塑料、橡胶、沙石等)。眼部异物可产生较多并发症,如眼球破裂、晶状体脱位、眼球固缩、出血和血肿形成、视神经创伤、眶骨骨折、海绵窦动静脉瘘、感染等,临床表现多样。

2. 诊断要点

金属异物CT表现为高密度影,CT值 > 2000 HU,周围可有明显的放射状金属伪影;非金属异物又分为:①高密度,如沙石、玻璃,CT值 > 300 HU,一般无伪影;②低密度,如植物类、塑料,CT值为 –199 ~ 20 HU(图4-1)。

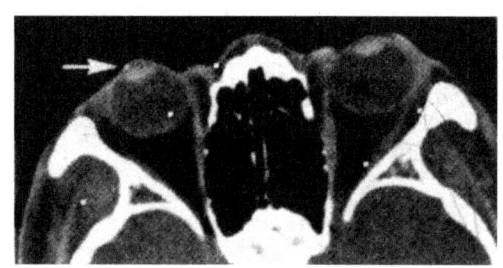

图4-1 右眼异物

右侧眼角膜见小点状高密度影,临床证实为石头溅入

3. 鉴别诊断

(1) 眼内钙化:分为眼球内钙化和球后眶内钙化,多见于肿瘤、血管性病变,CT可见肿块影,可以区别。

(2) 人工晶体:询问病史可以区别。

(3) 眶内气肿:异物具有固定的形状,有助于区别。

4. 特别提示

X线不易确定异物位于眼球内或眼球外,CT能准确显示异物的部位、数目及其并发症,并能定位。对于密度同玻璃体相近的异物,CT不能显示,MRI显示良好。

(二) 眼球及眶部外伤

1. 病理和临床概述

眼球及眶部外伤包括软组织损伤和眼部骨折。前者以晶状体破裂和眼球穿通伤多见。晶状体破裂表现为外伤性白内障,视力下降或丧失;穿通伤致眼球破裂,最终致眼球萎缩,眼球运动障碍,视力丧失。后者以眶壁、视神经管骨折多见。

2. 诊断要点

(1) 晶状体破裂CT表现为晶状体密度减低直至晶状体影像和玻璃体等密度而消失。

(2) 穿通伤常伴局部出血(血肿)、少量积气、晶状体脱位、视神经损伤及眼球破裂等表现。

(3) 眼眶骨折多发生于骨壁较薄弱部位,如眼眶内侧壁、眶底、眶尖、蝶骨大翼骨折等,表现为骨质连续性中断。

(4) CT还可以确定眼内容物、视神经、眼肌、球后脂肪损伤情况及视神经管骨折情况(图4-2)。

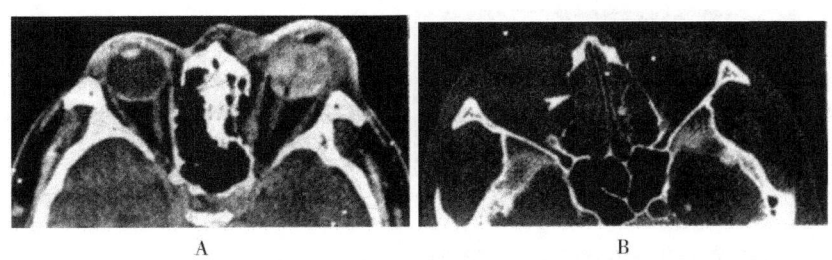

图 4-2 眼球及眶部外伤

A. 左侧眼球密度增高及球内可见少量气体，眼睑软组织肿胀。B. 右侧眶内侧壁骨折，筛窦密度增高，内直肌挫伤肿胀

3. 鉴别诊断

一般多有明确外伤史。正常眼眶内侧壁局部可为膜状结构，需与骨折鉴别，骨折时内直肌常表现挫伤改变。

4. 特别提示

早期诊断眼部外伤情况，对决定治疗方法和预后很重要。CT 能充分提供外伤信息。对于眼外肌和其周围纤维化情况 CT 有时不能区分，MRI 显示更好。

二、眶内炎性病变

（一）炎性假瘤

1. 病理和临床概述

炎性假瘤病因不清，可能与免疫功能有关。本病男性多于女性，中年以上为主，一般为单侧发病，少数病例可以双侧发病。根据炎症累及的范围，可分为眶隔前炎型、肌炎型、泪腺炎型、巩膜周围炎、神经束膜炎及弥漫性炎性假瘤。也有人将炎性假瘤分为 4 型：弥漫型、肿块型、泪腺型和肌炎型。急性期主要为水肿和轻度炎性浸润，浸润细胞包括淋巴细胞、浆细胞和嗜酸性细胞，发病急，表现为眼周不适或疼痛、眼球转动受限、眼球突出、球结膜充血水肿、眼睑皮肤红肿、复视和视力下降等，症状的出现与炎症累及的眼眶结构有关。亚急性期和慢性期为大量纤维血管基质形成，病变逐渐纤维化，症状和体征可于数周至数月内缓慢发生，持续数月或数年，激素治疗有效但容易复发。

2. 诊断要点

按 CT 表现一般按后者分型：肿块型、肌炎型、泪腺型和弥漫型，以肌炎型和肿块型较为常见。肿块型表现为球后边缘清楚、密度均匀的软组织肿块，可以同时显示眼环增厚、眼外肌和视神经增粗、密度增高及边缘不整齐等改变；肌炎型表现为眼外肌肥大，边缘不整齐，常累及眼肌附着点，可同时显示泪腺肿大；泪腺型表现为泪腺呈半圆形、扁形、肿块状增大，边界清楚；弥漫型表现为眼外肌肥大和视神经增粗，且密度增高、眼环增厚，泪腺弥漫性增大，球后间隙密度增高，眶内各结构显示欠清（图 4-3）。

3. 鉴别诊断

格氏眼病表现为肌腹增粗，附着于眼球壁上的肌腱不增粗，常是双侧下直肌、上直肌、内直肌肌腹增粗，临床有甲状腺功能亢进表现。部分患者横断位扫描眼外肌增粗如肿块样，应行冠状位或 MRI 检查。

4. 特别提示

临床激素治疗可以明显好转。

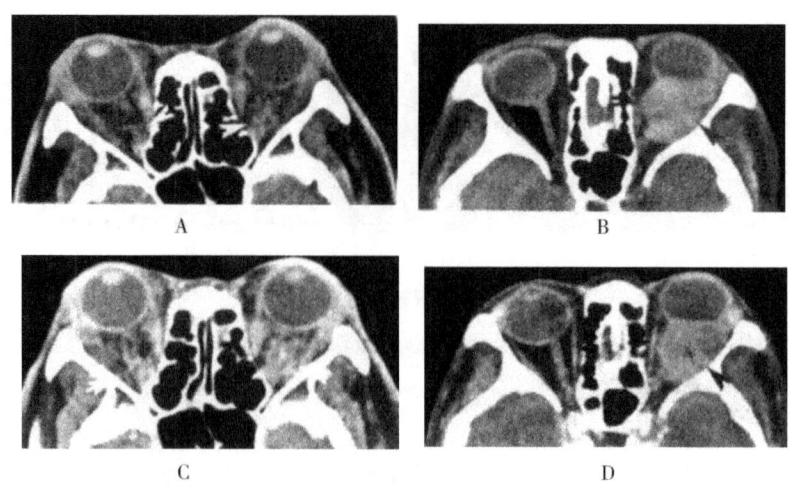

图 4-3 炎性假瘤

A、B 为弥漫型炎性假瘤，眼外肌肥大和视神经增粗，且密度增高、眼环增厚，泪腺弥漫性增大，球后间隙密度增高，眶内各结构显示欠清，增强扫描呈不均匀中等强化；C、D 为肿块型炎性假瘤，左眼眶球后视神经与外直肌间可见一肿块，边界尚清，增强扫描有轻度均匀强化

（二）眶内蜂窝织炎

1. 病理和临床概述

眶内蜂窝织炎为细菌引起的软组织急性炎症，病菌多为溶血性链球菌或金黄色葡萄球菌，大多为鼻窦或眼睑炎症蔓延所致，或由外伤、手术、异物及血行感染等引起。临床表现为发热、眼睑红肿，球结膜充血，运动障碍、视力降低，感染未及时控制可引起海绵窦及颅内感染。

2. 诊断要点

CT 检查可以明确显示病变范围，区别炎症与脓肿。表现为眼睑软组织肿胀；眼外肌增粗，边缘模糊；眶内脂肪影为软组织密度取代，内见条状高密度影，泪腺增大；骨膜下脓肿表现为紧贴骨壁肿块，见小气泡影或环状强化（图 4-4）。

部分患者有眼球壁增厚，密度同眼外肌或略低，增强后病变明显不均匀强化。

发生骨髓炎表现为眶骨骨质破坏，伴骨膜反应，周围见不规则软组织。

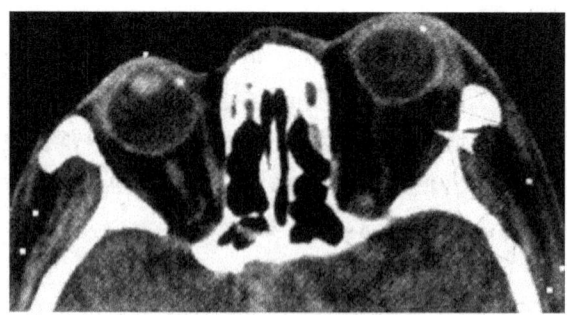

图 4-4 眶内蜂窝织炎

左侧球后脂肪密度增高，可见条状影及模糊改变，左侧眼睑肿胀，眼球突出

3. 鉴别诊断

眶内转移性肿瘤，发生在眶骨、肌锥内外、眼外肌，其中 60% 发生在肌锥外，20% 为弥漫性，2/3 患者伴有眶骨改变，临床有原发病史。

4. 特别提示

眼部 CT 检查可以明确炎症范围、侵袭眼眶途径、观察疗效及有无颅内侵犯。MRI 检查对诊断亦有帮助。

(三)格氏眼病

1. 病理和临床概述

甲状腺功能改变可有眼部症状。仅有眼症状而甲状腺功能正常者称为眼型 Graves 病;甲状腺功能亢进伴有眼征者称为 Graves 眼病,多数 Graves 眼病有甲状腺功能亢进、甲状腺增大和眼球突出。病理改变眼外肌肥厚、眶脂肪体积增加,镜下表现为淋巴细胞、浆细胞浸润。临床表现:格氏眼病发作缓慢,有凝视、迟落等表现。严重者眼球明显突出固定,视力明显减退。

2. 诊断要点

CT 检查多数为对称性眼外肌增大,眼肌增大呈梭形,肌腹增大为主;边缘光滑清晰,以内直肌、下直肌较多累及(图 4-5)。

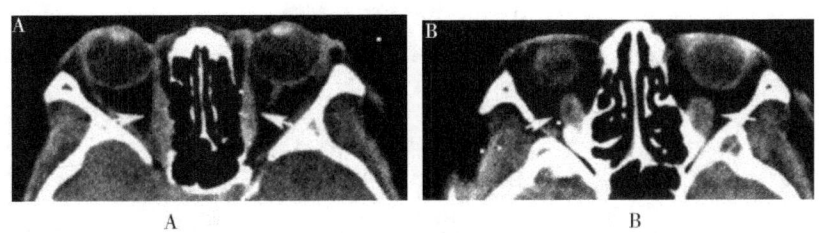

图 4-5 Graves 眼病

甲状腺功能亢进,眼球突出;A. 双眼内直肌肌腹明显增粗(箭头所指),肌腱未见增粗;
B. 双眼下直肌明显增粗(箭头所指)

视神经增粗和眼球突出,球后脂肪体积增加,显示清晰,眶隔前移,可与炎性假瘤鉴别。

少数患者表现为眶内脂肪片状密度增高影,泪腺增大,眼睑水肿,甚至视神经增粗等征象。

3. 鉴别诊断

(1)炎性假瘤,主要是肌炎型假瘤需鉴别,表现为眼外肌肌腹和肌腱均增粗,上直肌、内直肌最易受累,眶壁骨膜与眼外肌之间脂肪间隙消失。

(2)颈动脉海绵窦瘘,有外伤病史,眼球突出明显,听诊及血管搏动音,增强扫描显示眼上静脉明显增粗,MRI 斜矢状位可以清晰显示。

(3)外伤性眼外肌增粗,表现眼肌肿胀,常见眶壁骨折、眼睑肿胀等征象。

4. 特别提示

CT 和 MRI 均能较好显示增粗的眼外肌,但 MRI 更易获得理想的冠状面和斜矢状面,显示上直肌、下直肌优于 CT,并可区分病变是炎性期还是纤维化期。

三、眼部肿瘤

(一)视网膜母细胞瘤

1. 病理和临床概述

视网膜母细胞瘤是儿童常见肿瘤,90% 见于 3 岁以下,单眼多见。该肿瘤起源于视网膜内层,向玻璃体内或视网膜下生长,呈团块状,常有钙化和坏死,病灶可表现一侧眼球内多发结节或两侧眼球发病。临床表现早期多无症状,肿瘤较大可出现白瞳征、视力丧失,晚期出现青光眼、球后扩散、眼球突出等。肿瘤常沿视神经向颅内侵犯,累及脉络膜后可远处转移。

2. 诊断要点

CT 表现眼球后半部圆形或椭圆形高密度肿块,大部分见不规则钙化或一致性钙化,钙化呈团块状、斑点状或片状,钙化亦是本病的特征表现(图 4-6)。

侵犯视神经时显示视神经增粗,肿瘤非钙化部分增强扫描呈轻、中度强化。

3. 鉴别诊断

(1)眼球内出血,多有外伤史,无肿块。

（2）眼球内寄生虫病，晚期一般为玻璃体内高密度影，CT有时很难鉴别，B超有助于区分钙化和寄生虫坏死后形成的高密度影。

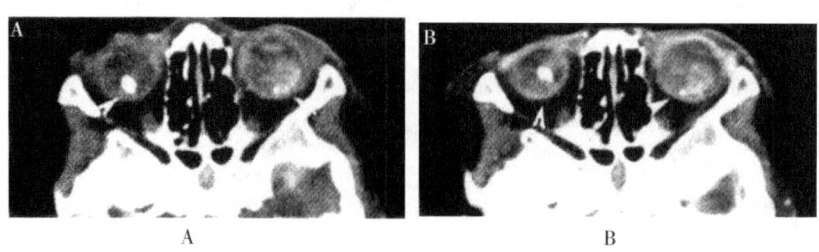

图4-6 视神经母细胞瘤

女，4岁，发现左眼瞳孔内黄光反射来院就诊。CT可见双侧眼球内混杂密度肿块，其内有斑点状钙化。手术病理为视神经母细胞瘤（A为平扫，B为增强）

4. 特别提示

CT是诊断视网膜母细胞瘤的最佳方法，薄层高分辨率CT对肿瘤钙化显示达90%以上。CT和MRI显示肿瘤的球后扩散较清楚，但MRI对于视神经和颅内转移及颅内异位视网膜母细胞瘤的显示率优于CT。

（二）视神经胶质瘤

1. 病理和临床概述

视神经胶质瘤是发生于视神经内胶质细胞的肿瘤，儿童多见，发生于成人具有恶性倾向，女性多于男性。本病伴发神经纤维瘤者达15%～50%。

临床最早表现为视野盲点，但由于患者多为儿童而被忽视。95%患者以视力减退就诊，还表现为眼球突出、视盘水肿或萎缩。

2. 诊断要点

视神经条状或梭形增粗，边界光整，密度均匀，CT值在40～60 HU，轻度强化，侵及视神经管内段引起视神经管扩大（图4-7）。

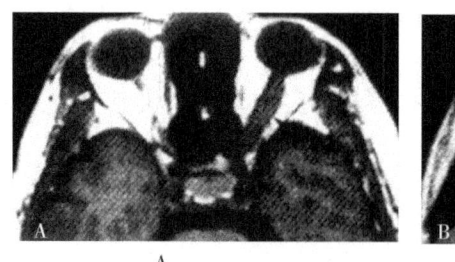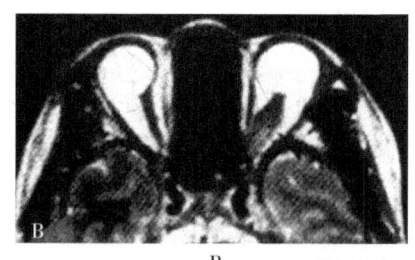

图4-7 视神经胶质瘤

患者女性，39岁，左眼视力减退5个月就诊，MRI显示左侧视神经明显梭形增粗，边界光整，信号基本均匀

3. 鉴别诊断

（1）视神经鞘脑膜瘤：主要见于成年人，CT表现为高密度并可见钙化，边界欠光整；MRI上T_1WI和T_2WI均呈低或等信号，肿瘤强化明显，而视神经无强化，形成较具特征性的"轨道"征。

（2）视神经炎：主要指周围视神经鞘的炎性病变，有时与胶质瘤不易鉴别。

（3）视神经蛛网膜下腔增宽：见于颅内压增高，一般有颅内原发病变。

4. 特别提示

MRI检查容易发现肿块是否累及球壁段、管内段或颅内段，有利于区别肿瘤与蛛网膜下腔增宽，因此为首选检查方法。MRI增强显示更好。

(三)皮样囊肿或表皮样囊肿

1. 病理和临床概述

眼眶皮样囊肿或表皮样囊肿由胚胎表皮陷于眶骨间隙内没有萎缩退化形成,可不定期地潜伏,儿童期发病多见。临床表现为缓慢进行性无痛性肿物,伴眼球突出、眼球运动障碍等。

2. 诊断要点

CT 表现为均匀低密度或混杂密度肿块,其内含有脂肪密度结构。常伴邻近骨壁局限性缺损,囊壁强化而囊内无强化。眼球、眼外肌、视神经受压移位。

3. 鉴别诊断

本病应与泪腺肿瘤、组织细胞增殖症等病变鉴别。根据病变特征一般可以鉴别。

4. 特别提示

CT 能很好地显示囊肿典型 CT 密度和骨质缺损,一般容易诊断。若 CT 诊断困难,MRI 能显示肿块信号特点,一般可明确诊断。

(四)泪腺良性混合瘤

1. 病理和临床概述

泪腺良性混合瘤又称良性多形性腺瘤,见于成人,平均发病年龄 40 岁,无明显性别差异;多来源于泪腺眶部,肿物呈类圆形,有包膜,生长缓慢,可恶变;表现为眼眶前外上方相对固定、无压痛的包块,眼球向前下方突出,肿瘤生长较大时可引起继发性视力下降等。

2. 诊断要点

CT 表现为泪腺窝区肿块,软组织密度均匀,少见钙化,边界光整;泪腺窝扩大,骨皮质受压,无骨质破坏征象;明显强化。还可有眼球、眼外肌及视神经受压移位改变(图4-8)。

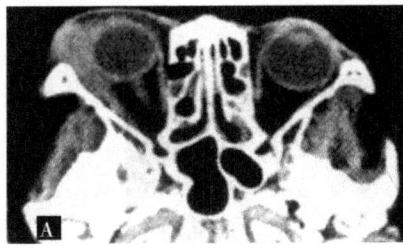 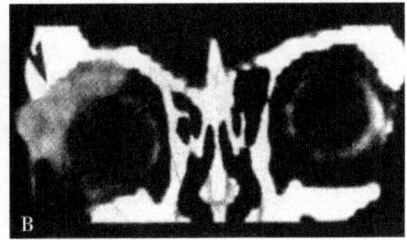

图 4-8 泪腺良性混合瘤

患者男性,52 岁,发现右眼眶外侧肿块 3 年,近来感觉有增大,CT 检查显示右侧泪腺区占位,呈等稍高均匀密度,边界欠清,眼球轻度受压移位。手术病理为泪腺良性混合瘤,有恶变倾向

3. 鉴别诊断

(1)泪腺恶性上皮性肿瘤:肿瘤边缘多不规则,常伴有泪腺窝区骨质破坏改变。

(2)泪腺非上皮性肿瘤:形态不规则,一般呈长扁平形,肿块常包绕眼球生长。

4. 特别提示

CT 能较好地显示肿块的形态、边缘和眶骨改变,定性诊断优于 MRI。但 MRI 在显示泪腺肿瘤是否累及额叶脑膜或脑实质方面具有优势。

(五)海绵状血管瘤

1. 病理和临床概述

海绵状血管瘤是成年人最常见的原发于眶内的肿瘤,占眶内肿瘤的 4.6%~14.5%,发病年龄平均 38 岁,女性占 52%~70%,多单侧发病。本病为良性,进展缓慢。临床表现缺乏特征性,最常见的为轴性眼球突出,呈渐进性,晚期引起眼球运动障碍。

2. 诊断要点

CT 检查肿瘤呈圆形、椭圆形或梨形,边界光整,密度均匀,CT 值平均 55 HU。肿瘤不侵及眶尖脂肪。增强扫描有特征的"渐进性强化",即肿瘤内首先出现小点状强化,逐渐扩大,随时间延长形成均匀的显著强化。强化出现时间快,持续时间长也是本病的强化特点,因此,增强扫描对本病诊断有重要临床意义(图4-9)。

此外有眼外肌、视神经、眼球受压移位,眶腔扩大等征象。

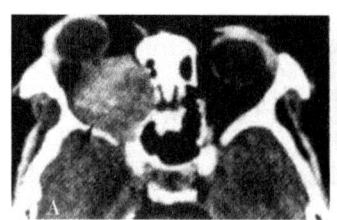
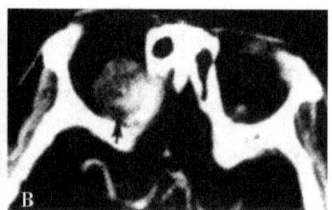

图 4-9 球后海绵状血管瘤

患者女性,43岁,右眼突出半年就诊,CT检查见右眼球后方视神经与内直肌间肿块,密度稍高,均匀,筛骨板受压变形(A),增强扫描动脉期有明显片状强化,静脉期呈明显均匀强化(B)

3. 鉴别诊断

(1)神经鞘瘤:典型的神经鞘瘤密度较低且不均匀,增强后呈轻、中度快速强化。眶尖神经鞘瘤可形成眶颅沟通性肿瘤。MRI检查更有利于显示神经鞘瘤的病理特征。

(2)海绵状淋巴管瘤:肿瘤内密度不均匀,可并发出血,有时难以鉴别。

4. 特别提示

MRI显示肿瘤信号。显示"渐进性强化"征象、定位和定性诊断优于CT。

(六)脉络膜黑色素瘤

1. 病理和临床概述

脉络膜黑色素瘤是成年人中最常见的原发性恶性肿瘤,主要发生于40~50岁。多起自先天性黑痣,好发于脉络膜后1/3部位,肿瘤形成典型的蘑菇状肿物,伴有新生血管,可引起出血和渗血。常向玻璃体内扩展。肿瘤易侵犯血管,较早发生转移。临床表现与肿瘤位置和体积相关。

2. 诊断要点

CT表现为眼环局限性增厚,肿瘤蘑菇状或半球形,同玻璃体相比为高密度,向球内或球外突出,增强扫描明显强化(图4-10)。

如肿块内有坏死或囊变,则强化不均。典型脉络膜黑色素瘤表现为蘑菇状,基底宽,颈细。不典型可呈半球形或平盘状。

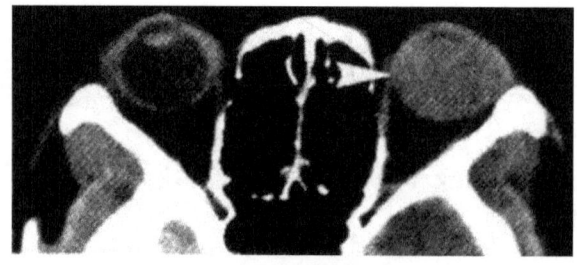

图 4-10 脉络膜黑色素瘤

男性,57岁,因视物变形3个月,加重2天来院就诊。CT平扫可见左眼球内等密度球形肿块,密度均匀,边界清楚。手术病理为脉络膜黑色素瘤

3. 鉴别诊断

(1)脉络膜血管瘤,一般呈圆形,T_1WI同脑实质呈低信号或等信号,T_2WI与玻璃体相比呈等或略高信号,强化不明显。

（2）脉络膜转移瘤，主要根据眼底镜表现和有无原发肿瘤鉴别。

（3）脉络膜剥离出血，通过增强鉴别，无强化。

4. 特别提示

由于黑色素瘤含有顺磁性物质，MRI 表现为短 T_1 短 T_2 信号，表现较具有特征性，可以首先选择 MRI 检查。增强扫描有助于清楚显示较小肿瘤，鉴别肿瘤与血肿、视网膜剥离，鉴别恶性黑色素瘤与黑色素细胞瘤。脂肪抑制技术与增强扫描联合运用可更好地显示较小肿瘤。

（七）转移性肿瘤

1. 病理和临床概述

转移性肿瘤发生于眼眶、眼球、球后组织和视神经鞘，当侵犯软组织时可位于肌锥内或肌锥外。成人的转移一般多来自肺癌、乳腺癌、胃癌等，主要表现为眼球突出、疼痛、眼球运动障碍、视力减退等；儿童则多为肾脏恶性肿瘤或其他肉瘤类，如肾母细胞瘤、神经母细胞瘤、尤因肉瘤等，常转移至眼眶，表现为迅速发生的进行性眼球突出，伴有眼睑皮肤瘀血。

2. 诊断要点

转移瘤可发生在眶骨、肌锥内外、眼外肌，也可为弥漫性；CT 通常表现为单发或多灶性不规则肿块，呈浸润性，与眼外肌等密度，增强后有不同程度强化（图 4-11）；大多数有肿块效应，可引起突眼；大部分患者有眶骨破坏，为溶骨性改变，少数发生成骨性转移。

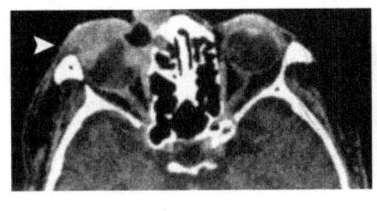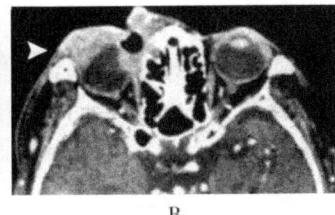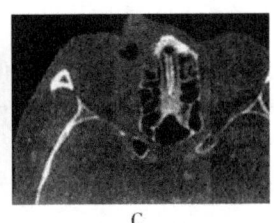

图 4-11 转移瘤

67 岁男性患者，发现右眼视物不清伴肿块半年，3 年前有结肠癌手术史。CT 平扫可见右眼前部分、内直肌及鼻根部肿块影（A），增强扫描肿块有明显强化（B）；鼻根部骨质有破坏吸收征象（C）

3. 鉴别诊断

（1）眶内炎症性病变：应与眶骨骨髓炎鉴别，主要根据临床表现，鉴别困难者行活检。

（2）淋巴瘤：常发生于眼睑、结膜、泪腺，并沿肌锥外间隙向后延伸，肿块后缘锐利，常包绕眼球生长，转移瘤大多为多灶性，伴有眶骨改变，多有原发病史。

4. 特别提示

CT 和 MRI 均能清楚显示肿瘤，CT 对显示眶骨骨质破坏有优势；MRI 对侵犯眶骨的软组织肿块和颅内结构肿瘤侵犯显示较好。

第四节 鼻窦常见疾病

一、鼻窦炎

（一）病理和临床概述

鼻窦炎按病因分有化脓性、过敏性和特源性炎症，炎症可发生于单个窦腔，亦可多个。慢性期黏膜可以肥厚或萎缩，表现为息肉样肥厚、息肉、黏膜下囊肿等。化脓性炎症慢性期骨壁增厚、硬化。

（二）诊断要点

CT 表现为黏膜增厚和窦腔密度增高，长期慢性炎症可导致窦壁骨质增生肥厚和窦腔容积减小（图

4-12）。窦腔软组织影内见不规则钙化提示并发真菌感染。窦腔扩大，窦腔呈低密度影，增强后周边强化，窦壁膨胀性改变提示鼻窦黏液囊肿。

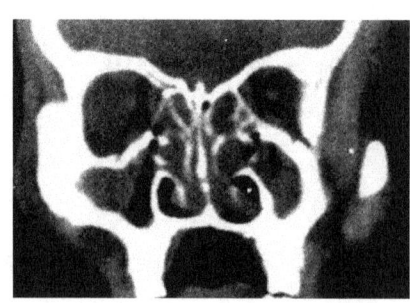

图 4-12 鼻窦炎

鼻窦炎，双侧上颌窦、筛窦黏膜不规则增厚

（三）鉴别诊断

（1）鼻窦内良性肿瘤，鼻窦内肿块密度较高，增强扫描轻中度强化。
（2）鼻窦炎症积液不会发生强化。
（3）毛霉菌、曲霉菌等真菌感染时，窦腔内密度较高，可见钙化，部分引起骨质破坏，须与恶性病变鉴别。

（四）特别提示

鼻窦炎临床无明显症状而影像学检查可有阳性表现，X线平片发现率约20%，CT对鼻窦炎的分型及分期具有重要意义。MRI检查T_2WI窦腔常为较高信号，增强后只有黏膜呈环形强化。

二、黏液囊肿

（一）病理和临床概述

鼻窦黏液囊肿是鼻窦自然开口受阻，窦腔内黏液潴留，长时间后形成囊肿。黏液囊肿多见于额窦、筛窦，蝶窦较少见。较大的囊肿可产生面部畸形或压迫症状，如头痛、眼球突出及移位等，囊肿继发感染则有红肿热痛等症状。

（二）诊断要点

CT表现为窦腔内均质密度增高影，CT值 20~30 HU，窦腔膨大，窦壁变薄。增强扫描囊壁可有线样强化。若经常继发感染，则出现窦壁骨质毛糙、增生（图4-13）。

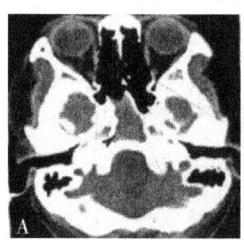 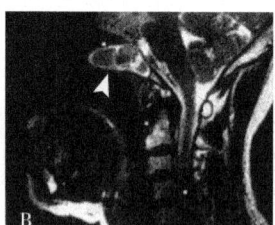 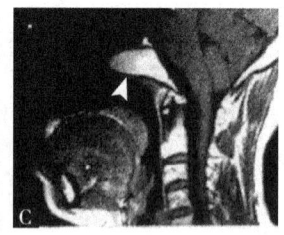

图 4-13 蝶窦黏液囊肿

A. CT横断位平扫显示右侧蝶窦密度明显增高，边缘骨质压迫吸收。B、C. MRI矢状位 T_2、T_1WI扫描，可见蝶窦内蛋白含量较高的囊液，T_2WI图呈等低信号，T_1WI图呈均匀高信号

（三）鉴别诊断

（1）鼻窦炎症，主要表现为黏膜肥厚和积液，而囊肿主要为局限性有张力的肿块，边界光整规则。
（2）良性肿瘤，根据有无强化鉴别。

（四）特别提示

X线片观察以瓦氏位最佳，表现为窦腔内半球形软组织密度减低影，可见弧形边缘。

三、黏膜下囊肿

(一) 病理和临床概述

黏膜下囊肿是鼻窦黏膜内腺体在炎症或变态反应后，腺体导管开口阻塞，黏液潴留，腺体扩大所致，或黏膜息肉囊性变，此类囊肿均位于黏膜下。上颌窦好发，额窦、蝶窦次之。

(二) 诊断要点

CT 扫描见鼻窦内类圆形偏低密度影，边缘光滑，基底常位于上颌窦底壁、内壁或外侧壁。增强扫描无强化（图 4-14）。

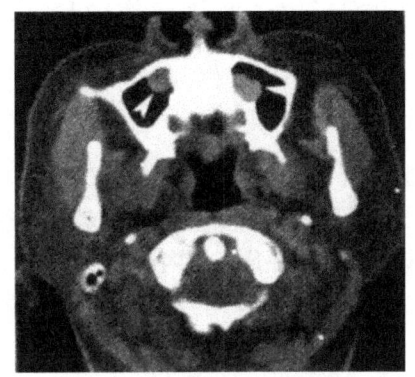

图 4-14　上颌窦黏膜下囊肿

上颌窦见小囊状高密度灶，边缘较光整

(三) 鉴别诊断

鼻窦炎症，良性肿瘤。

(四) 特别提示

X 线片表现各异，基本表现为窦腔密度减低和窦腔膨大，窦壁受压改变。MRI 扫描因黏液囊肿信号差异较大，应用不多。

四、鼻和鼻窦良性肿瘤

(一) 病理和临床概述

最多见的是乳头状瘤。男性多见，多发生于 40～50 岁，主要临床表现有鼻塞、流涕、鼻出血、失嗅、溢泪等。常复发，2%～3% 恶变。

(二) 诊断要点

CT 表现为鼻腔或筛窦软组织肿块，较小时呈乳头状，密度均匀，轻度强化。阻塞窦口引起继发性鼻窦炎改变，增强检查有助于区别肿瘤与继发炎性改变，肿瘤有强化。可侵入眼眶或前颅窝（图 4-15）。

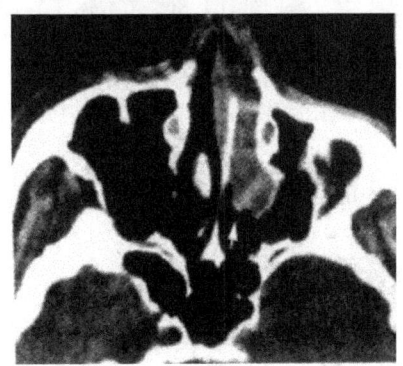

图 4-15　左侧鼻腔乳头状瘤

患者男性，45 岁，反复鼻塞、出血半年，CT 显示左侧鼻腔内密度不均匀软组织影，左侧上颌窦壁有受压变形，手术病理为乳头状瘤

肿瘤迅速增大，骨质破坏明显应考虑有恶变可能。

（三）鉴别诊断

（1）慢性鼻窦炎、鼻息肉，一般骨质破坏不明显。

（2）血管瘤，可有明显强化。

（3）黏液囊肿，窦腔膨胀性扩大。

（4）恶性肿瘤有骨质明显破坏。定性诊断需要病理学检查。

（四）特别提示

鼻和鼻窦良性肿瘤少见，但组织学种类众多，准确鉴别比较困难，主要依靠病理检查。首先选择CT检查，对于手术后或放疗后纤维瘢痕与复发鉴别困难者，可辅以MRI检查。

五、鼻窦恶性肿瘤

（一）病理和临床概述

鼻窦恶性肿瘤包括上皮性恶性肿瘤（鳞癌、腺癌和未分化癌等）和非上皮性恶性肿瘤（嗅神经母细胞瘤、横纹肌肉瘤、淋巴瘤和软骨肉瘤等），鳞癌最常见。鼻窦恶性肿瘤较罕见，以上颌窦癌最常见。上颌窦癌大多数为鳞状上皮癌。早期肿瘤局限于窦腔内时，无窦壁骨质破坏，难以明确诊断，需组织学诊断定性。临床常表现血性鼻涕、鼻塞、牙齿疼痛及松动、面部隆起及麻木、眼球运动障碍、张口困难等。

（二）诊断要点

CT表现为鼻腔和（或）鼻窦内软组织肿块，一般密度均匀。肿块较大时可有液化坏死，部分病例还可见钙化，如腺样囊性癌、软骨肉瘤、恶性脊索瘤等。肿物呈侵袭性生长，恶性上皮性肿瘤侵及邻近结构如眼眶、翼腭窝、颞下窝、面部软组织甚至颅内等。绝大多数有明显的虫蚀状骨质破坏，中度或明显强化。

上颌窦癌向前侵犯时，前壁骨质破坏伴有皮下软组织增厚或肿块隆起；后壁破坏时可累及翼腭窝、颞下窝及翼内外板，翼腭窝见软组织肿块；向上侵犯时，肿瘤破坏眼眶底壁伴有肿块，下直肌和下斜肌可受累；向内上方侵犯时，可破坏筛窦，在鼻腔内形成肿块（图4-16）。

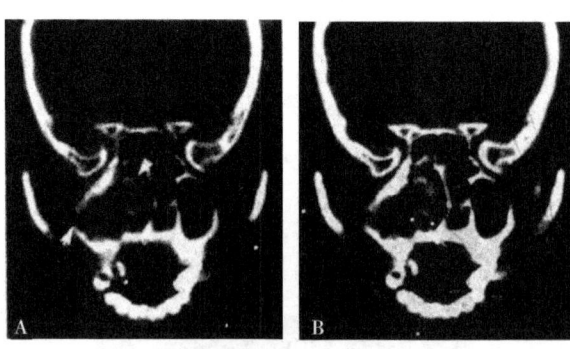

图4-16 上颌窦癌

A. 内、外侧窦质破坏；B. 右侧上颌窦内见软组织肿块

（三）鉴别诊断

（1）炎症，早期肿瘤局限于窦腔内时，无窦壁骨质破坏，与炎症难以鉴别，明确诊断需组织学诊断定性。

（2）转移瘤，有原发病史，骨质破坏一般范围较广泛。

（四）特别提示

不同部位恶性肿瘤的CT表现及诊断各具有一定特点。CT对定位诊断和定量诊断具有重要作用。CT检查对肿瘤侵犯的部位、范围、颈部淋巴结转移情况以及放疗或手术后复查同样具有重要意义。

第五节 耳部常见疾病

一、耳部外伤

(一) 病理和临床概述

耳部外伤中颞骨外伤包括颞骨骨折和听小骨脱位。其中乳突部骨折为最多见，多因直接外伤所致，分为纵行骨折、横行骨折、粉碎性骨折。听小骨外伤表现为传导性耳聋。面神经管外伤则于外伤后出现延迟性面神经麻痹。

(二) 诊断要点

颞骨外伤引起的骨折，须在 12 mm 薄层扫描观察，骨折可形成气颅，还可以显示乳突内积液或气液平。岩部骨折分为纵行（图 4-17）（平行于岩骨长轴，占 80%）、横行（垂直于岩骨长轴，占 10% ~ 20%）及粉碎性骨折。骨折好发于上鼓室外侧，常累及上鼓室及面神经前膝。迷路骨折多为横行骨折，但累及岩部的纵行骨折亦可累及迷路，均致感音神经性聋。少见迷路出血机化，表现为膜迷路密度增高。

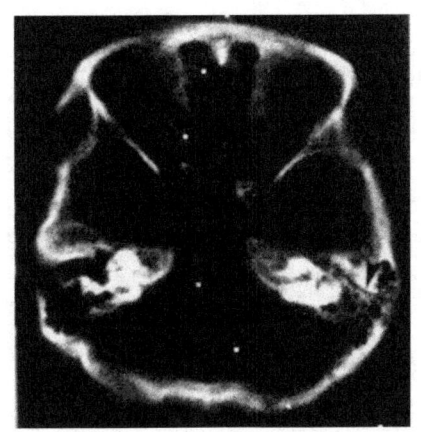

图 4-17 左侧乳突骨折

左侧乳突见斜行骨折线，乳突气房密度增高

听小骨外伤 HRCT 显示听小骨骨折或脱位，因结构细小容易漏诊，三维螺旋 CT 对显示听小骨有独特的优越性，锤砧关节脱位或砧镫关节脱位常见。

(三) 鉴别诊断

正常耳部，有明确外伤史及乳突积液等情况。

(四) 特别提示

临床怀疑颞骨部骨折时首选 HRCT，必要时应加扫冠状位；面神经管损伤者，MRI 显示较好。

二、耳部炎性病变

(一) 中耳乳突炎

1. 病理和临床概述

中耳乳突炎多见于儿童，为最常见的耳部感染性病变。急性渗出性者鼓膜充血、膨隆，慢性者鼓膜内陷或穿孔。临床常表现为听力减退、耳鸣耳痛、耳瘘等症状。

2. 诊断要点

CT 表现为中耳腔内水样密度增高影，黏膜增厚。部分病例转为慢性，中耳内肉芽组织形成，表现为中耳软组织样密度增高，鼓室、鼓窦开口扩大，乳突密度增高，硬化，听小骨破坏、消失（图 4-18）。

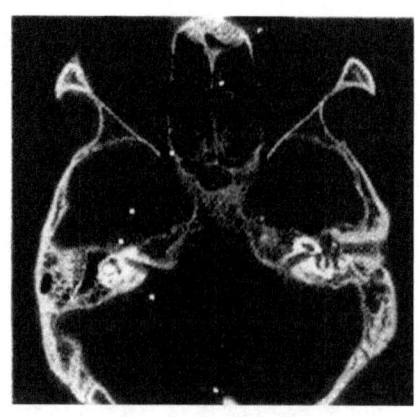

图 4-18 左侧中耳乳突炎

左侧中耳及乳突区密度增高,骨质未见破坏

3. 鉴别诊断

(1)胆脂瘤:边界清楚甚至硬化,而骨疡型乳突炎边缘模糊不整。

(2)耳部肿瘤:两者骨质破坏有时难以鉴别。

4. 特别提示

中耳炎检查可首选平片检查,怀疑骨疡型或颅内并发症者可选 CT 检查。

(二)胆脂瘤

1. 病理和临床概述

胆脂瘤一般在慢性炎症基础上发生,上鼓室为好发部位,胆脂瘤的发展途径为上鼓室、鼓窦入口、鼓窦,随着角化碎片增多,肿块逐渐增大。由于膨胀压迫,慢性炎症活动导致骨质破坏,上述部位窦腔明显扩大。有长期流脓病史,鼓膜穿孔位于松弛部。

2. 诊断要点

CT 表现为上鼓室、鼓窦入口、鼓窦骨质受压破坏,腔道扩大,边缘光滑伴有骨质硬化,扩大的腔道内为软组织密度,增强扫描无强化。CT 检查还在于发现并发症:鼓室盖骨质破坏、乙状窦壁破坏、内耳破坏、乳突外板破坏(图 4-19)。

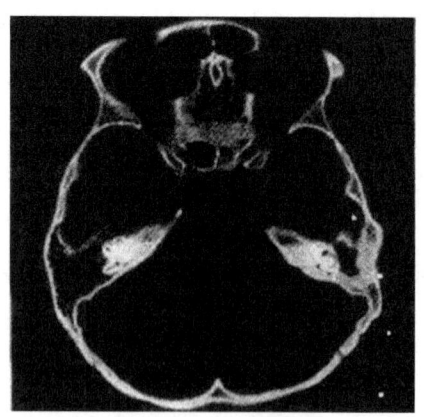

图 4-19 左侧胆脂瘤

上鼓室及乳突开口扩大,骨质破坏,边缘较光整

3. 鉴别诊断

(1)慢性中耳炎:骨质破坏模糊不清,以此鉴别。

(2)中耳癌:中耳癌表现为鼓室内软组织肿块,周边骨壁破坏,增强 CT 见肿块向颅中窝或颅后窝侵犯。

(3)面神经瘤:MRI 增强扫描明显强化,而胆脂瘤扫描无强化。

4. 特别提示

CT 除能确定诊断外，还能清晰显示鼓室盖及乙状窦情况，为手术提供良好帮助。

三、耳部肿瘤

（一）颞骨血管瘤

1. 病理和临床概述

颞骨血管瘤包括血管瘤和血管畸形，可发生于外耳道、中耳、面神经管前膝、内耳道底，少见于后膝。临床表现为进行性面肌力弱、搏动性耳鸣及听力障碍等。

2. 诊断要点

（1）鼓室、上鼓室软组织肿块。

（2）肿块内钙化或骨针。

（3）骨质蜂窝状或珊瑚状结构和骨质膨大。

（4）面神经管前膝破坏或迷路扩大。

（5）内耳道壁破坏。

（6）岩骨广泛破坏，骨质破坏边缘不整。

3. 鉴别诊断

（1）面神经肿瘤：首发面瘫，面神经管区占位，局部管腔扩大，骨破坏，CT 鉴别困难者，DSA 可帮助诊断。

（2）鼓室球瘤：CT 增强明显强化，MRI 特点为肿块内多数迂曲条状或点状血管流空影，DSA 检查可确诊。

4. 特别提示

CT 为首选，MRI 可确定肿瘤范围，DSA 显示异常血管结构，有较大诊断价值。

（二）外中耳癌

1. 病理和临床概述

外中耳癌少见，多见于中老年人，病理为鳞癌，常有慢性耳部感染或外耳道炎病史，少数为基底细胞癌及腺癌。临床表现早期为耳聋，耳道分泌物，或水样或带血或有臭味，多耳痛难忍，晚期常有面瘫。

2. 诊断要点

CT 示外耳道、鼓室内充满软组织肿块。外耳道骨壁侵蚀破坏边缘不整。肿块可累及外耳道骨壁、上鼓室、耳蜗、面神经管、颈静脉窝及岩骨尖，增强见肿块向颅中窝、颅后窝侵入破坏（图 4-20）。

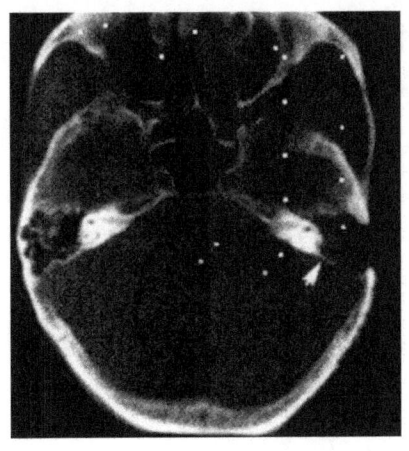

图 4-20　左外中耳中分化鳞癌

患者男性，78 岁，左耳部肿块 1 年余，CT 平扫可见外耳道、鼓室内充满软组织肿块，外耳道、鼓室骨壁侵蚀破坏边缘不整。术后病理为外中耳中分化鳞癌

3. 鉴别诊断

（1）恶性外耳道炎：鉴别困难，需活检。

（2）颞骨横纹肌肉瘤：多见于儿童，表现为颞骨广泛破坏，并有软组织肿块，增强有高度强化。

4. 特别提示

CT 增强扫描是目前常用检查方法。MRI 显示肿瘤范围更佳，T_1 加权呈中等稍低信号，T_2 加权呈稍高信号，增强有强化。最后确诊需病理活检。

四、耳部先天性畸形

（一）病理和临床概述

外耳和中耳起源于第一、二鳃弓和鳃沟及第一咽囊，内耳由外胚层的听泡发育而来。这些结构的发育异常常可导致畸形单独发生或同时存在。外耳、中耳畸形临床上较多见。

（二）诊断要点

外耳道闭锁表现为骨性外耳道狭窄或缺如（图 4-21）；中耳畸形可见鼓室狭小和听小骨排列紊乱或缺如；内耳畸形显示前庭、半规管和耳蜗结构发育不全或完全不发育，呈单纯的圆形膜性腔影或致密骨。

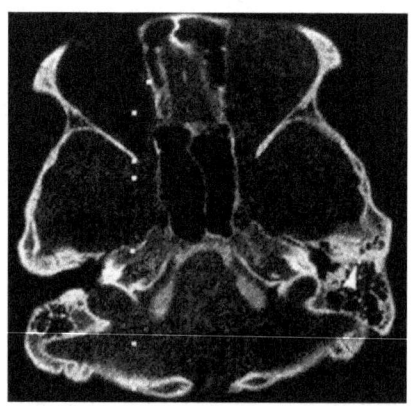

图 4-21　外耳道先天性骨性闭锁畸形

CT 高分辨率扫描可见左侧骨性外耳道缺如，但耳蜗、听小骨存在

（三）鉴别诊断

一般无须鉴别。

（四）特别提示

CT 为确定骨性畸形的首选，MRI 容易观察迷路，很好诊断内耳畸形。

第五章
肌肉骨骼系统 CT 诊断

第一节　骨关节常见疾病

一、创伤

四肢骨与关节创伤CT不作为常规的检查方法，但对骨盆、髋关节、肩关节、膝关节等关节以及脊柱、颌面部骨外伤的检查非常重要，可以了解这些解剖结构比较复杂的部位有无骨折和骨折碎片的数目及位置，三维重建可以立体显示骨折的详情，如骨折内固定前的测量、关节骨折后骨块间的关系、关节面及角度的观察、手术前后骨折和关节修复情况的对比等，为临床治疗提供有力的支持。

（一）骨折

1. 病理和临床概述

骨折可发于任何年龄，包括外伤性骨折和病理性骨折两类。外伤为骨折的最常见原因，其组织改变包括骨折解剖、骨折对软组织的损伤、软组织对骨折的影响，临床表现为疼痛、肿胀、畸形。本小节主要介绍外伤性骨折的CT表现。

2. 诊断要点

（1）骨窗上线形骨折表现为骨皮质断裂线状密度减低影，边界锐利，常在多层面上显示，可伴有骨小梁的扭曲和紊乱，骨外形正常或有成角、错位、分离和重叠等；嵌入性骨折或压缩性骨折CT可显示线状或带状的密度增高影。对粉碎性骨折和关节附近韧带撕脱性骨折的碎骨片，CT能清楚显示其位置和数目。胸骨骨折轴位扫描易被漏诊，冠状位和矢状位重建容易诊断。髋臼骨折，髋臼骨折因髋臼解剖复杂，且骨折常为粉碎性，CT扫描能精确描述骨折粉碎程度、骨折片形状及相互立体关系，关节内游离骨块。矢状位和冠状位重建图像可用于显示关节面吻合情况及髋臼负重结构关系恢复情况。

（2）软组织窗位片上主要显示骨折线附近软组织改变，如水肿显示为肌间隙模糊，肌肉肿胀，密度正常或略低；局部血肿则为边界清楚或不清楚的高密度区，关节附近的骨折致关节囊内出血，可显示关节囊肿胀、关节囊内密度增高。

（3）骨折愈合过程中形成的骨痂，在CT上表现为原骨折线处骨皮质周围软组织内不定形的高密度影，内缘与骨皮质相连，部分病例可形成骨化性肌炎改变（图5-1）。

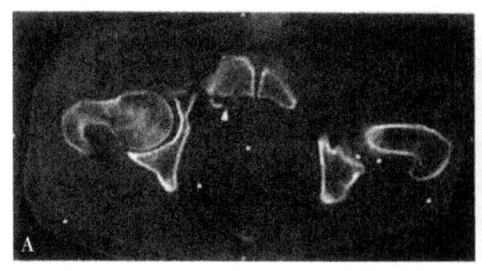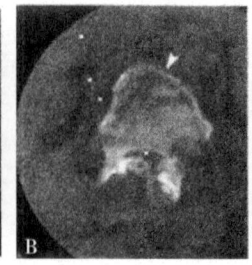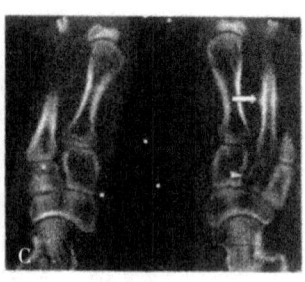

图 5-1 骨折

A. 骨盆骨折、右侧耻骨上支骨折,并出现骨碎片;B. 腰椎爆裂性骨折,腰椎椎体、椎弓、棘突均断裂,骨折端进入椎管内;C. 左侧第二跖骨陈旧性骨折(长箭)

3. 鉴别诊断

(1)骨滋养动脉管影:CT 横断位显示条状低密度影,边缘较光整、规则,范围局限,周围软组织无肿胀。

(2)干骺线:为横行低密度带,边缘呈不规则锯齿状,周围软组织间隙清晰。

4. 特别提示

骨折检查首选普通 X 线摄片,CT 常用于对判断解剖结构复杂部位的骨折和严重脊柱外伤、骨盆、髋关节、膝及肩关节的外伤和了解骨折碎片及其移位情况,也用于显示出血、血肿以及发现外伤性的异物并加以定位。对于脊柱骨折特别是寰枢椎骨折,CT 能准确确定骨折、碎骨片各种移位及椎管内容物损伤情况。对于骨盆骨折,CT 不仅可清楚显示骨折情况,还可显示盆腔内脏器的损伤情况,提供全面的诊断资料。所以,X 线平片与 CT、三维重建图像结合使用,为骨折提供更全面的资料,可对骨折及其并发症做出更全面的评价,对治疗及愈后有积极的意义。

(二)脱位

1. 病理和临床概述

脱位是由于关节囊、韧带、肌腱被暴力损伤,使构成关节的骨端错位而失去正常的解剖关系称脱位,可分为完全脱位和半脱位。临床常表现为肿胀、疼痛、关节畸形、活动障碍等。

2. 诊断要点

对解剖结构复杂关节,CT 无影像重叠且具有很高的分辨率,对关节脱位显示非常清楚。尤其对于普通 X 线难于发现的关节脱位,CT 扫描及重建可显示得很清楚,如 CT 横断面扫描能显示胸锁关节的前、后脱位,CT 对显示髋关节、膝关节和肩关节、肘关节和腕关节的脱位也非常好。

寰枢椎脱位显示骨折分离和脱位的征象,前后脱位 CT 图像可见到齿突与寰椎前结节距离增大,环椎、枢椎两侧侧块前后移位。

髋关节脱位常合并股骨头或髋臼缘骨折及股骨头圆韧带窝的撕脱骨折,产生小骨片,CT 扫描图像能清楚显示股骨头前脱位或后脱位情况、骨折情况,以及很小碎骨片的位置和移位程度。髋关节脱位时,由于关节内骨折,血液及髓内脂肪进入关节囊内形成关节积脂症。如另有气体进入关节囊内,则关节内同时存在 3 种成分,称为关节积气脂血症,此征象在诊断关节内骨折有重要意义。增强扫描后可显示骨折脱位后周围大血管损伤的情况,尤其后脱位时对大血管的损伤(图 5-2)。

3. 鉴别诊断

根据病史多可确诊,必要时可以行双侧扫描对照。

4. 特别提示

外伤性脱位多发生在活动范围较大、关节囊和周围韧带不坚韧,结构不稳固的关节,普通 X 线检查即可确诊,无须进行 CT 检查。但某些小关节和骨骼未完全骨化的关节脱位,特别是不完全脱位,X 线征象不明确,诊断困难,CT 能提供十分有益的帮助,并且能发现关节内碎片等,为治疗方案的确定提供依据。

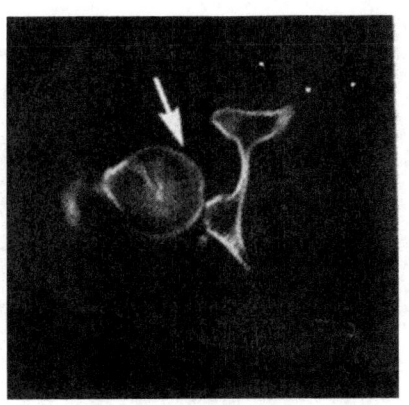

图 5-2 股骨头半脱位

CT 显示右侧股骨头向后脱位，髋关节软组织肿胀

二、炎性病变

骨关节感染是常见的细菌性骨感染疾患，分血源性和外源性，血源性有化脓性骨髓炎和关节炎，外源性为软组织感染直接侵犯骨和关节。感染细菌为结核分枝杆菌时，则为骨结核和关节结核。骨关节炎症 CT 检查主要为了提供比一般 X 线片更多的信息，为早期骨关节感染的诊断提供帮助。

（一）化脓性骨髓炎

1. 病理和临床概述

化脓性骨髓炎是骨髓、骨和骨膜的化脓性炎症，较多见于儿童和少年。多侵犯长骨，以胫骨、股骨、肱骨和桡骨多见。病原菌多为金黄色葡萄球菌（占72%～85%），其他有溶血性葡萄球菌、链球菌、大肠埃及菌、肺炎链球菌等。病菌可经血行感染、邻近软组织或关节感染直接蔓延或通过开放性骨折或火器伤进入。根据病情发展和病理改变，化脓性骨髓炎可分为急性和慢性化脓性骨髓炎。前者临床起病急骤，可有寒战、高热、白细胞升高等症状，尚有患肢肿胀、压痛、患处有明显波动感等局部症状。急性化脓性骨髓炎延误诊治或治疗不当不彻底，常转为慢性化脓性骨髓炎。慢性骨髓炎中，有的脓肿病灶局限在骨内，形成慢性骨脓肿（又称 Brodie 脓肿）；极少数慢性骨髓炎，骨内炎症病变长期存在，发生广泛的骨质增生硬化，称为慢性硬化性骨髓炎。

2. 诊断要点

对各时期的表现，CT 主要从骨髓改变、骨质改变、骨膜反应以及周围软组织改变观察。①骨髓密度：急性期 CT 表现骨髓密度增加，CT 值为 50 HU 左右（正常为 -80 HU 左右），偶尔骨髓腔内可见到气体、脂肪以及积液。亚急性期 CT 表现为骨髓密度增高，CT 值为 30 HU 左右。慢性期，骨髓密度呈高低不等混杂影，偶可见骨髓腔内极低密度的气体影。②骨质改变：早期骨破坏 CT 示骨小梁模糊或消失，偶可显示小灶性骨小梁缺失区，边缘不清，骨质增生不明显。亚急性期示骨皮质的破坏、缺损、新骨形成。慢性期 CT 示骨质破坏区内大小不一的高密度死骨，高密度的骨膜反应围绕骨皮质，骨皮质显著增厚。③骨膜反应：早期骨膜改变不明显，随后 CT 表现为环绕或部分附着骨皮质的弧线样钙质高密度影，略低于正常骨皮质密度，并能清晰显示骨破坏处和骨膜下形成的脓肿。慢性期，骨膜新生骨与骨皮质融合，明显增厚。④周围软组织：急性期软组织肿胀 CT 表现为患肢较对侧增粗，皮下脂肪层增厚、浑浊，肌肉间脂肪间隙不同程度变窄、移位、模糊或消失；肌肉组织肿胀，密度均匀减低。脓肿形成期，软组织脓肿 CT 表现典型，平扫时表现为软组织内低密度囊状影，增强后脓肿壁环形强化，中央脓腔液化部分仍为低密度，脓肿范围更清楚。⑤ Brodie 脓肿：CT 显示位于干骺端中央或略偏一侧的低密度局限性骨质缺损区，呈圆形或卵圆形，病灶内常无死骨，边缘骨质硬化而密度增高，骨膜反应少见。⑥ Garre 骨髓炎：表现为骨膜增生、皮质增厚、髓腔狭窄或闭塞，呈局限或广泛的骨质硬化，与正常骨质无明显界限。在骨质硬化区一般无骨质破坏，亦无死骨形成（图 5-3）。

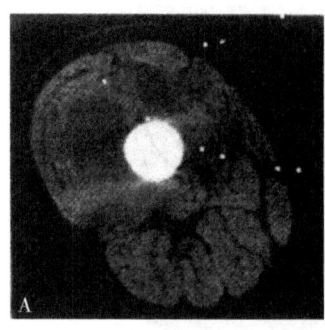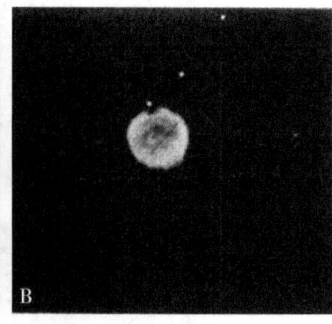

图 5-3 慢性化脓性骨髓炎

A. 为软组织窗，可见股骨中段骨干增粗周围软组织肿胀，并见脓肿形成；B. 为骨窗，可见髓腔密度增高、闭塞

3. 鉴别诊断

（1）骨结核：好发小儿短管状骨，骨质破坏为主，一般无明显骨膜反应。

（2）Brodie 脓肿需与骨样骨瘤鉴别：CT 薄层扫描可以发现瘤巢，临床常有夜间疼痛病史，水杨酸类可缓解。

4. 特别提示

X 线平片对化脓性骨髓炎的诊断具有很大价值，化脓性骨髓炎 CT 检查为了显示病变早期 X 线平片不能显示的一些细微变化，为早期骨关节感染的诊断提供帮助，同时可提供更多的信息，包括骨内和软组织的早期变化和骨皮质内缘的破坏与增生以及细小的死骨等。MRI 在确定急性化脓性骨髓炎的髓腔侵犯和软组织感染的范围方面，明显优于 X 线和 CT。

（二）化脓性关节炎

1. 病理和临床概述

细菌（以金黄色葡萄球菌最多）血行感染滑膜或因骨髓炎继发侵犯关节而致化脓性关节炎，以儿童和婴儿多见。病变可以累及任何关节，但以承重的大关节、膝关节和髋关节较多见，常单发。炎症早期，滑膜充血，关节内多量渗出液，滑膜坏死，软骨和软骨下骨质发生破坏。愈合期，肉芽组织进入关节腔，最后发生纤维化或骨化，使关节形成纤维性强直或骨性强直。本病发病急，受累关节有红、肿、热、痛及功能障碍，并有炎症的全身症状。

2. 诊断要点

CT 主要表现为关节肿胀、积液和关节骨端的破坏，最早期表现为关节囊肿胀和关节间隙增宽。病变早期即可使关节软骨破坏，引起关节间隙狭窄，继而关节软骨下骨质发生破坏，多见于关节承重面。有时可见关节内脂肪-液平面征。愈合期，骨质破坏停止而出现修复。病变区骨质增生硬化，骨质疏松消失。如软骨与骨质破坏不甚明显，关节间隙可部分保留，严重者则形成骨性强直（图 5-4）。

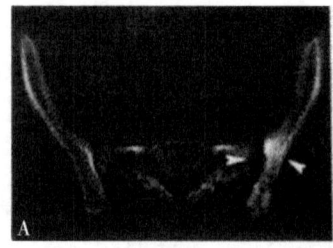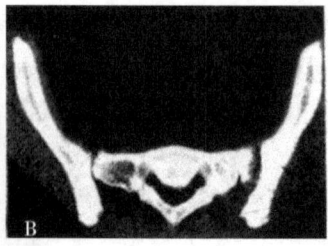

图 5-4 左侧骶髂关节炎

A. 为骨窗，可见骶髂关节骶骨、髂骨边缘模糊，可见虫蚀样破坏，关节间隙增宽，局部髂骨增生硬化；B. 为软组织窗，可见周围软组织肿胀

3. 鉴别诊断

（1）关节结核：关节结核表现非承重部位的骨质破坏，无明显骨质增生。

(2)痛风性关节炎、风湿性关节炎:多发生在小关节,对称性,根据临床表现可以鉴别。

4. 特别提示

临床常首先选用X线平片检查,CT除可判断病变的范围,还可以进行CT导引下的经皮穿刺活检。

(三)骨结核

1. 病理和临床概述

骨结核多起于松质骨和骨髓组织,以椎体、短管状骨及长骨的骨骺和干骺端好发,多见于儿童、少年。病理上分增殖型和干酪型。临床症状轻微,表现为酸痛不适,局部肿胀。病程长,病变局限。

2. 诊断要点

CT示骨骺和干骺端局限性类圆形、边缘较清楚的低密度骨质破坏区,其内可见多发小斑片状高密度死骨影,边界无明显骨质增生改变,骨膜反应少见或较轻微。病变很少向骨干发展,但可破坏骨皮质和骨膜,穿破软组织而形成瘘管,并引起继发感染。病骨周围软组织肿胀,结核性脓肿密度低于肌肉,注射对比剂后其边缘可有强化。

3. 鉴别诊断

慢性骨脓肿,骨质破坏逐渐吸收,骨质增生明显,骨皮质增厚,髓腔狭窄。

4. 特别提示

骨结核多为继发性,胸部摄片发现结核病变有利于诊断。

(四)关节结核

1. 病理和临床概述

关节结核常继发于其他部位的结核,可分为滑膜型和骨型两种,以滑膜型多见。骨型结核由骨骺、干骺端蔓延及关节,侵犯滑膜及关节软骨;滑膜型结核是结核菌经血行先累及滑膜,病变往往持续数月至一年,再波及关节软骨及骨端。晚期两者无法分型。关节结核好发于儿童及青少年,常单发,最多见于持重大关节,髋关节和膝关节,两者共占关节结核80%左右。病变常先开始于不持重的关节边缘部分。关节结核以骨质破坏为主,并都可在附近软组织形成冷脓肿。临床上起病较缓慢,局部疼痛和肿胀,关节活动受限,久病者可伴有相关肌肉萎缩。

2. 诊断要点

CT征象包括滑膜的改变、骨与软骨破坏和关节积液。①关节积液,少量积液CT显示困难,较多积液时关节间隙层面及上方层面见关节旁半圆形、卵圆形水样密度影,边缘光滑,完整。②骨质破坏,关节囊和韧带附着点是早期骨质破坏的好发部位,表现为轻微的骨缺损区,边界不清,周围有极少量新生骨形成,当滑膜结核破坏了关节软骨面后,关节边缘的软骨下骨皮质毛糙,虫蚀样骨缺损,CT轴像见关节面凹凸不平,并可见形成的小死骨,滑膜结核侵犯软骨全层后,关节面广泛骨质破坏,关节面凹凸不平,其中有小死骨形成。③滑膜的改变:早期滑膜及软骨的破坏平扫很难发现,CT关节造影后扫描可显示。晚期可见滑膜增厚,增强扫描均匀强化,并可显示周围软组织肿胀及冷脓肿(图5-5)。

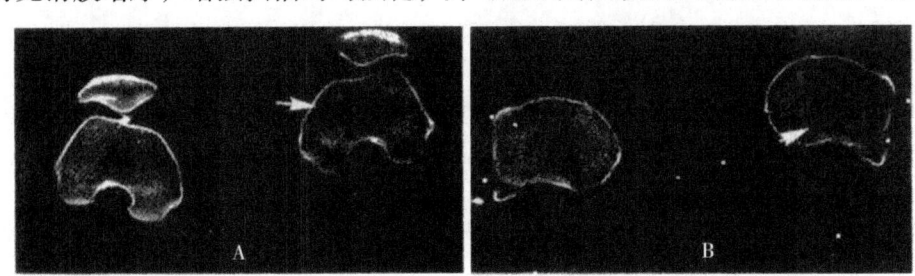

图5-5 左膝关节结核

CT轴位扫描可见左侧胫骨上段、股骨下端骨质疏松,见多发小斑点状骨质破坏区,边缘较清晰,周围软组织肿胀

3. 鉴别诊断

需要与化脓性关节炎、类风湿关节炎等鉴别。

4. 特别提示

X线平片为首选检查，CT对关节软组织肿胀、关节积液和破坏区内死骨较敏感。而MRI则对关节周围水肿、关节积液和关节周围滑囊、肌腱的病理改变显示最佳。

三、骨巨细胞瘤

（一）病理和临床概述

骨巨细胞瘤是起源于骨髓结缔组织的间充质细胞，亦称破骨细胞瘤。本病较常见，多见于20～40岁的成人，无明显性别差异，分为良性、生长活跃和恶性。好发部位以股骨下端为多见，次为胫骨上端及桡骨下端，三处发病占全部的60%～70%；次为肱骨上端、腓骨上端、胫骨下端、股骨上端和掌骨、指骨。病变有明显的横向生长倾向，一般单发，偶可多发。病理上，根据单核瘤细胞和多核巨细胞的组织学特点，可分为Ⅰ、Ⅱ、Ⅲ三级。Ⅰ级表示良性，Ⅱ、Ⅲ级表示恶性。本病起病缓慢，主要临床表现为局部疼痛（常为间歇性钝痛），肿胀和压痛。组织学上虽属良性，但可发生转移。

（二）诊断要点

CT平扫见位于骨端的囊性膨胀性低密度骨破坏区。病灶区骨皮质变薄，骨壳完整连续，多数也可见小范围的间断；骨壳外缘基本光滑，内缘多呈波浪状，为骨壳内面的骨嵴所致，一般无真性骨性间隔。骨破坏区边缘无新生骨形成的骨质增生硬化带。生长活跃的骨巨细胞瘤和恶性巨细胞瘤的骨壳往往不完整，并常可见骨壳外的软组织肿块影。骨破坏区内为软组织密度影，无钙化和骨化影；病灶内若有出血，密度可增高；病灶内若有坏死液化则可见更低密度区；巨细胞瘤伴病理性骨折时，CT显示骨皮质断裂和软组织肿块。增强扫描肿瘤组织有较明显的强化，而坏死囊变区无强化。发生于腰骶椎的巨细胞瘤，巨大的分叶分房的软组织肿块可伸向腹腔、盆腔内达到巨大的程度，增强后CT扫描可显示肿块周边和肿块内分隔状的强化（图5-6）。

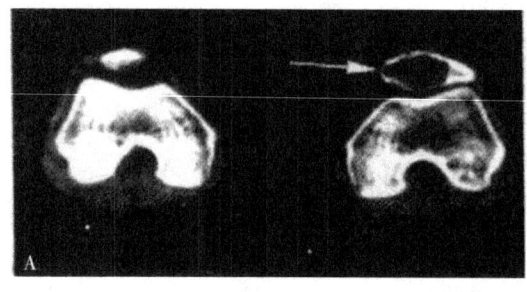
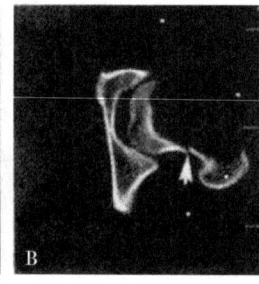
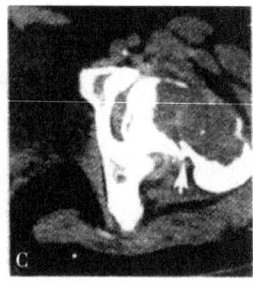

图5-6 骨巨细胞瘤

A. 左侧髌骨骨巨细胞瘤（Ⅰ级），可见髌骨内膨胀性生长的囊性病灶，骨皮质明显变薄；
B、C. 左股骨骨巨细胞瘤并病理性骨折

（三）鉴别诊断

1. 动脉瘤样骨囊肿

原发性动脉瘤样骨囊肿好发于较小年龄，在骨成熟后病变可延入关节下区，如CT或MRI显示液-液平面，与动脉瘤样骨囊肿相符。

2. 骨囊肿

病变常位于干骺端或近骨端，呈中小型骨质破坏，骨皮质对称性变薄，密度较低，发生骨折时见碎骨片陷落及液平。

3. 骨肉瘤

好发青少年，发生于干骺端，表现为骨质破坏，骨性基质，软组织肿块，针状、絮状骨膜反应及骨膜三角。

（四）特别提示

骨巨细胞瘤比较特殊，多数为良性，但亦有部分为生长活跃性，少数恶性，临床随访有助于鉴别。

四、骨软骨瘤

（一）病理和临床概述

骨软骨瘤可单发或多发，后者有家族遗传性。单发者是最常见的良性骨肿瘤。本病多见于儿童或青少年，常见于 10～30 岁。本病仅发生于软骨内化骨的骨骼，长骨干骺端为其好发部位，以股骨下端和胫骨上端最常见，约占 50%，次为肱骨上端、桡骨下端、胫骨下端和腓骨两端。组织学上肿瘤由 3 种组织构成，即由骨质构成的瘤体、透明软骨帽和纤维组织包膜。临床上，肿瘤早期一般无症状，仅局部可扪及小的硬结。肿瘤增大时，可有轻度压痛和局部畸形，靠近关节可引起活动障碍。有柄型肿瘤，可因病理骨折而引起剧烈疼痛。

（二）诊断要点

（1）单发骨软骨瘤 CT 表现为与骨皮质相连的骨性突起，病灶呈分叶状或菜花状，其顶端由软骨帽覆盖，软骨帽内的钙化 CT 显示为圆形或菜花状不规则的高密度影。肿瘤较大时压迫邻近骨骼，使之产生变形、移位、萎缩，一般无侵蚀，也无骨膜反应。

（2）多发性骨软骨瘤特点为病灶多发，且形状、大小不一；部分呈对称性生长；常有患骨发育异常（图 5-7）。

（三）鉴别诊断

（1）皮质旁骨肉瘤：表现为皮质旁软组织肿块，密度较高，伴有骨化，肿块与骨皮质间见分隔间隙。

（2）皮质旁骨瘤：表现为骨皮质象牙样致密影，与载瘤骨间无间隙，无骨松质存在。

（四）特别提示

X 线检查为首选检查。对于生长于复杂关节处或隐蔽部位的骨软骨瘤如肩胛骨内侧和向骨盆腔内生长的骨软骨瘤，CT 横断面能很清楚地显示肿瘤的来源及基底部，一般不选用 MRI 检查。

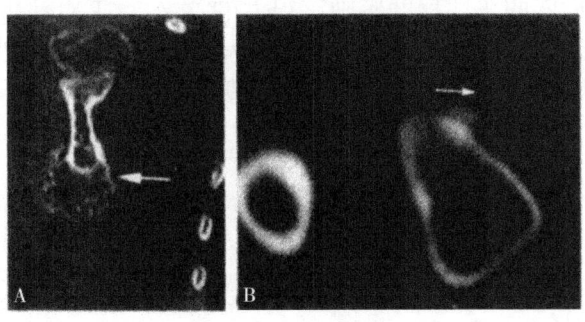

图 5-7 骨软骨瘤

A. 肱骨骨软骨瘤，右侧肱骨可见与骨皮质相连的骨性突起，病灶呈菜花状；B. 跗趾骨软骨瘤左侧跚趾骨可见一骨性突起

五、软骨肉瘤

（一）病理和临床概述

软骨肉瘤是一种常见的恶性骨肿瘤，发病仅次于骨肉瘤，起源于软骨或成软骨结缔组织，可原发于骨，也可发生于骨髓的间叶组织或骨膜，亦可由软骨瘤、骨软骨瘤恶变而来。起自骨髓腔（骨髓和软骨瘤恶变者）为中心型，起源于骨膜或骨表面（软骨瘤恶变）为周围型。发病部位多见于膝关节附近的长骨干骺端，少数在骨干，腕、踝以下少见。扁骨中多见于骨盆，其次为肋骨、肩胛骨和胸骨等。临床上多数发展慢，病程长，症状较骨肉瘤轻。本病预后较差，手术局部切除后极易复发。

（二）诊断要点

软骨肉瘤根据其发生部位可分为中央型和周围型。①中央型：CT 平扫骨髓腔内高、低混合密度病灶，其中破坏后的残余骨、瘤骨、软骨钙化呈高密度，囊变呈低密度；病变的恶性特征为周围骨皮质破坏和肿瘤坏死。早期骨皮质尚未破坏，表现为轻度膨胀，多叶型溶骨性病灶，还可见到散在的条状钙化影，有时与内生软骨瘤较难鉴别。而晚期骨皮质被穿破，有骨膜反应，可形成软组织肿块，而且往往体积很大，密度不均，含斑点样钙化，肿块常呈分叶状、结节状，轮廓清楚。②周围型：软骨肉瘤多为骨软骨瘤恶变，与中央型软骨肉瘤表现相似，但它的整个病灶有蒂与相应骨皮质相连，病灶顶部有一层软骨帽，密度低于同层肌肉组织，软骨帽内有散在钙化，骨软骨瘤表面不清，软骨帽厚度 0.3～1.5 cm 不等，也可伴有散在斑点状钙化之高密度影。在软组织内可见散在斑块状钙化，也可见粗而长的骨针（图 5-8）。

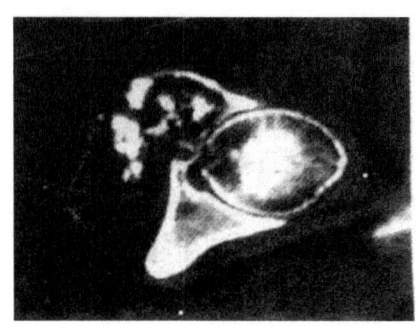

图 5-8　髋臼软骨肉瘤

CT 显示左侧髋臼前唇骨质膨胀性破坏，见较大软组织肿块，肿瘤基质内见多发斑点状及小斑片状钙化

（三）鉴别诊断

骨软骨瘤，生长缓慢，鉴别同前。

（四）特别提示

病程、病灶生长速度对病变的恶性程度鉴别有很大的意义。CT 对评价钙化及瘤内骨化要比 X 线、MRI 敏感。如果软骨瘤出现以下表现：①病程长，瘤体大；②近期生长迅速，疼痛明显，软组织肿块显著增大；③出现侵蚀性骨破坏，骨膜增生，钙化斑点模糊或产生大量棉絮状钙化；高度提示恶变为软骨肉瘤。

六、脊索瘤

（一）病理和临床概述

脊索瘤起源于残留在骨内的迷走脊索组织，是一种生长缓慢，较少发生转移的低度恶性肿瘤，好发于颅底蝶枕部和骶尾部（占 55%）。肿瘤大小不一，切面分叶状，中间有纤维隔，肿瘤质地较软者，偏良性；质地较硬且有钙化者，恶性度较高。镜下可见囊泡性细胞（印戒样细胞）。脊索瘤可发生于任何年龄（7 个月～82 岁），骶尾部多发生于 50～60 岁，男女比例约为 2∶1。临床上，常见症状为骶尾部疼痛，进行性排便困难和骶后部肿块。本节主要描述发生于骶尾部和脊柱其他部位的脊索瘤。

（二）诊断要点

CT 平扫示骶尾部骨质破坏，表现为局部软组织肿块，肿块内常出现点片状高密度影，为破坏残余骨和钙化灶，整个病灶边缘比较清楚。骶尾部脊索瘤的骨质破坏主要向前发展，甚至下部骶骨和尾骨完全破坏，肿瘤可在周围软组织内生长，形成分叶状低、等或略高密度、边缘光滑而密度尚均匀的软组织肿块，常推移或侵犯直肠、臀肌和骨盆肌，病灶范围大小不等，多数较大可达 10 cm 以上。CT 增强示肿瘤边缘部分强化较明显，肿瘤中央部分也有轻度强化（图 5-9）。

（三）鉴别诊断

巨细胞瘤，常位于骶骨上部，病灶呈膨胀性，病灶内无钙化。

(四)特别提示

手术后肿瘤复发仅出现在软组织内,而缺乏骨异常的证据。MRI 对显示肿瘤向椎管内的侵犯更有效。鉴别困难时需活检病理诊断。

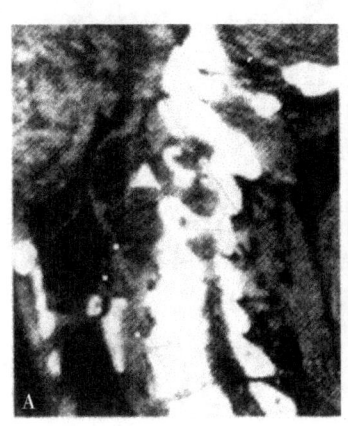
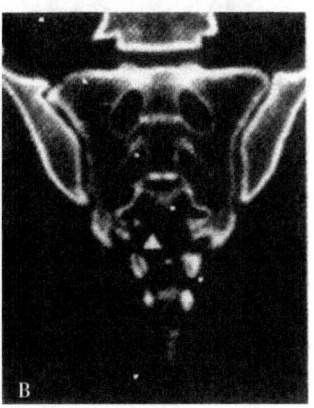

图 5-9 脊索瘤

A. 第 3 颈脊索瘤重建图像软组织窗见第 3 颈椎骨质破坏,局部出现低、等密度软组织肿块,边界清楚;B. 骶椎脊索瘤 $S_{3~4}$ 可见骨质破坏,边缘不规则,边界清楚,其内可见点片状高密度影

七、骨肉瘤

(一)病理和临床概述

骨肉瘤是起源于骨的间叶组织以瘤细胞能直接形成骨样组织和骨质为特征的最常见的原发性恶性骨肿瘤。镜下肿瘤是由明显间变的瘤细胞、肿瘤性骨样组织及骨组织组成,有时亦可见有数量不等的瘤软骨。临床上,骨肉瘤多见于青少年。好发于四肢长骨,以股骨下端和胫骨上端最为常见,次为肱骨和股骨近端。扁骨和不规则骨中以髂骨最多。发生于骨外软组织者,称骨外骨肉瘤。临床上还有皮质旁骨肉瘤、骨膜骨肉瘤、原发性多源性骨肉瘤、毛细血管扩张型骨肉瘤、继发性骨肉瘤等特殊类型。骨肉瘤一般都有局部进行性疼痛、肿胀和功能障碍三大主要症状,以疼痛最为常见,初为间歇性隐痛,可迅速转变为持续性难忍的剧痛,尤以夜间为甚。实验室检查血碱性磷酸酶常增高。

(二)诊断要点

成骨型、溶骨型和混合型骨肉瘤 CT 表现虽然多种多样,一般表现如下。①骨质破坏:表现为松质骨的虫蚀样、斑片状破坏甚至大片状缺损。②骨质增生:表现为松质骨不规则斑片状高密度影和骨皮质增厚(图 5-10)。③髓腔内软组织肿块:肿瘤侵犯髓腔,使低密度的髓内组织密度提高,其 CT 值 20~40 HU,含有钙化时 CT 值可达 100 HU 以上;肿瘤可沿骨长轴蔓延,也可在髓内形成跳跃性转移灶,髓腔内浸润灶一般在增强后无明显强化。④周围软组织肿块:常偏于病骨一侧或围绕病骨生长,其边缘大多模糊而与周围正常肌肉、神经和血管等分界不清,却很少累及关节,增强扫描可见肿瘤明显强化,从而可区别于周围受压的软组织。⑤骨膜增生:骨皮质外缘凸出,粗糙不规则,并可见长短不一的骨针指向周围软组织肿块,在 CT 上表现为高密度,轴位多平面重建时能见到骨膜三角。⑥此外,CT 检查易于显示骨肉瘤引起的轻微病理骨折和骨质破坏。骨皮质尤其是骨内膜的破坏等细小变化有利于早期诊断。

(三)鉴别诊断

(1)硬化性骨髓炎:骨皮质增厚,髓腔闭塞,层状连续的骨膜反应。
(2)成骨型转移瘤:常为肺癌、前列腺癌及乳腺癌转移,年龄较大,好发于脊柱、骨盆等。
(3)中心型软骨肉瘤:肿块内钙化多。
(4)单房性骨巨细胞瘤。

（5）骨纤维肉瘤：鉴别困难。
（6）溶骨性骨转移癌：骨质破坏为主，无明显增生，常有原发病史。

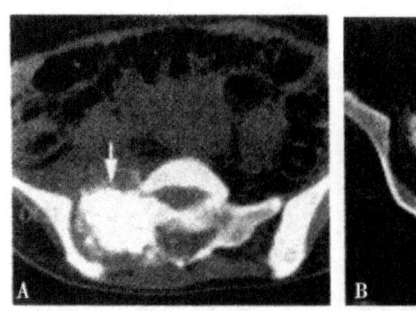

图5-10　骶骨右侧成骨肉瘤

CT显示骶骨右侧侧块可见团块样高密度影，伴有斑片状骨质破坏区，周围可见偏于瘤骨一侧的软组织影，边缘模糊

（四）特别提示

实际工作中以X线平片检查为首选。CT能更准确地判断肿瘤的侵犯范围。MRI的优点是对于X线平片阴性的骨肉瘤亦有信号改变，对于软组织的侵犯显示更佳，同时利于对疗效的观察。

八、骨髓瘤

（一）病理和临床概述

骨髓瘤是一种单克隆的浆细胞恶性肿瘤，瘤细胞来自骨髓的原始网织细胞。单发性病灶常称为浆细胞瘤，多发性病灶称为多发性骨髓瘤，以后者多见。本病平均发病年龄为45岁。好发部位为颅骨、脊柱、肋骨及骨盆，少见部位包括肱骨及股骨的近端。患者常因全身无力和背部疼痛就诊，疼痛进行性加重。临床检查患者呈贫血病容，头颅及背部肿物以及胸腔积液是常见表现。半数以上病例尿中出现本周蛋白，对诊断有重要意义。

（二）诊断要点

（1）孤立性浆细胞瘤CT常表现为溶骨性或膨胀性的骨质破坏和骨皮质破坏，连续性中断（图5-11），且常见软组织肿块。

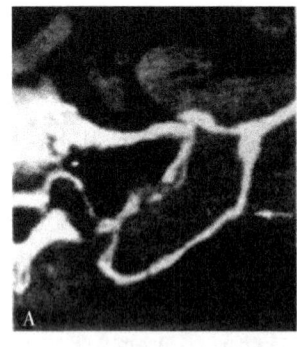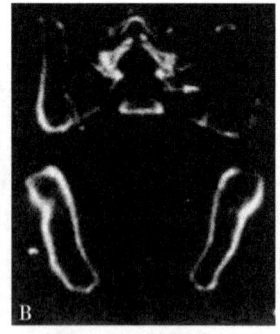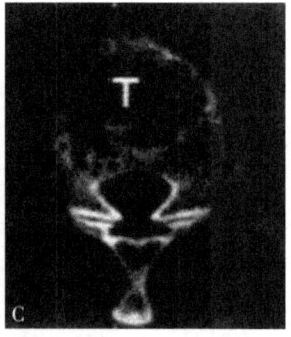

图5-11　骨髓瘤

A、B. 左侧髂翼浆细胞性骨髓瘤左侧髂翼单发膨胀性的骨质破坏，骨皮质连续性中断；
C. 椎体多发性骨髓瘤椎体内见较大骨质破坏区，破坏灶内骨小梁消失，尚存有骨嵴；椎体内伴有多发性、边缘锐利的小圆形低密度区

（2）多发性骨髓瘤典型CT表现为多骨受累，病骨内多发性、边缘锐利的小圆形低密度区，边缘很少硬化，破坏灶内骨小梁消失，病变较晚有骨皮质破坏。椎体骨髓瘤可见肿块突入椎管硬膜下腔形成椎管阻塞。颅骨骨髓瘤表现为板障内多发的更低密度灶，内外板完整或破坏，肿瘤突破骨皮质可在周围软组织内形成肿块。

（三）鉴别诊断

（1）脊柱转移瘤：转移瘤常破坏椎弓根，而骨髓瘤早期椎弓根正常，核素扫描时骨髓瘤无摄取增加，转移瘤常有摄取增加。

（2）椎体血管瘤：一般单发，栅栏样改变为其特征。

（四）特别提示

实验室检查和骨髓穿刺活检对诊断和分型有指导意义，对病灶的侵犯程度，可核素扫描。CT扫描检查可观察疗效。病灶与骨痛部位颇相符合，当常规X线检查阴性时，CT可在此部位发现早期病灶。

九、转移瘤

（一）病理和临床概述

转移瘤是恶性骨肿瘤中最常见者，主要经血流从远处骨外原发肿瘤如癌、肉瘤转移而来。骨转移瘤以癌最多见，占85%～90%，其中乳腺癌骨转移的发生率最高，肉瘤占10%～15%。骨转移大多数集中发生在红骨髓丰富的躯干骨，四肢骨较少发生。转移瘤的肉眼所见无显著的特异性，瘤巢多见于骺松质骨内，可引起溶骨性破坏，有的可伴有反应性骨质增生。镜下转移瘤的形态结构一般与其原发瘤相同，常在中年以后发病，临床主要表现为进行性加重的深部疼痛、病理性骨折及血清碱性磷酸酶、血钙增高。

（二）诊断要点

1. 溶骨型转移瘤

病变多在骨干或邻近的干骺端，病灶可多发或单发，表现为松质骨和（或）皮质骨的低密度缺损区，边缘较清楚，无硬化，周围常伴有较小的软组织肿块，但一般无骨膜增生，脊椎转移瘤可见椎体、椎弓根、附件的广泛性破坏，但椎间隙保持完整。

2. 成骨型转移瘤

病变多发生在腰椎与骨盆的骨松质内，常多发，呈斑点状、片状、棉团状或结节状边缘模糊的高密度灶，边缘较模糊，周围一般无软组织肿块，少有骨膜反应，椎体不压缩变扁。

3. 混合型转移瘤

此型瘤兼有溶骨型和成骨型的骨质改变。

4. 其他

骨转移瘤的软组织肿物平扫显示为密度均匀的影像，其间可以有残留骨存在。增强扫描后可有不同程度强化，一般为均匀性强化。肿物侵犯周围软组织，与正常肌肉分界不清（图5-12）。

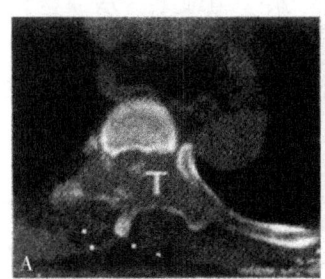
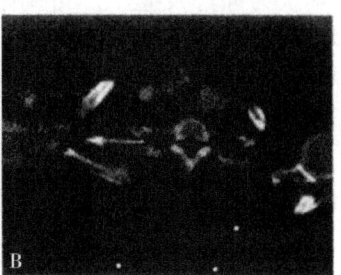

图5-12 转移瘤

A. 胸椎溶骨性转移瘤，第1、2胸椎可见椎体后部、椎弓根、附件的广泛性破坏，邻近的肋骨亦有破坏，伴有软组织肿块，其内可见残存骨；B. 右侧肱骨头溶骨性转移表现为骨质内的低密度缺损区，边缘较清楚，无硬化，周围伴有软组织肿块

（三）鉴别诊断

（1）骨质疏松：多见于老年患者，每个椎体表现相仿，无明显骨质破坏或增生。

（2）原发性骨肿瘤：一般单发多见，有时鉴别困难。

(四)特别提示

CT 能敏感显示转移瘤病灶,能清楚显示骨外局部软组织肿块的范围、大小以及与邻近脏器的关系。个别不典型的病变或转移瘤的早期 X 线尚未能显示病征的,应做 MRI 或核素显像检查确诊。MRI 对含脂肪的骨髓组织中的肿瘤及其周围水肿非常敏感,因此能检出 X 线平片、CT 甚至核素骨显像不易发现的转移灶,能发现尚未引起明显骨质破坏的骨转移瘤,为临床及时诊断和评估预后提供可靠的信息。

第二节 软组织病变

肢体的软组织来源于胚胎的中胚层,其组织结构多种多样(如肌肉、筋膜、肌腱、腱鞘、滑囊、滑膜以及神经、血管等),病变亦远较内、外胚层复杂。对于那些与其周围组织的密度无显著差别的病变,则应选择其他检查方法(如 CT、MRI)或直接做活组织检查确诊。CT 有较高的密度分辨率,各种组织均有其相对的 CT 值,可根据病灶密度的较小差别为诊断提供有效的信息。同时其可清楚而明确地显示肿瘤的边界、范围,对某些有骨改变的软组织肿瘤,分辨原发或继发也有一定鉴别能力。MRI 对显示软组织的病变优于 CT,属最佳选择(图 5-13)。

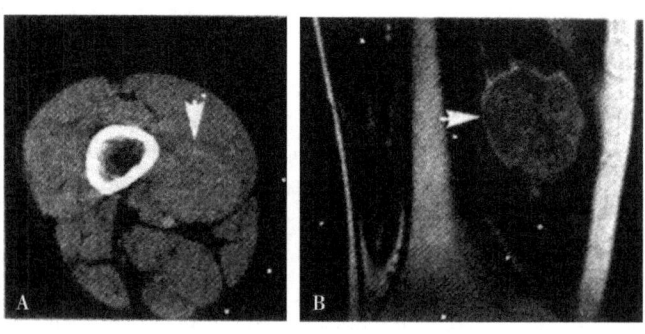

图 5-13 右侧大腿平滑肌肉瘤
A. 为 CT 扫描图像;B. 为 MRI 扫描图像,肿块内信息的显示不如 MRI 丰富

一、肌肉内血管瘤

(一)病理和临床概述

肌肉内血管瘤是发生在骨骼肌内呈弥漫生长的血管瘤,多见于 10～40 岁,80%～90% 在 30 岁左右发病。最常见于四肢,其次为面部及躯干。可局限于某一组或某一块肌肉内,有时可侵及肌腱。肿瘤大小不一,以 3～5 cm 者居多。根据血管腔大小、血管壁的厚薄可分为毛细血管瘤、海绵状血管瘤、静脉血管瘤和混杂血管瘤,以海绵状血管瘤多见,病史多在 1 年以上。临床症状和体征无特殊,多为无痛性软组织肿块。手术易复发(20%)。

(二)诊断要点

CT 表现为形态规则或不规则、边界清晰或不清晰的软组织肿块,平扫呈等密度或混杂密度肿块影,与肿瘤内成分相关,病灶内有低密度脂肪及点状、蚯蚓状高密度静脉石和钙化影,并可见纤维间隔和小的血管等;增强扫描可见明显强化。肿瘤较大时可见扭曲、紊乱、成团的血管。有作者认为,伴有钙化和静脉石的多发不规则形、条索状、低密度影是血管瘤的特征性改变(图 5-14)。

(三)鉴别诊断

脂肪瘤、纤维瘤、神经源性肿瘤、软组织恶性肿瘤,出现肌肉内血管瘤特征表现能诊断,否则很难鉴别。

(四)特别提示

CT 常不能清晰显示病变范围及与正常组织的关系;大多数软组织肿瘤无特征性的 CT 表现,使诊断及鉴别诊断困难。MRI 是血管瘤最简单、最良好的检查方法,CT 诊断困难时,可进一步行 MRI 检查。

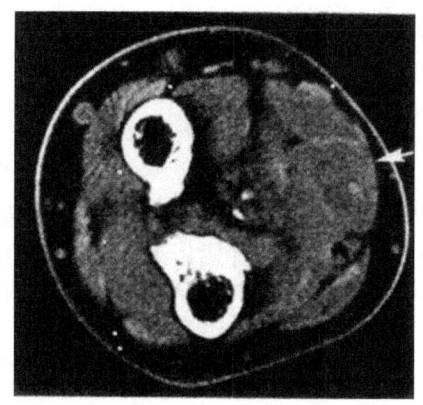

图 5-14 肌血管瘤

CT 检查示表现为形态不规则、边界不清晰的软组织肿块，平扫呈混杂密度肿块影

二、骨化性肌炎

（一）病理和临床概述

骨化性肌炎为一种肌肉及其邻近结构的局限性的、含有非肿瘤性的钙化和骨化的病变，其原因尚不清楚，可能为外伤引起的变性、出血或坏死。其可发生于任何易受外伤的部位，但以肘部和臀部多见。此种骨化与软组织的慢性炎症和组织变性有关。患者的临床表现多有明显的外伤史。有些患者外伤史不明显，而常因四肢肿胀就诊。早期并可扪及软性包块，疼痛感。后期肿块可缩小，并逐渐变硬，多无明显症状。

（二）诊断要点

CT 典型表现为软组织内见有骨结构块影，病灶周边为高密度钙化、骨化环，而病灶中央为低密度区，呈现明显的带状现象，这种离心性分布的带状现象是局限性骨化性肌炎的 CT 特征；周围无软组织肿块影，病灶周围肌肉组织呈受压萎缩性改变。病灶邻近骨骼无破坏及骨膜反应，而且病灶与邻近骨骼之间有一低密度带隔开。这种特点有助于区别局限性骨化性肌炎与恶性肿瘤（图 5-15）。

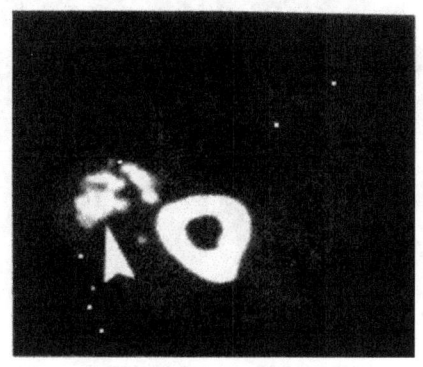

图 5-15 骨化性肌炎

CT 显示右上臂肱骨旁肌肉内可见不规则骨化影，周边有骨化环，肱骨骨质未见异常

（三）鉴别诊断

骨外骨肉瘤、骨外软骨肉瘤、皮质旁骨肉瘤、骨外（软组织）软骨瘤，局限性骨化性肌炎表现为离心性分布的带状现象，无明显软组织肿块，因此可以区别。

（四）特别提示

对于肌肉内的钙化，X 线检查不如 CT 敏感。MRI 对软组织的病变范围的确定优于前两者。

三、神经鞘瘤或神经纤维瘤

（一）病理和临床概述

神经鞘瘤又称神经鞘膜瘤、雪旺氏细胞瘤；瘤组织主要由神经鞘细胞组成，含少量胶原和基质组织，好发于 20～50 岁，生长缓慢，多见于头、颈部软组织、四肢屈面、躯干、纵隔、腹膜后等处。神经纤维瘤含有较丰富的胶原组织，好发于 20～40 岁，生长缓慢，为良性肿瘤。神经纤维瘤如果多发则是神经纤维瘤病，特征为中枢及末梢神经多发性肿瘤以及皮肤咖啡色素斑和血管、内脏损害，常伴有全身多种畸形。临床上，神经鞘瘤和神经纤维瘤均为皮下的软组织肿块，沿着神经长轴分布，压迫后有酸麻感。

（二）诊断要点

神经鞘瘤和神经纤维瘤的 CT 表现均为软组织内圆形或类圆形低密度灶，边界清楚，密度较均匀，有时可见有完整的包膜，增强扫描有中度强化。两者在 CT 上均无特殊性改变。椎管内神经纤维瘤 CT 典型表现为椎体、附件骨质破坏，椎间孔扩大以及哑铃型或葫芦样外形等软组织密度肿物。肿瘤椎管内部分可压迫硬膜囊和脊髓，肿瘤椎管外部分常表现为椎旁肿块影。增强扫描可见肿物有明显强化（图 5-16）。

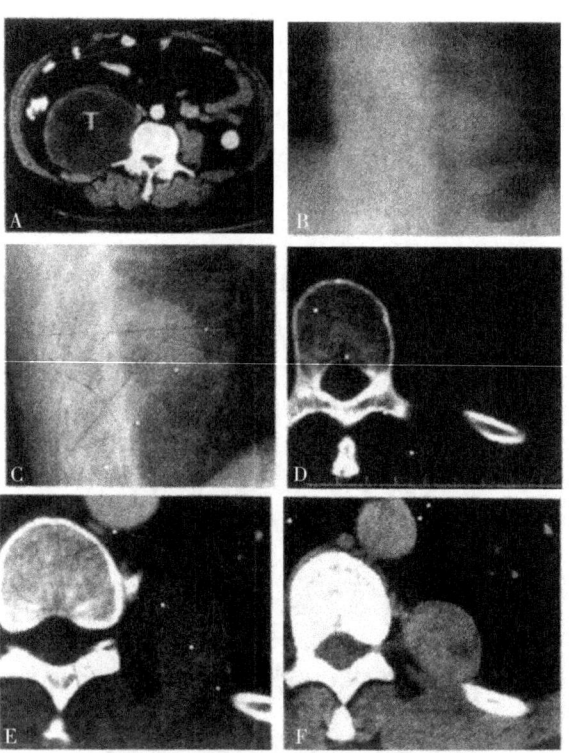

图 5-16 神经鞘和神经纤维瘤

A. 腰椎旁神经纤维瘤，第 2 腰椎旁可见一边界清楚的肿块，内见囊状液化区，有分割，肿块轻度强化；B~F. 52 岁男性患者，体检发现左侧脊柱旁肿块，手术证实为左侧肋间神经鞘瘤，胸片及 CT 表现；D~F. 分别为平扫、动脉期、静脉期改变

（三）鉴别诊断

（1）恶性神经纤维瘤：病变进展迅速，边界不清，密度不均匀，较早发生远处转移。

（2）肌肉内血管瘤。

（四）特别提示

神经鞘瘤和神经纤维瘤 CT 上无法区别，但在 MRI 图像上纤维瘤的 T_1 加权和 T_2 加权图像上均为低信号，可资鉴别，而且神经纤维瘤和鞘膜瘤好发于神经干走行部位。

四、脂肪瘤和脂肪肉瘤

(一)病理和临床概述

脂肪瘤为软组织肿瘤中最常见的一种,多发生于肩、颈、背部及四肢皮下、肌间及肌内等软组织内。一般为单发,也可多发,多是良性生长方式;另一种侵袭性脂肪瘤呈浸润性生长,向周围组织浸润而边界不规则,手术后易复发,常需与脂肪肉瘤鉴别。脂肪肉瘤是成人中占第二位的恶性软组织肿瘤,占所有恶性软组织肿瘤的 16%~18%。脂肪肉瘤多发于腹膜后和下肢,其恶性程度相差悬殊,大致可分为以下 5 类:①脂肪瘤样型(纤维型);②黏液型;③圆细胞型;④多形性型;⑤未分化型。

(二)诊断要点

1. 脂肪瘤

CT 扫描可显示特征性脂肪密度影,呈一个或多个包膜完整的极低密度区,CT 值 -130~-80 HU,与皮下脂肪 CT 值相等;病变密度均匀,边缘清楚锐利,形态规则,内有线样略高密度分隔,境界清楚,周围软组织受压。增强扫描病变无明显增强(图 5-17)。

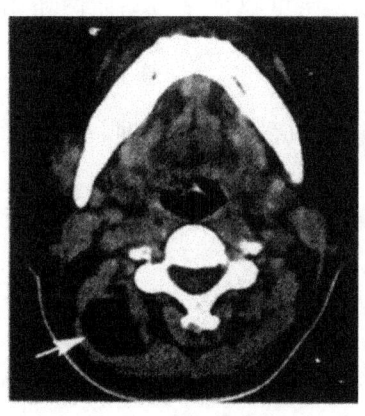

图 5-17 颈部脂肪瘤

CT 检查示右后颈部见单个低密度肿块影,边界锐利,CT 值约 -110 HU

2. 侵袭性脂肪瘤

可见分隔脂肪瘤位于深部软组织,可向肌肉与肌间扩展,并有局部浸润,边界不清晰。侵袭性脂肪瘤内部以海绵状或蜂窝状的软组织密度相间隔,增强扫描明显强化。

3. 脂肪肉瘤

CT 表现与肿瘤分化程度、脂肪含量多少有关。CT 值变化很大,从脂肪、水到软组织密度不等,但低于肌肉密度。形态学上,分化较好的脂肪肉瘤形态规则,边界清楚;分化差的脂肪肉瘤,形态不规则,边界模糊,密度不均,并向周围软组织、骨关节结构呈浸润生长。增强扫描可见明显增强效应。

(三)鉴别诊断

侵袭性脂肪瘤同脂肪肉瘤难以鉴别;其他软组织恶性肿瘤主要通过观察瘤内的 CT 值鉴别诊断。

(四)特别提示

CT 检查应该确定肿物的位置、范围及与周围血管和神经的关系,以利于决定手术治疗方案。CT 分辨欠清楚的病灶,可行 MRI 进一步检查。

五、纤维瘤

(一)病理和临床概述

纤维瘤是一种起源于纤维结缔组织的良性肿瘤。纤维瘤可以发生于体内任何部位,其中以四肢(尤以小腿)及躯干皮肤和皮下组织最为常见,常单发。因纤维瘤内含成分不同,可以有纤维肌瘤、纤维腺瘤、纤维脂肪瘤等。镜下:肿瘤细胞由纤维母细胞和纤维细胞组成,间质胶原纤维丰富。多无临床症状,皮肤及皮下组织的肿瘤呈圆形或椭圆形硬块,直径由几毫米至 1~2 cm,棕褐色至红棕色,表面光滑或粗糙，无自觉症状，偶有痒感，瘤体增长到一定程度才出现压迫症状和体征（图5-18）。

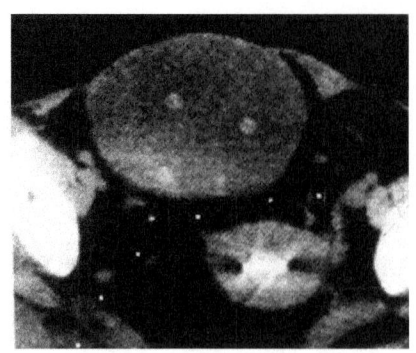

图 5-18　右侧腹直肌后侧韧带纤维瘤

右侧腹直肌后方软组织肿块，密度均匀，强化程度中等，边缘清晰

（二）诊断要点

CT平扫病灶边缘清楚，形态规则，密度略低于或与肌肉相当，密度均匀，可以有包膜。增强扫描病灶中度强化。

（三）鉴别诊断

血管瘤；纤维瘤恶变时需与其他软组织恶性肿瘤鉴别。

（四）特别提示

纤维瘤内成分含量不同因而种类繁多。与其他良性肿瘤相比较CT检查缺乏特殊改变，诊断较困难，MRI检查可提供更多的信息。

第三节　脊柱退行性病变及外伤性病变

一、椎管狭窄

（一）病理和临床概述

椎管狭窄指各种原因引起的椎管诸径线缩短，压迫硬膜囊、脊髓或神经根导致相应神经功能障碍的一类疾病。椎管狭窄症包括椎管中央狭窄、侧隐窝狭窄及椎间孔狭窄。多于50～60岁出现症状，男性多于女性，最常发生于腰椎；颈椎次之，胸椎少见。病情发展缓慢，呈渐进性发展，临床症状与脊髓、神经根、血管受压有关。腰椎管狭窄，表现为腰背痛、间歇跛行、下肢感觉、运动障碍等。颈椎管狭窄主要表现为颈后、肩背部疼痛、上肢无力及放射性痛等。胸椎管狭窄以$T_{8\sim11}$为多见，起病隐袭，早期症状为下肢麻木、无力、随病情加重可出现脊髓半切或横贯性损害的表现。

（二）诊断要点

椎管狭窄时，其正常形态消失，增生骨质向后突出椎管，使其呈三叶形，硬膜外脂肪消失、硬膜囊变形。椎管碘水造影后CT扫描可见蛛网膜下腔细窄，显影较淡甚至不显影，整个硬膜囊变扁，呈新月型，一般2～4个脊椎受累。CT扫描可以清晰显示椎管狭窄的程度，颈椎管前后径＜10 mm时，腰椎管前后径≤11.5 mm即可诊断为椎管狭窄。椎管狭窄时，有时可引起侧隐窝狭窄，当≤2 mm时神经根受压，即可诊断为侧隐窝狭窄。椎管狭窄还可在CT图像上观察到椎管内结构的受压、变形等改变（图5-19）。

（三）鉴别诊断

诊断明确。

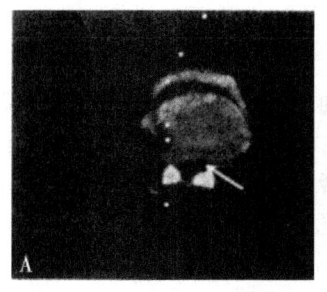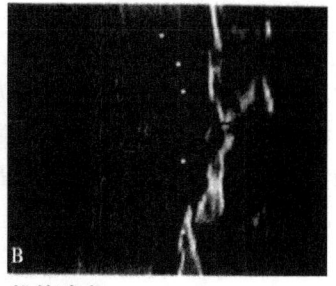

图 5-19 椎管狭窄

A. 外伤椎体骨折后移所致椎管狭窄；B. 重建图像可清晰

（四）特别提示

CT 检查有利于发现引起椎管狭窄的原因、部位和程度，有助于手术方案的制定。CT 和 MRI 扫描可观察到脊柱骨质增生、韧带肥厚、钙化、椎弓发育畸形、椎管前后径或侧隐窝前后径缩短、硬膜囊及脊髓、脊神经受压变形等，诊断多无困难。

二、椎间盘突出或膨隆

（一）病理和临床概述

椎间盘突出或膨隆，是指椎间盘的髓核及部分纤维环向周围组织突出，压迫相应脊髓或神经根所致的一种病理状态。它与椎间盘退行性变、损伤等因素有关，以腰椎间盘突出最为常见，颈椎次之，胸椎甚少见。椎间盘突出多见于青壮年，男性略多于女性，常由慢性损伤所致，急性外伤可使症状加重，主要为神经根或脊髓的压迫症状，表现为慢性腰背痛并明显向双下肢放射，有时出现椎旁及下肢肌肉痉挛、肌肉萎缩、活动受限。椎间盘膨隆多无症状。

（二）诊断要点

根据椎间盘突出程度由轻至重可分为椎间盘变性、椎间盘膨隆、椎间盘突出、椎间盘脱出及游离型椎间盘突出。①椎间盘变性：椎间盘内可见到气体影，以腰骶部多见。②椎间盘膨隆：CT 表现为椎体后缘对称性均匀一致的轻度弧形向后的软组织密度影，边缘光滑，硬膜外脂肪层清晰，硬膜囊无受压、变形。③椎间盘突出：表现为局部突出于椎体后缘的弧形软组织密度影，边缘光滑，突出缘与纤维环后缘呈钝角相交；④椎间盘脱出：髓核突破纤维环和后纵韧带形成，脱出缘模糊、不规则，与纤维环后缘呈锐角相交，椎间盘脱出可使相应部位的脊膜囊和神经根变形、移位。⑤游离型椎间盘突出：突入椎管内的髓核形成游离碎片，而相应椎间盘后缘可显示正常或稍后凸，游离碎片密度较高，常位于相应椎间盘上或上几个层面的椎管内，压迫该部位的硬脊膜囊及神经根。

（三）鉴别诊断

椎间盘突出一般能明确诊断，游离型椎间盘突出需注意其游离碎片的位置，MRI 矢状位检查显示更清晰。

（四）特别提示

椎间盘突出时往往可出现钙化，CT 扫描可较好地显示各类钙化情况。椎间盘突出症多有典型的 CT 表现，鉴别困难时，可进一步结合 MRI 检查。

三、脊柱骨折

（一）病理和临床概述

脊柱骨折患者多有高处坠落史或由重物落下冲击头肩部的外伤史。由于脊柱受到突然的纵轴性暴力冲击，使脊柱骤然过度前屈，使受应力的脊椎发生骨折。常见于活动范围较大的脊椎，如 $C_{5,6}$、$T_{11,12}$、$L_{1,2}$ 等部位，以单个椎体多见。外伤患者出现局部肿胀、疼痛、活动功能障碍，甚至神经根或脊髓受压等症状。有些还可见脊柱局部轻度后突成角畸形。由于外伤机制和脊柱支重的关系，骨折断端常重叠或嵌入。

（二）诊断要点

椎体内出现微密线及椎体局部轮廓不连续，常为压缩性骨折的征象。当有碎骨片游离突向椎管内，其前缘为一模糊凸面，后缘为锐利凸面，具有特征性，冠状及矢状位上观察碎骨片移位更全面准确。

椎体骨折可分为爆裂骨折和单纯压缩骨折。前者表现为椎体垂直方向上的粉碎骨折，正常的外形与结构丧失，骨折片向前后上下各个方向移位以及椎体的楔形改变。后者仅表现为椎体密度增高而见不到骨折线，在矢状重建像上见椎体变扁呈楔形，常伴有上下椎间盘的压缩损伤，有时可伴脊髓损伤改变（图5-20）。

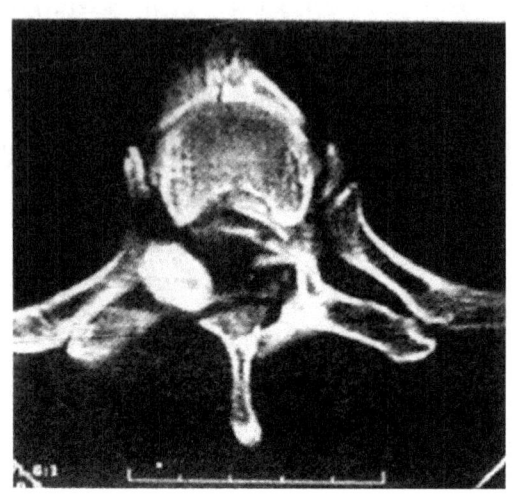

图 5-20　T_{11} 骨折

CT 检查示椎体骨折，累及后缘，部分小骨片突入椎管，椎板骨折，脊髓受压迫

（三）鉴别诊断

脊椎病变所致的椎体压缩变形；脊椎转移瘤所致的椎体骨折，常累及椎弓根，常伴有软组织肿块。

（四）特别提示

脊椎骨折，特别是爆裂骨折，在 X 线平片的基础上应进一步做 CT 检查，必要时还需做 MRI 检查。CT 可以充分显示脊椎骨折、附件骨折和椎间小关节脱位、骨折类型、骨折片移位程度、椎管变形和狭窄以及椎管内骨碎片或椎管内血肿等。CT 还可以对脊髓外伤和神经根情况做出判断，但对显示韧带断裂（包括前纵韧带、后纵韧带、棘间韧带和棘上韧带等）脊髓损伤、神经根撕脱和硬膜囊撕裂等情况不及 MRI。

第六章
颅脑疾病 MRI 诊断

第一节　颅脑正常组织结构

一、颅骨与脑膜

1. 颅骨

组成脑颅腔的骨骼称为颅骨。颅骨分为颅盖和颅底两部分，其分界线为自枕外隆突沿着双侧上项线、乳突根部、外耳孔上缘、眶上缘至鼻根的连线。连线以上为颅盖，连线以下为颅底。

2. 脑膜

颅骨与脑组织之间有三层膜。由外向内依次为硬脑膜、蛛网膜和软脑膜，统称脑膜。硬脑膜是一厚而坚韧的双层膜。外层为颅骨内面的骨膜，称为骨膜层；内层较外层厚而坚韧，与硬脊膜在枕骨大孔处连续，称为脑膜层。蛛网膜是一层半透明膜，位于硬脑膜深部，其间的潜在性腔隙为硬脑膜下腔。软脑膜是一层透明薄膜，紧贴于脑表面，并伸入沟裂。

二、脑

脑位于颅腔内，为胚胎时期神经管的前部，形态与功能都很复杂。脑可分为端脑、间脑、脑干和小脑。延髓是脊髓的延续，在腹侧面，它与脑桥间有桥延沟分隔。脑桥上端与中脑大脑相连。脊髓的中央管开放成延髓、脑桥和小脑间的第四脑室。中脑导水管下通第四脑室、上通间脑的第三脑室。导水管的背侧为四叠体的下丘和上丘，腹侧为中脑的被盖和大脑脚。自室间孔到视交叉前部的连线，为间脑和大脑的分界线；自后连合到乳头体后缘的连线，为中脑和间脑的分界线。大脑向前、向上、向后扩展，并覆盖间脑、中脑和一部分小脑。两侧大脑半球内的室腔为侧脑室，它借室间孔与第三脑室相通。

三、脑脊液腔

脑脊液是一种无色透明的液体，存在于脑室系统、脑周围的脑池和蛛网膜下腔内。脑脊液的主要功能是在脑、脊髓和颅腔、椎管之间起缓冲作用，有保护性意义。脑脊液还是脑和血液之间进行物质交换的中介。脑组织中没有淋巴管，由毛细血管漏出的少量蛋白质，主要经过血管周围间隙进入蛛网膜下腔的脑脊液中，然后通过蛛网膜绒毛回归血液。一般认为，脑脊液主要由脑室内的脉络丛产生。由侧脑室产生的脑脊液，经左、右室间孔流入第三脑室，再向下流入中脑导水管和第四脑室，然正常颅脑结构 MRI 解剖不同层面的轴面 T_1WI 显示不同部位的脑组织结构后经过第四脑室的三个孔流入蛛网膜下腔，再由蛛网膜颗粒汇入硬脑膜静脉窦，最后经颈内静脉返回心脏。脑脊液主要通过蛛网膜绒毛被吸收，进入静脉。

四、脑神经

除嗅神经和视神经由胚胎时期的脑室壁向外凸出、演化而成外，其他脑神经的发生形式与脊神经相似，但又有其特点，即脑神经可分为感觉神经、运动神经、混合神经。其中，感觉神经和视神经分别与端脑和间脑相连，其余均与脑干相连，副神经尚有来自上颈髓的纤维。脑神经除躯体传入、传出和内脏传入、传出四种纤维成分外，还有特殊躯体传入和特殊内脏传入、传出三种纤维成分。

五、脑血液循环

脑循环的特点是，成对的颈内动脉和椎动脉在脑底互相衔接，构成脑底动脉环。静脉系多不与同名动脉伴行，所收集的静脉血先进入静脉窦，再汇入颈内静脉。各级静脉都没有瓣膜。脑的动脉系统和静脉系统分述如下。

1. 动脉

脑的动脉壁较薄，平滑肌纤维亦少，供应大脑的动脉主要是颈内动脉和椎动脉。

2. 静脉

脑的静脉多不与动脉伴行，它分为两组。浅组静脉主要收集皮质和皮质下髓质的静脉血，汇入邻近的静脉窦。深组静脉主要收集深部髓质、基底核、间脑、脑室等部位的静脉血，汇集成一条大静脉，注入直窦。

第二节　脑血管疾病

一、高血压脑出血

1. 临床表现与病理特征

高血压脑动脉硬化为脑出血的常见原因，出血多位于幕上，小脑及脑干出血少见。患者多有明确病史，突然发病，出血量一般较多，幕上出血常见于基底核区，也可发生在其他部位。脑室内出血常与尾状核或基底神经节血肿破入脑室有关，影像学检查显示脑室内血肿信号或密度，并可见液平面。脑干出血以脑桥多见，由动脉破裂所致，由于出血多，压力较大，可破入第四脑室。

2. MRI 表现

高血压动脉硬化所致脑内血肿的影像表现与血肿发生时间密切相关。对于早期脑出血，CT 显示优于 MRI。急性期脑出血，CT 表现为高密度，尽管由于颅底骨性伪影使少量幕下出血有时难以诊断，但大多数脑出血可清楚显示，一般出血后 6～8 周，由于出血溶解，在 CT 表现为脑脊液密度。血肿的 MRI 信号多变，并受多种因素影响，除血红蛋白状态外，其他因素包括磁场强度、脉冲序列、红细胞状态、凝血块的时间、氧合作用等。

MRI 的优点是可以观察出血的溶解过程。了解出血的生理学改变，是理解出血信号在 MRI 变化的基础。简单地说，急性出血由于含氧合血红蛋白及脱氧血红蛋白，在 T_1WI 呈等至轻度低信号，在 T_2WI 呈灰至黑色（低信号）；亚急性期出血（一般指 3 天～3 周）由于正铁血红蛋白形成，在 T_1WI 及 T_2WI 均呈高信号（图 6-1）。随着正铁血红蛋白被巨噬细胞吞噬、转化为含铁血黄素，在 T_2WI 可见在血肿周围形成一低信号环。以上出血过程的 MRI 特征，在高场强磁共振仪显像时尤为明显。

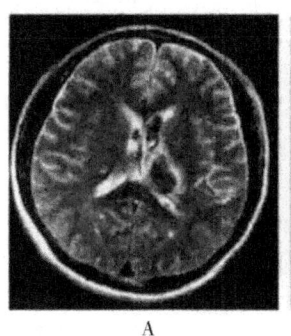 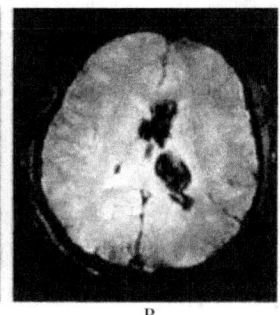 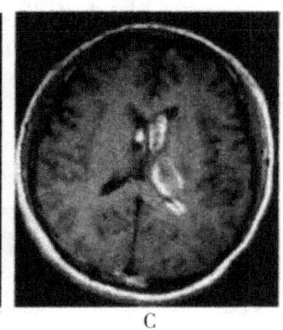

图 6-1 脑出血

A. 轴面 T_2WI；B. 轴面梯度回波像；C. 轴面 T_1WI；MRI 显示左侧丘脑血肿，破入双侧侧脑室体部和左侧侧脑室枕角

二、超急性期脑梗死与急性脑梗死

1. 临床表现与病理特征

脑梗死是常见疾病，具有发病率、死亡率和致残率高的特点，严重威胁人类健康。伴随着脑梗死病理生理学的研究进展，特别是提出"半暗带"概念和开展超微导管溶栓治疗后，临床需要在发病的超急性期及时明确诊断，并评价缺血脑组织血流灌注状态，以便选择最佳治疗方案。

MRI 检查是诊断缺血性脑梗死的有效方法。发生在 6 小时内的脑梗死称为超急性期脑梗死。梗死发生 4 小时后，由于病变区持续性缺血缺氧，细胞膜离子泵衰竭，发生细胞毒性脑水肿。6 小时后，血-脑屏障破坏，继而出现血管源性脑水肿，脑细胞出现坏死。1～2 周后，脑水肿逐渐减轻，坏死脑组织液化，梗死区出现吞噬细胞，清除坏死组织。同时，病变区胶质细胞增生，肉芽组织形成。8～10 周后，形成囊性软化灶。少数缺血性脑梗死在发病 24～48 小时后，可因血液再灌注发生梗死区出血，转变为出血性脑梗死。

2. MRI 表现

常规 MRI 用于诊断脑梗死的时间较早。但由于常规 MRI 特异性较低，往往需要在发病 6 小时以后才能显示病灶，而且不能明确病变的范围及半暗带大小，也无法区别短暂性脑缺血发作（TIA）与急性脑梗死，因此其诊断价值受限。随着 MRI 成像技术的发展，功能性磁共振检查提供了丰富的诊断信息，使缺血性脑梗死的诊断有了突破性进展。

在脑梗死超急性期，T_2WI 上脑血管出现异常信号，表现为正常的血管流空效应消失。T_1WI 增强扫描时，出现动脉增强的影像，这是最早的表现。它与脑血流速度减慢有关，此征象在发病 3～6 小时即可发现。血管内强化一般出现在梗死区域及其附近，皮质梗死较深部白质梗死更多见。基底核、丘脑、内囊、大脑脚的腔隙性梗死一般不出现血管内强化，大范围的脑干梗死有时可见血管内强化。

由于脑脊液的流动伪影及与相邻脑皮质产生的部分容积效应，常规 T_2WI 不易显示位于大脑皮质灰白质交界处、岛叶及脑室旁深部脑白质的病灶，且不易鉴别脑梗死分期。FLAIR 序列由于抑制脑脊液信号，同时增加 T_2 权重成分，背景信号减低，使病灶与正常组织的对比显著增加，易于发现病灶。FLAIR 序列的另一特点是可鉴别陈旧与新鲜梗死灶。陈旧与新鲜梗死灶在 T_2WI 均为高信号。而在 FLAIR 序列，由于陈旧梗死灶液化，内含自由水，T_1 值与脑脊液相似，故软化灶呈低信号，或低信号伴周围环状高信号；新鲜病灶含结合水，T_1 值较脑脊液短，呈高信号。但 FLAIR 序列仍不能对脑梗死做出精确分期，同时对于 < 6 小时的超急性期病灶，FLAIR 的检出率也较差。DWI 技术在脑梗死中的应用解决了这一问题。

DWI 对缺血改变非常敏感，尤其是超急性期脑缺血。脑组织急性缺血后，由于缺血、缺氧、Na^+-K^+-ATP 酶泵功能降低，导致钠水滞留，首先引起细胞毒性水肿，水分子弥散运动减慢，表现为参数（ADC）值下降，继而出现血管源性水肿，随后细胞溶解，最后形成软化灶。相应地在急性期 ADC 值先降低后逐渐回升,在亚急性期 ADC 值多数降低。DWI 图与 ADC 图的信号表现相反,在 DWI 弥散快(ADC 值高)的组织呈低信号,弥散慢(ADC 值低)的组织呈高信号。人脑发病后 2 小时即可在 DWI 发现直径 4 mm 的腔隙性病灶。急性期病例 T_1WI 和 T_2WI 均可正常,FLAIR 部分显示病灶,而在 DWI 均可见脑神经体征相对应区域的高信号。发病 6～24 小时后,T_2WI 可发现病灶,但病变范围明显小于 DWI,信号强度明显低于 DWI。发病 24～72 小时后,DWI 与 T_1WI、T_2WI、FLAIR 显示的病变范围基本一致。72 小时后进入慢性期,随诊观察到 T_2WI 仍呈高信号,而病灶在 DWI 信号下降,且在不同病理进程中信号表现不同。随时间延长,DWI 信号继续下降,表现为低信号,此时 ADC 值明显升高。因此,DWI 不仅能对急性脑梗死定性分析,还可通过计算 ADC 与 rADC 值做定量分析,鉴别新鲜和陈旧脑梗死,评价疗效及预后。

DWI、FLAIR、T_1WI、T_2WI 敏感性比较:对于急性脑梗死,FLAIR 序列敏感性高,常早于 T_1WI、T_2WI 显示病变,此时 FLAIR 成像可取代常规 T_2WI;DWI 显示病变更为敏感,病变与正常组织间的对比更高,所显示的异常信号范围均不同程度大于常规 T_2WI 和 FLAIR 序列,因此 DWI 敏感性最高。但 DWI 空间分辨率相对较低,磁敏感性伪影影响显示颅底部病变(如颞极、额中底部、小脑),而 FLAIR 显示这些部位的病变较 DWI 清晰。DWI 与 FLAIR 技术在评价急性脑梗死病变中具有重要的临床价值,二者结合应用能准确诊断早期梗死,鉴别新旧梗死病灶,指导临床溶栓灌注治疗。

PWI 显示脑梗死病灶比其他 MRI 更早,且可定量分析 CBF。在大多数病例,PWI 与 DWI 表现存在一定差异。在超急性期,PWI 显示的脑组织血流灌注异常区域大于 DWI 的异常信号区,且 DWI 显示的异常信号区多位于病灶中心。缺血半暗带是指围绕异常弥散中心的周围正常弥散组织,它在急性期灌注减少,随病程进展逐渐加重。如不及时治疗,于发病几小时后,DWI 所示异常信号区域将逐渐扩大,与 PWI 所示血流灌注异常区域趋于一致,最后发展为梗死灶。同时应用 PWI 和 DWI,有可能区分可恢复性缺血脑组织与真正的脑梗死(图 6-2、图 6-3)。

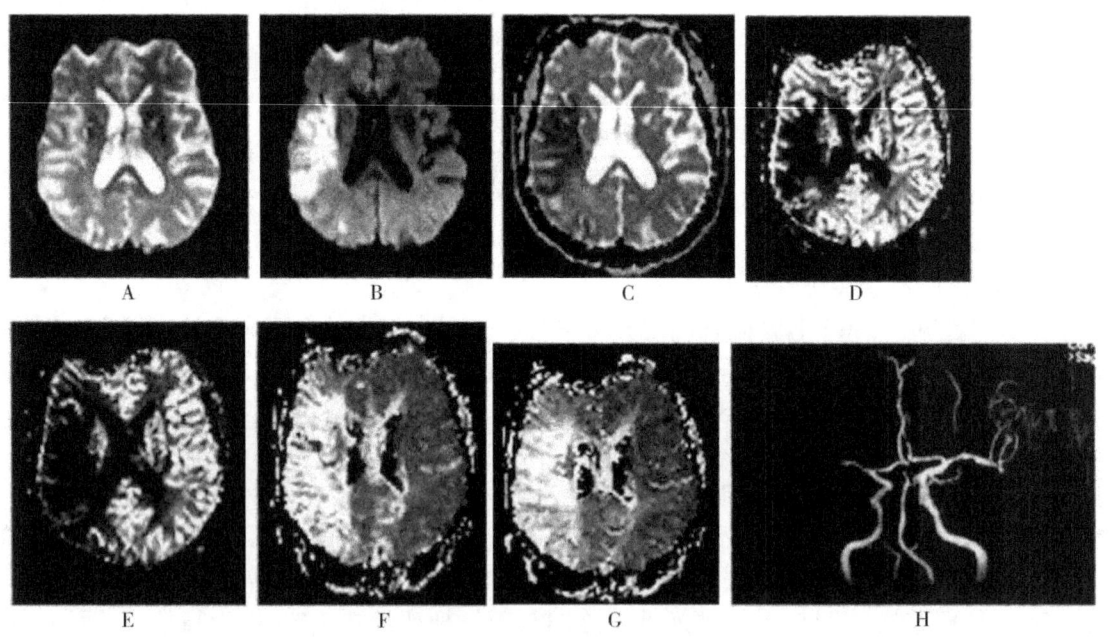

图 6-2 超急性期脑梗死

A. 轴面 DWI(b = 0),右侧大脑中动脉分布区似见高信号;B. DWI(b = 1500)显示右侧大脑中动脉分布区异常高信号;C. ADC 图显示相应区域低信号;D. PWI 显示脑血流量图(CBF)减低;E. PWI 显示 CBV 减低;F. PWI 显示 MTT 延长;G. PWI 显示 TTP 延长;H. MRA 显示右侧 MCA 闭塞

MRS 可区分水质子信号与其他化合物或原子中质子产生的信号,使脑梗死的研究达到细胞代谢水平。这有助于理解脑梗死的病理生理变化,早期诊断,判断预后和疗效。急性脑梗死 ^{31}P-MRS 主要表现

为 PCr 和 ATP 下降，Pi 升高，同时 pH 值（酸碱度）降低。发病后数周 ^{31}P-MRS 的异常信号改变可反映梗死病变不同演变的代谢状况。脑梗死发生 24 小时内，^{1}H-MRS 显示病变区乳酸持续性升高，这与葡萄糖无氧酵解有关。有时可见 NAA 降低，或因髓鞘破坏出现 Cho 升高。

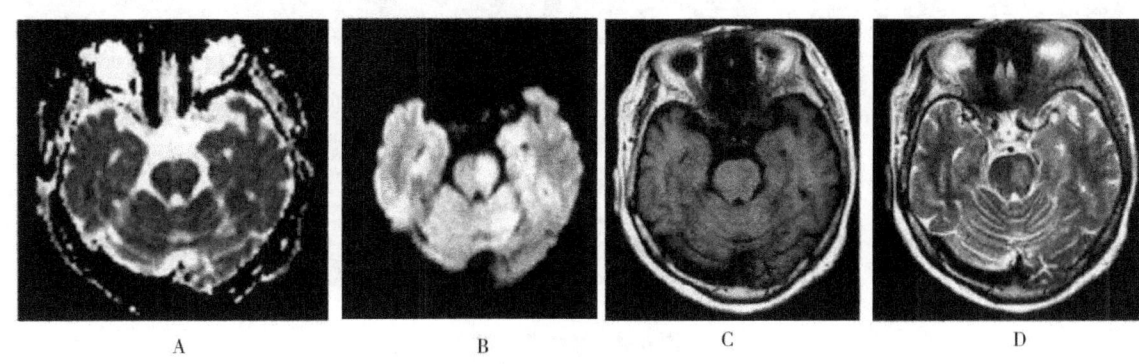

图 6-3　脑桥急性脑梗死

A. 轴面 ADC 图未见明显异常信号；B. DWI 显示左侧脑桥异常高信号；C. 轴面 T_1WI，左侧脑桥似见稍低信号；D. 在 T_2WI，左侧脑桥可见稍高信号

三、静脉窦闭塞

1. 临床表现与病理特征

脑静脉窦血栓是一种特殊类型的脑血管病，分为非感染性与感染性两大类。前者多由外伤、消耗性疾病、某些血液病、妊娠、严重脱水、口服避孕药等所致，后者多继发于头面部感染，以及化脓性脑膜炎、脑脓肿、败血症等疾病。主要临床表现为颅内高压，如头痛、呕吐、视力下降、视盘水肿、偏侧肢体无力、偏瘫等。

本病发病机制和病理变化不同于动脉血栓形成，脑静脉回流障碍和脑脊液吸收障碍是主要改变。若静脉窦完全阻塞并累及大量侧支静脉，或血栓扩展到脑皮质静脉时，出现颅内压增高和脑静脉、脑脊液循环障碍，导致脑水肿、出血、坏死。疾病晚期，严重的静脉血流淤滞和颅内高压将继发动脉血流减慢，导致脑组织缺血、缺氧，甚至梗死。因此，临床表现多样性是病因及病期不同、血栓范围和部位不同，以及继发脑内病变综合作用的结果。

2. MRI 表现

MRI 诊断静脉窦血栓有一定优势，一般不需增强扫描。MRV 可替代血管造影（DSA）检查。脑静脉窦血栓最常发生于上矢状窦，根据形成时间长短，MRI 表现复杂多样（图 6-4），给诊断带来一定困难。急性期静脉窦血栓通常在 T_1WI 呈中等或明显高信号，T_2WI 显示静脉窦内极低信号，而静脉窦壁呈高信号。随着病程延长，T_1WI 及 T_2WI 均呈高信号；有时在 T_1WI，血栓边缘呈高信号，中心呈等信号，这与脑内血肿的演变一致。T_2WI 显示静脉窦内流空信号消失，随病程发展甚至萎缩、闭塞。

需要注意，缩短 TR 时间可使正常人脑静脉窦在 T_1WI 信号增高，与静脉窦血栓混淆。由于磁共振的流入增强效应，在 T_1WI 正常人脑静脉窦可由流空信号变为明亮信号，与静脉窦血栓表现相同。另外，血流缓慢可使静脉窦信号强度增高；颞静脉存在较大逆流，可使部分发育较小的横窦呈高信号；乙状窦和颈静脉球内的涡流也常在 SE 图像呈高信号。因此，对于疑似病例，应通过延长 TR 时间、改变扫描层面，以及 MRV 检查进一步鉴别。

MRV 可反映脑静脉窦的形态和血流状态，对诊断静脉窦血栓具有一定优势。静脉窦血栓的直接征象为受累静脉窦闭塞、不规则狭窄和充盈缺损。由于静脉回流障碍，常见脑表面及深部静脉扩张、静脉血淤滞及侧支循环形成。但是，当存在静脉窦发育不良时，MRI 及 MRV 诊断本病存在困难。对比剂增强 MRV 可得到更清晰的静脉图像，弥补这方面的不足。大脑除了浅静脉系统，还有深静脉系统。后者由 Galen 静脉和基底静脉组成。增强 MRV 显示深静脉比 MRV 更清晰。若 Galen 静脉形成血栓，可见局部引流区域（如双侧丘脑、尾状核、壳核、苍白球）水肿，侧脑室扩大。一般认为 Monro 孔梗阻由水肿造成，而非静脉压升高所致。

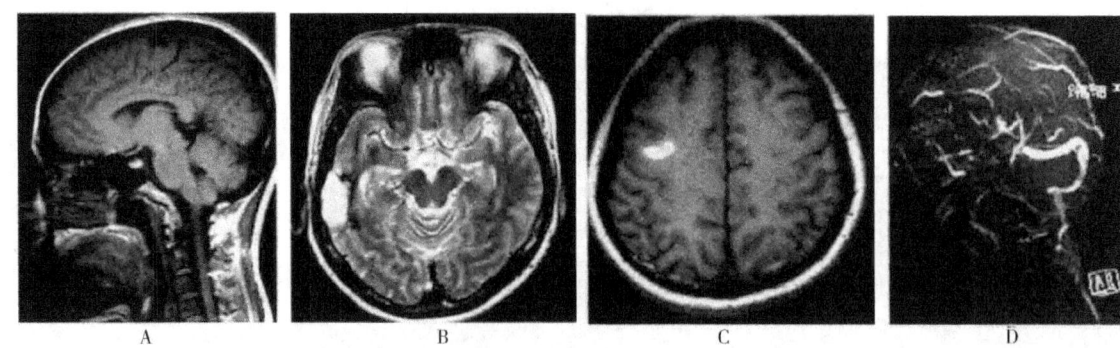

图 6-4　静脉窦闭塞

A. 矢状面 T_1WI 显示上矢状窦中后部异常信号；B. 轴面 T_2WI 显示右颞部长 T_2 信号，周边见低信号（含铁血红素沉积）；C. 轴面 T_1WI 显示右额叶出血灶；D. MRV 显示上矢状窦、右侧横窦及乙状窦闭塞

四、动脉瘤

1. 临床表现与病理特征

脑动脉瘤是脑动脉的局限性扩张，发病率较高。患者主要症状有出血、局灶性神经功能障碍、脑血管痉挛等。绝大多数囊性动脉瘤是先天性血管发育不良和后天获得性脑血管病变共同作用的结果。此外，创伤和感染也可引起动脉瘤，高血压、吸烟、饮酒、滥用可卡因和避孕药、某些遗传因素也被认为与动脉瘤形成有一定关系。

动脉瘤破裂危险因素包括瘤体大小、部位、形状、多发、性别、年龄等。瘤体大小是最主要因素，基底动脉末端动脉瘤最易出血，高血压、吸烟、饮酒增加破裂危险性。32%～52%的蛛网膜下腔出血为动脉瘤破裂引起。治疗时机不同，治疗方法、预后和康复差别很大。对于未破裂的动脉瘤，目前主张早期诊断及早期外科手术。

2. MRI 表现

动脉瘤在 MRI 呈边界清楚的低信号，与动脉相连。血栓形成后，动脉瘤可呈不同信号强度（图 6-5），据此可判断血栓的范围、瘤腔的大小及是否并发出血。瘤腔多位于动脉瘤的中央，呈低信号，如血液滞留可呈高信号。血栓因血红蛋白代谢阶段不同，其信号也不同。

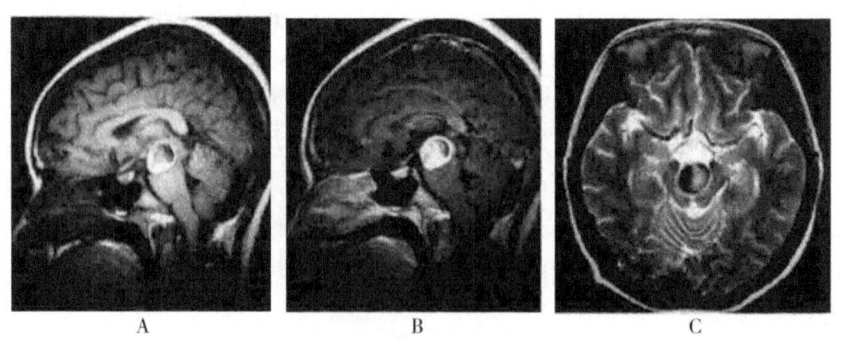

图 6-5　基底动脉动脉瘤

A. 矢状面 T_1WI 显示脚间池圆形混杂信号，可见流动伪影；B. 增强 T_1WI 可见动脉瘤瘤壁强化明显；C. 轴面 T_2WI 显示动脉瘤内混杂低信号

动脉瘤破裂时常伴蛛网膜下腔出血。两侧大脑间裂的蛛网膜下腔出血常与前交通动脉瘤破裂有关，外侧裂的蛛网膜下腔出血常与大脑中动脉动脉瘤破裂有关，第四脑室内血块常与小脑后下动脉动脉瘤破

裂有关，第三脑室或双侧侧脑室内血块常与前交通动脉瘤和大脑中动脉动脉瘤破裂有关。

五、血管畸形

1. 临床表现与病理特征

血管畸形与胚胎发育异常有关，包括动静脉畸形、毛细血管扩张症、海绵状血管瘤（最常见的隐匿性血管畸形）、脑静脉畸形或静脉瘤等。各种脑血管畸形中，动静脉畸形最常见，为迂曲扩张的动脉直接与静脉相连，中间没有毛细血管。畸形血管团大小不等，多发于大脑中动脉系统，幕上多于幕下。由于动静脉畸形存在动静脉短路，使局部脑组织呈低灌注状态，形成缺血或梗死。畸形血管易破裂，引起自发性出血，临床表现为癫痫发作、血管性头痛、进行性神经功能障碍等。

2. MRI 表现

脑动静脉畸形时，MRI 显示脑内流空现象，即低信号环状或线状结构（图 6-6），代表血管内高速血流。在注射 Gd 对比剂后，高速血流的血管通常不增强，而低速血流的血管往往明显增强。GRE 图像有助于评价血管性病变。CT 可见形态不规则、边缘不清楚的等或高密度点状、弧线状血管影，钙化。

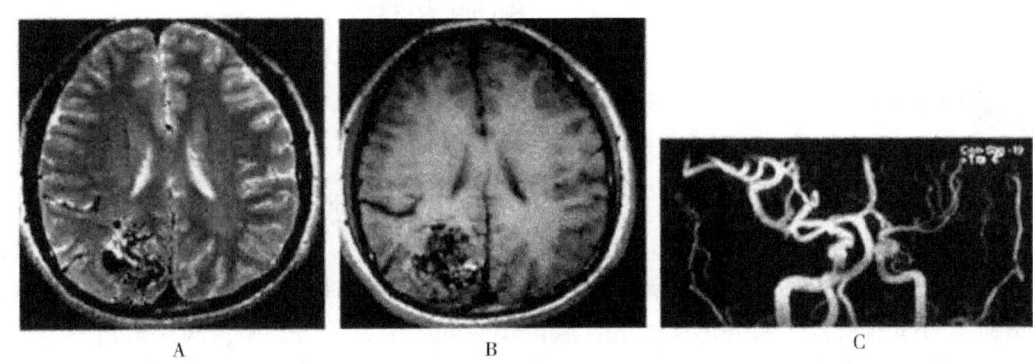

图 6-6 动静脉畸形

A. 轴面 T_2WI 显示右顶叶混杂流空信号及增粗的引流静脉；B. 轴面 T_1WI 显示团状混杂信号；C. MRA 显示异常血管团、供血动脉、引流静脉

中枢神经系统的海绵状血管瘤并不少见。典型 MRI 表现为，在 T_1WI 及 T_2WI，病变呈高信号或混杂信号，部分病例可见桑葚状或网络状结构；在 T_2WI，病灶周边由低信号的含铁血黄素构成。在 GRE 图像，因磁敏感效应增加，低信号更明显，可以提高小海绵状血管瘤的检出率。MRI 的诊断敏感性、特异性及对病灶结构的显示均优于 CT。部分海绵状血管瘤具有生长趋势，MRI 随诊可了解其演变情况。毛细血管扩张症也是脑出血的原因之一。CT 扫描及常规血管造影时，往往为阴性结果。MRI 检查显示微小灶性出血，提示该病；由于含有相对缓慢的血流，注射对比剂后可见病灶增强。

脑静脉畸形或静脉瘤较少引起脑出血，典型 MRI 表现为注射 Gd 对比剂后，病灶呈"水母头"样，经中央髓静脉引流（图 6-7）。合并海绵状血管瘤时，可有出血表现。注射对比剂前，较大的静脉分支在 MRI 呈流空低信号。有时，质子密度像可见线样高或低信号。静脉畸形的血流速度缓慢，MRA 成像时如选择恰当的血流速度，常可显示病变。血管造影检查时，动脉期表现正常，静脉期可见扩张的髓静脉分支。

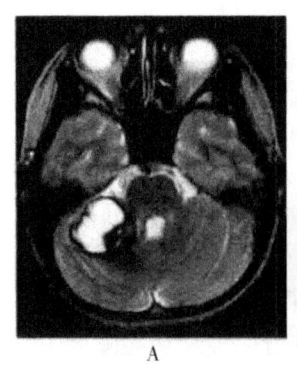
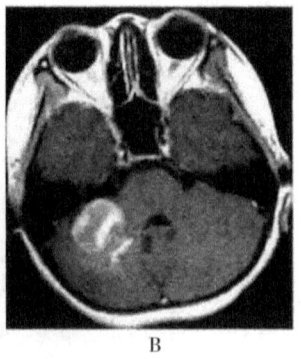

图 6-7 静脉畸形

A. 轴面 T_2WI 显示右侧小脑异常高信号，周边有含铁血黄素沉积（低信号环）；B. 轴面 T_1WI 增强扫描，可见团状出血灶及"水母头"样静脉畸形

第三节 颅脑外伤

一、硬膜外血肿

1. 临床表现与病理特征

硬膜外血肿位于颅骨内板与硬脑膜之间，约占外伤性颅内血肿的 30%。出血来源包括：脑膜中动脉，脑膜中动脉经棘孔入颅后，沿着颅骨内板的脑膜中动脉沟走行，在翼点分两支，均可破裂出血；上矢状窦或横窦，骨折线经静脉窦致出血；障静脉或导血管，颅骨板障内有网状板障静脉和穿透颅骨导血管，损伤后出血沿骨折线流入硬膜外形成血肿；膜前动脉和筛前、筛后动脉；膜中静脉。

急性硬膜外血肿患者常有外伤史，临床容易诊断。慢性硬膜外血肿较少见，占 3.5%~3.9%。其发病机制、临床表现及影像征象与急性血肿有所不同。临床表现以慢性颅内压增高症状为主，症状轻微而持久，如头痛、呕吐及视盘水肿，通常无脑局灶定位体征。

2. MRI 表现

头颅 CT 是最快速、最简单、最准确的诊断方法。其最佳征象为高密度双凸面脑外占位。在 MRI 可见血肿与脑组织之间的细黑线，即移位的硬脑膜（图 6-8）。急性期硬膜外血肿在多数序列与脑皮质信号相同。

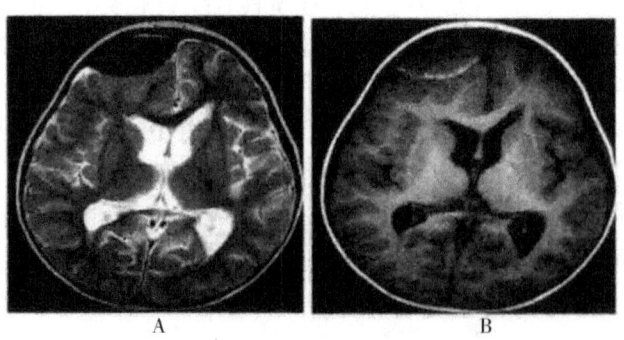

图 6-8 硬膜外血肿

A、B. 轴面 T_2WI 及 T_1WI 显示右额硬膜外双凸状异常信号，其内可见液平面，右额皮质受压明显

3. 鉴别诊断

诊断包括脑膜瘤、转移瘤及硬膜结核瘤。脑膜瘤及硬膜结核瘤均可见明显强化的病灶，而转移瘤可

能伴有邻近颅骨病变。

二、硬膜下血肿

1. 临床表现与病理特征

硬膜下血肿发生于硬脑膜和蛛网膜之间,是最常见的颅内血肿,常由直接颅脑外伤引起,间接外伤亦可。1/3 ~ 1/2 为双侧性血肿。外伤撕裂了横跨硬膜下的桥静脉,导致硬膜下出血。

依照部位不同及进展快慢,临床表现多样。慢性型自外伤到症状出现之间有一静止期,多由皮质小血管或矢状窦房桥静脉损伤所致。血液流入硬膜下间隙并自行凝结。因出血量少,此时可无症状。3 周以后血肿周围形成纤维囊壁,血肿逐渐液化,蛋白分解,囊内渗透压增高,脑脊液渗入囊内,致血肿体积增大,压迫脑组织而出现症状。

2. MRI 表现

CT 诊断主要根据血肿形态、密度及一些间接征象。一般表现为颅骨内板下新月形均匀一致高密度。有些为条带弧状或梭形混合性硬膜外、下血肿,CT 无法分辨。MRI 在显示较小硬膜下血肿和确定血肿范围方面更具优势。冠状面、矢状面 MRI 有助于检出位于颞叶之下中颅凹内血肿、头顶部血肿、大脑镰及靠近小脑幕的血肿(图 6-9)。硬膜在 MRI 呈低信号,有利于确定血肿在硬膜下或是硬膜外。在 FLAIR 序列,硬膜下血肿表现为条弧状、月牙状高信号,与脑回、脑沟分界清楚。

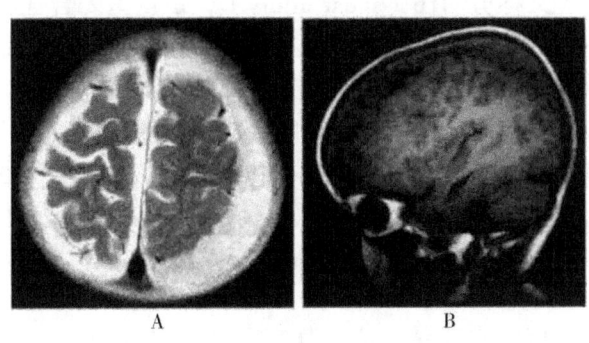

图 6-9 硬膜下血肿

A. 轴面 T_2WI;B. 矢状面 T_1WI 显示左侧额顶骨板下新月形血肿信号

3. 鉴别诊断

主要包括硬膜下水瘤,硬膜下渗出及由慢性脑膜炎、分流术后、低颅压等所致硬脑膜病。

三、外伤性蛛网膜下腔出血

1. 临床表现与病理特征

本病是颅脑损伤后由于脑表面血管破裂或脑挫伤出血进入蛛网膜下腔,并积聚于脑沟、脑裂和脑池。因患者年龄、出血部位、出血量多少不同,临床表现各异。轻者可无症状,重者昏迷。绝大多数病例外伤后数小时内出现脑膜刺激征,表现为剧烈头痛、呕吐、颈项强直等。少数患者早期可出现精神症状。腰椎穿刺脑脊液检查可确诊。

相关病理过程包括血液流入蛛网膜下腔使颅内体积增加,引起颅内压升高;血性脑脊液直接刺激脑膜致化学性脑膜炎;血性脑脊液直接刺激血管或血细胞产生多种血管收缩物质,引起脑血管痉挛,导致脑缺血、脑梗死。

2. MRI 表现

CT 可见蛛网膜下腔高密度,多位于大脑外侧裂、前纵裂池、后纵裂池、鞍上池和环池。但 CT 阳性率随时间推移而减少,外伤 24 小时内 95% 以上,1 周后不足 20%,2 周后几乎为零。而 MRI 在亚急性和慢性期可以弥补 CT 的不足(图 6-10)。在通用路由封装(GRE)T_2WI,蛛网膜下腔出血呈沿脑沟分布的低信号。本病急性期在常规 T_1WI、T_2WI 无特异征象,在 FLAIR 序列则显示脑沟、脑裂、脑池内条弧线状高信号。

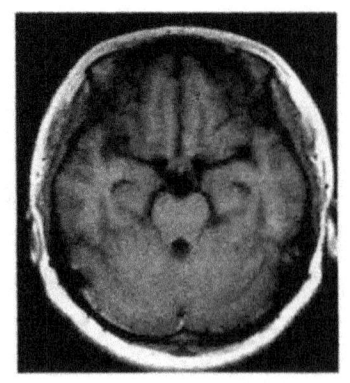

图 6-10　蛛网膜下腔出血

轴面 T_1WI 显示颅后窝蛛网膜下腔线样高信号

四、弥漫性轴索损伤

1. 临床表现与病理特征

脑弥漫性轴索损伤（DAI）又称剪切伤（shear injury），是重型闭合性颅脑损伤病变，临床症状重，死亡率和致残率高。病理改变包括轴索微胶质增生和脱髓鞘改变，伴有或不伴有出血。因神经轴索折曲、断裂，轴浆外溢而形成轴索回缩球，可伴有微胶质细胞簇形成。脑实质胶质细胞不同程度肿胀、变形，血管周围间隙扩大。毛细血管损伤造成脑实质和蛛网膜下腔出血。

DAI 患者表现为意识丧失和显著的神经学损害。大多数在伤后立即发生原发性持久昏迷，无间断清醒期或清醒期短。昏迷的主要原因是广泛性大脑轴索损伤，使皮质与皮质下中枢失去联系，故昏迷时间与轴索损伤的数量和程度有关。临床上将 DAI 分为轻、中、重三型。

2. MRI 表现

CT 见脑组织弥漫性肿胀，灰白质分界不清，其交界处有散在斑点状高密度出血灶，伴有蛛网膜下腔出血。脑室、脑池受压变小，无局部占位征象。MRI 特征包括：①弥漫性脑肿胀：双侧大脑半球皮髓质交界处出现模糊不清的长 T_1、长 T_2 信号，在 FLAIR 序列呈斑点状不均匀中高信号。脑组织呈饱满状，脑沟、裂、池受压变窄或闭塞，且为多脑叶受累。②脑实质出血灶：单发或多发，直径多小于 2.0 cm，均不构成血肿，无明显占位效应，主要分布于胼胝体周围、脑干上端、小脑、基底核区及皮髓质交界部。在急性期呈长 T_1、短 T_2 信号（图 6-11），在亚急性期呈短 T_1、长 T_2 信号，在 FLAIR 呈斑点状高信号。③蛛网膜下腔和（或）脑室出血：蛛网膜下腔出血多见于脑干周围，尤其是四叠体池、环池，以及幕切迹和（或）侧脑室、第三脑室。在出血超急性期或急性期，平扫 T_1WI、T_2WI 显示欠佳，但在亚急性期，呈短 T_1、长 T_2 信号，在 FLAIR 呈高信号。④合并其他损伤：DAI 可合并硬膜外、硬膜下血肿，颅骨骨折。

3. 鉴别诊断

（1）DAI 与脑挫裂伤鉴别：前者出血部位与外力作用无关，出血好发于胼胝体、皮髓质交界区、脑干及小脑等处，呈类圆形或斑点状，直径多 < 2.0 cm；后者出血多见于着力或对冲部位，呈斑片状或不规则形，直径可 > 2.0 cm，常累及皮质。

（2）DAI 与单纯性硬膜外、硬膜下血肿鉴别：DAI 合并的硬膜外、下血肿表现为"梭形"或"新月形"稍高信号，但较局限，占位效应不明显，可能与其出血量较少和弥漫性脑肿胀有关。

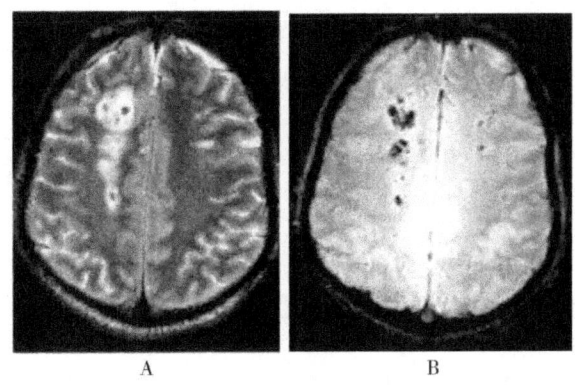

图 6-11 弥漫性轴索损伤

A. 轴面 T_2WI 显示双额灰白质交界区片状长 T_2 异常信号,混杂有点状出血低信号;B. 轴面 GRE 像显示更多斑点状出血低信号

五、脑挫裂伤

1. 临床表现与病理特征

脑挫裂伤是最常见的颅脑损伤之一。脑组织浅层或深层有散在点状出血伴静脉淤血,并脑组织水肿者为脑挫伤,凡有软脑膜、血管及脑组织断裂者称脑裂伤,二者习惯上统称脑挫裂伤。挫裂伤部位以直接接触颅骨粗糙缘的额颞叶多见。脑挫裂伤病情与其部位、范围和程度有关。范围越广、越接近颞底,临床症状越重,预后越差。

2. MRI 表现

MRI 征象复杂多样,与挫裂伤后脑组织出血、水肿及液化有关。对于出血性脑挫裂伤(图 6-12),随着血肿内的血红蛋白演变,即含氧血红蛋白→去氧血红蛋白→正铁血红蛋白→含铁血黄素,病灶的 MRI 信号也随之变化。对于非出血性脑损伤病灶,多表现为长 T_1、长 T_2 信号。由于脑脊液流动伪影,或与相邻脑皮质产生部分容积效应,位于大脑皮质、灰白质交界处的病灶不易显示,且难鉴别水肿与软化。FLAIR 序列抑制自由水,显示结合水,在评估脑挫裂伤时,对确定病变范围、检出重要功能区的小病灶、了解是否合并蛛网膜下腔出血有重要的临床价值。

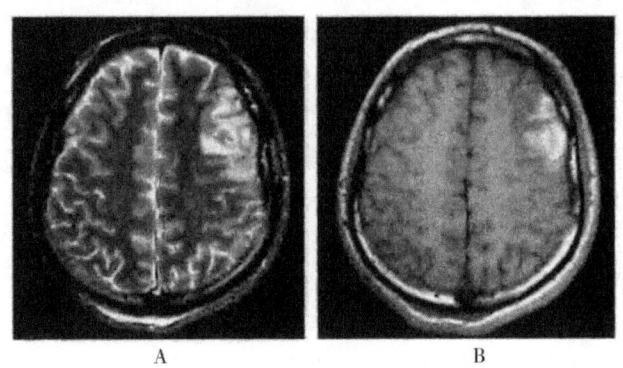

图 6-12 脑挫裂伤

A、B. 轴面 T_2WI 及 T_1WI 显示左额叶不规则形长 T_2 混杂信号及短 T_1 出血信号

第七章 心血管疾病 MRI 诊断

第一节 先天性心脏病

先天性心脏病是儿童最常见的心脏疾病，每年新增病例约 20 万人。长期以来，心血管造影是先天性心脏病诊断的"金标准"，但存在有创性、受对比剂剂量和投照体位限制以及解剖结构的影像重叠等问题。目前，无创性影像学检查方法如超声心动图已可完成大多数较为简单的先天性心脏病的诊断。多排螺旋 CT 以及高场强 MRI 心脏专用机的出现，使先天性心脏病的诊断有了突破性进展。心脏 MRI 较之多排螺旋 CT 具有无 X 线辐射、无严重对比剂反应的优势，正在成为先天性心脏病最佳的无创性检查技术。

一、房间隔缺损

房间隔缺损（atrial septal defect，ASD）是指因胚胎期原始房间隔发育、融合、吸收异常导致的房间孔残留，发病率约占先天性心脏病的 12%～22%。

（一）临床表现与病理特征

ASD 早期可无症状，活动量也无明显变化。部分患儿发育缓慢，心慌气短，并易患呼吸道感染。青少年期逐渐形成肺动脉高压，随着肺动脉压力的逐步增高，可出现心房水平右向左分流，发展为 Eisenmenger 综合征，可出现发绀、咯血及活动后昏厥等症状。听诊于胸骨左缘 2～3 肋间可闻及 2～3 级收缩期吹风样杂音，肺动脉第二音亢进。心电图示 P 波高尖，电轴右偏。

ASD 可分为 I 孔型（也可称原发孔型，属于部分型心内膜垫缺损）和 II 孔型（也称继发孔型）。II 孔型 ASD 为胚胎发育第四周时，原始第一房间隔吸收过度和（或）第二房间隔发育不良所导致的房间孔残留。ASD 根据发生部位可分为中央型（缺损位于房间隔中央卵圆窝处）、下腔型（缺损位于房间隔后下方与下腔静脉相延续）、上腔型（缺损位于房间隔后上方）及混合型（常为巨大缺损），以中央型最为常见，约占 75%。由于左房平均压（8～10 mmHg）高于右房平均压（4～5 mmHg），ASD 时即出现房水平左向右分流，使右心房、室及肺动脉内血流量增加，右心房室因容量负荷增加而增大，肺动脉增粗。

（二）MRI 表现

MRI 表现为房间隔的连续性中断，但因房间隔结构菲薄，黑血序列或常规 SE 序列受容积效应的影响，常不能明确诊断且容易漏诊。在亮血序列横轴面或垂直于房间隔的心室长轴位（即四腔位）可明确缺损的类型及大小，是显示 ASD 的最佳体位和序列。还可在薄层（以 3～5 mm 为宜）的心脏短轴像和冠状面显示ASD与腔静脉的关系，并确定ASD大小。其他征象包括继发的右心房室增大、右室壁增厚及主肺动脉扩张（图7-1）。

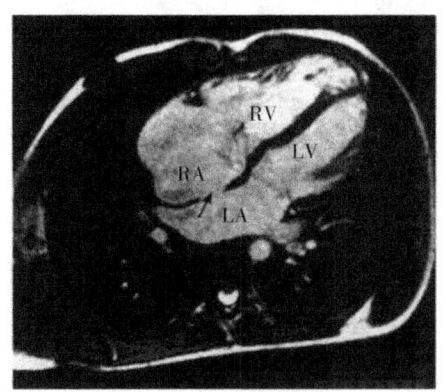

图7-1 房间隔缺损

True FISP亮血序列四腔心MRI，箭头指示RA和LA之间的房间隔信号连续性中断，右心房及右心室增大

（三）鉴别诊断

本病病理改变相对简单，只要扫描层面适当，对于具备GRE亮血序列的高场强MRI设备，诊断不难。

二、室间隔缺损

室间隔缺损（ventricular septal defect，VSD）是指胚胎第8周，心室间隔发育不全或停滞，从而形成左、右心室间的异常交通，约占先天性心脏病的20%~25%。

（一）临床表现与病理特征

患儿发育差、心悸、气短、易感冒及易发生肺内感染。听诊于胸骨左缘3~4肋间可闻及收缩期杂音，部分病例心前区可触及收缩期震颤，心电图示双室肥厚。发生肺动脉高压后，肺动脉瓣区第二心音亢进、分裂，患儿活动后口唇、指趾发绀。

VSD分类方法较多，根据病理解剖并结合外科治疗实际，可分为三型。①漏斗部VSD可分为：干下型，位置较高，紧邻肺动脉瓣环，缺损上缘无肌组织，缺损在左室面位于主动脉右窦下方，易合并右瓣脱垂，造成主动脉瓣关闭不全；嵴内型，位于室上嵴内，与肺动脉瓣环之间有肌肉相隔。②膜周部VSD，根据缺损累及范围可分为：嵴下型，缺损累及膜部和一部分室上嵴；单纯膜部缺损，缺损仅限于膜部室间隔，周边为纤维组织，缺损较小；隔瓣后型，位置较嵴下型更靠后，被三尖瓣隔瓣所覆盖，又称流入道型缺损。③肌部VSD可位于肌部室间隔的任何部位，靠近心尖者为多，部分为多发。

正常生理状态下，右心室内压力约为左心室内压力的1/4。VSD时，由于存在左右心室间巨大的压力阶差，即产生心室水平的左向右分流，致使左、右心室容量负荷增大，心腔扩大。分流所造成的肺循环血量增加使肺血管内阻力升高，血管内膜及中层增厚，使肺动脉及右心室压力逐渐升高，造成肺动脉高压。当右心室压力接近左心室压力时，心室水平即出现双向，甚至右向左为主的双向分流，患者出现发绀，即Eisenmenger综合征。

（二）MRI表现

MRI可直接显示VSD及其缺损大小和部位，并可对并发于不同类型VSD的主动脉瓣脱垂及膜部瘤等做出诊断。连续横轴面扫描是显示VSD大小、部位的基本体位。根据缺损类型，还可辅以其他体位，以更好地显示缺损形态，判断缺损的扩展方向。例如，隔瓣后VSD于四腔位显示最佳。干下型及嵴内型VSD若加做左室短轴位扫描，对显示缺损最为有利，同时还应行左心室双口位电影扫描以判断是否并发主动脉瓣脱垂所造成的主动脉瓣关闭不全。而斜矢状面扫描有助于判断肺动脉根部下方有无室上嵴肌性结构的存在，是鉴别膜周部和嵴上型缺损的重要方法。此外，MRI还可显示左、右心室腔扩大，室壁肥厚，主肺动脉扩张等间接征象（图7-2）。

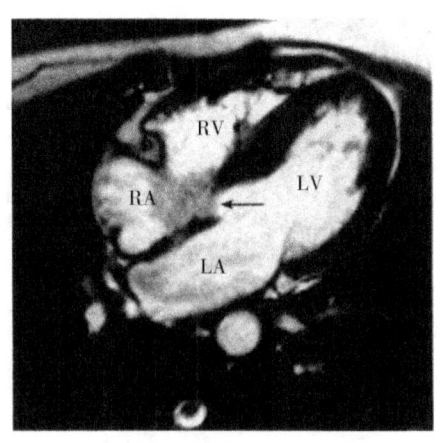

图7-2 室间隔缺损

True FISP 亮血序列四腔心位 MRI，箭头指示室间隔连续性中断，右心房及右心室增大

（三）鉴别诊断

绝大多数单纯 VSD 只要按上述检查方法扫描，即可定性定位诊断。但 VSD 常与其他先天性心血管畸形形成复合畸形，或者构成复杂畸形的组成部分。此时判断是单纯 VSD 还是合并其他畸形，或是复杂心血管畸形，有赖于更为全面的磁共振检查（包括 MRA）以及诊断医师对先天性心脏病的理解及经验。

三、动脉导管未闭

动脉导管由胚胎左侧第六主动脉弓的背部发育演变而来，胎儿期为连接主动脉与肺动脉的正常血管结构。胎儿肺脏处于不张状态，肺动脉内血液经动脉导管流入主动脉完成胎儿的全身血液循环。动脉导管中层为弹力纤维结构，胎儿出生后肺膨胀，肺血管床阻力下降，肺循环形成，动脉导管即开始收缩并逐渐闭锁，退化为动脉韧带。动脉导管绝大多数于半年内闭锁，少数可延迟至一年，持续不闭锁者即为动脉导管未闭（patent ductus arteriosus，PDA）。本病可单发，也可与 VSD、三尖瓣闭锁、主动脉弓缩窄等合并发生，更为主动脉弓离断的必要组成部分。PDA 的发病率约占先天性心脏病的 12%～15%，男女比例约 1∶3。

（一）临床表现与病理特征

在动脉导管管径较细，主-肺动脉间分流量少时，患儿可无明显临床症状，动脉导管管径粗，分流量大时，可出现活动后心悸、气短以及反复的呼吸道感染。大多数患儿听诊于胸骨左缘 2～3 肋间可闻及双期粗糙的连续性杂音，并可触及震颤，心电图示左室肥厚、双室肥厚。合并肺动脉高压时杂音常不典型，甚至无杂音，但肺动脉第二音亢进明显，并可出现分界性发绀及杵状指。

动脉导管位于主动脉峡部的小弯侧与主肺动脉远端近分叉部之间。根据导管形态，一般分为四型：①管型，动脉导管的主动脉端与肺动脉端粗细基本相等，也可称圆柱型；②漏斗型，动脉导管的主动脉端粗大扩张，而肺动脉端逐渐移行变细，呈漏斗状，此型最为常见；③缺损型，动脉导管甚短或无长度，状如缺损，也称窗型；④动脉瘤型，此型甚为少见，动脉导管如动脉瘤样扩张膨大，考虑与动脉导管中层弹力纤维发育不良有关。

正常情况下，主动脉与肺动脉间存在着相当悬殊的压力阶差。PDA 时，体循环血液将通过未闭之动脉导管持续向肺循环分流，致使左心室容量负荷增加，导致左心室肥厚扩张。长期的肺循环血流量增加将引起广泛肺小动脉的器质性改变，造成肺动脉压力进行性升高，右心室因阻力负荷增加而肥厚扩张。当肺动脉压接近甚或超过主动脉压时，将出现双向或右向左为主的双向分流，此时临床上出现发绀，往往以分界性发绀（即下肢发绀更重）更为常见。

（二）MRI 表现

黑血序列横轴面及左斜矢状面可显示主动脉峡部与左肺动脉起始部间经动脉导管直接连通。亮血序列显示动脉导管更敏感，对于细小或管状扭曲的动脉导管，可薄层（3～5mm）扫描后逐层观察。心脏 MRI 电影可显示分流方向，并粗略估计分流量。3D CE MRA 可清晰显示动脉导管形态，明确分型，测量动脉导管主动脉端及肺动脉端的径线。此外，横轴面 MRI 还可显示左心房室增大，升主动脉、主肺动脉及左、右肺动脉扩张等间接征象（图 7-3）。

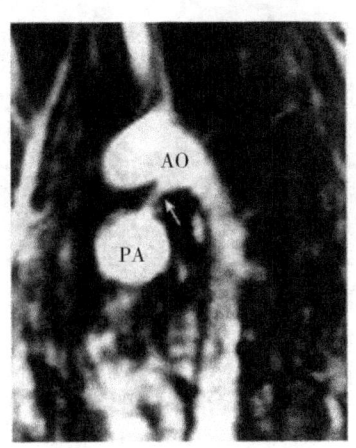

图 7-3　动脉导管未闭

CE MRA 经 MPR 斜矢状面重组图像，箭头显示主肺动脉远端与主动脉弓降部间呈漏斗形之未闭动脉导管

（三）鉴别诊断

PDA 的 MRI 检查方法多样，综合使用可对该病做出明确诊断，不存在过多鉴别诊断问题。

四、心内膜垫缺损

心内膜垫缺损（complete endocardial cushion defect，ECD）亦称房室通道畸形，是由于胚胎期腹背侧心内膜垫融合不全，原发孔房间隔发育停顿或吸收过多和室间孔持久存在所致的一组先天性心内复杂畸形群，包括原发孔 ASD 以及室间隔膜部、二尖瓣前瓣、三尖瓣隔瓣的发育异常。其发病率占先天性心脏病的 0.9%～6%。

（一）临床表现与病理特征

患儿一般发育差，心悸气短，易患呼吸道感染。胸骨左缘 3～4 肋间闻及 3 级收缩期杂音，可出现肺动脉瓣区第二音亢进，大部分病例心尖二尖瓣听诊区亦可闻及 3 级全收缩期杂音。心电图有较为特异性的表现，多为一度房室传导阻滞，P-R 间期延长，或右束支传导阻滞。

根据病理特征，ECD 一般分型如下。①部分型 ECD，Ⅰ孔型 ASD 合并不同程度的房室瓣断裂，房室瓣环下移，二、三尖瓣均直接附着在室间隔上，瓣下无 VSD。②完全型 ECD，Ⅰ孔型 ASD，房室瓣完全断裂，左右断裂的房室瓣形成前共瓣及后共瓣，前后共瓣不附着于室间隔，而是形成漂浮瓣叶，以腱索与室间隔相连，瓣下有 VSD。③过渡型 ECD，介于部分型和完全型之间，房室瓣部分直接附着部分借腱索附于室间隔上，瓣下只有很小的 VSD。④心内膜垫型 VSD，包括左室右房通道及心内膜垫型 VSD。

ECD 是由于心内膜垫发育异常所致的一系列心内复合畸形。病理改变不同，血流动力学改变也不同。单纯Ⅰ孔型 ASD 的临床表现与Ⅱ孔型 ASD 大致相同，而完全型 ECD 则会因房室间隔缺损及共同房室瓣关闭不全造成严重的肺循环高压，进而导致心力衰竭。

（二）MRI 表现

亮血序列横轴面或四腔位 MRI 显示房间隔下部连续性中断（即Ⅰ孔型 ASD），缺损无下缘，直抵房室瓣环。二尖瓣前叶下移，左室流出道狭长。完全型 ECD 表现为十字交叉消失，左右房室瓣环融为一体，形成一共同房室瓣，其上为Ⅰ孔型 ASD，其下为膜部 VSD。左室-右房通道则表现为左室、右房间直接相通。间接征象包括以右心房室增大为主的全心扩大、右心室壁增厚、中心肺动脉扩张等。MRI电影显示房室瓣区异常反流信号（图7-4）。

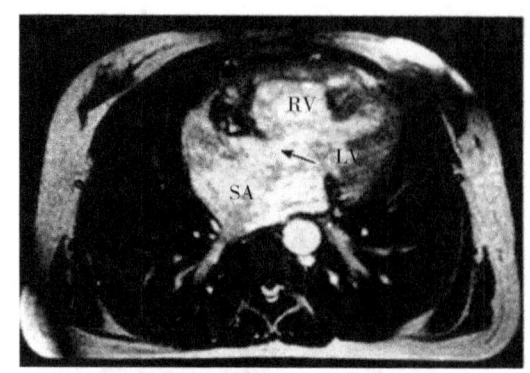

图 7-4　心内膜垫缺损（合并单心房）

True FISP 序列横轴面亮血图像，显示心脏十字交叉结构消失，房间隔缺如，左右房室瓣融合为共同大瓣（该病例房间隔完全缺如，为单心房 SA）

（三）鉴别诊断

表现为单纯Ⅰ孔型 ASD 的部分型 ECD 应与Ⅱ孔型 ASD 鉴别。掌握两型 ASD 的发生部位，鉴别不难。

五、先天性肺动脉狭窄

先天性肺动脉狭窄（pulmonary stenosis，PS）甚为常见，约占先天性心脏病的 10%～18%，居第四位。

（一）临床表现与病理特征

轻度至中度狭窄患儿，早期并无临床症状，常在体检时发现杂音进而做出诊断。随着年龄增长可逐渐出现运动后心悸气短等症状。重度狭窄者早期即可出现上述症状，伴卵圆孔未闭者可出现活动后发绀。听诊于胸骨左缘 2～3 肋间肺动脉瓣听诊区可闻及收缩期喷射状杂音，可伴震颤，肺动脉第二音减弱或消失。心电图呈右心室肥厚改变，三尖瓣关闭不全时伴右心房扩大。

PS 根据狭窄部位不同可分为四型。①瓣膜型狭窄最为常见，约占先天性心脏病的 10%。瓣膜在交界处融合成圆锥状，向肺动脉内凸出，中心为圆形或不规则形瓣口。瓣膜增厚，瓣口处显著。瓣叶多为 3 个，少数为 2 个。漏斗部正常或因肌肥厚造成继发狭窄，肺动脉主干有不同程度的狭窄后扩张。部分病例可有瓣膜及瓣环发育不全，表现为瓣环小，瓣叶僵硬、发育不全，常合并 ASD、VSD、PDA 等。②瓣下型狭窄，单纯瓣下型狭窄即漏斗部狭窄较为少见，可分为隔膜型狭窄和管状狭窄。前者表现为边缘增厚的纤维内膜，常在漏斗部下方形成纤维环或膜状狭窄；后者由右室室上嵴及壁束肌肥厚形成，常合并心内膜纤维硬化。③瓣上型狭窄可累及肺动脉干、左右肺动脉及其分支，单发或多发，占先天性心脏病的 2%～4%。半数以上病例合并间隔缺损、PDA 等其他畸形。④混合型狭窄，上述类型并存，以肺动脉瓣狭窄合并漏斗部狭窄常见。

肺动脉的狭窄导致右心系统排血受阻，右心室阻力负荷增大，右心室压增高，右心室肥厚。轻至中度狭窄病例通常不影响心排出量。重度狭窄心排出量下降，肺血流量减少。重症病例由于右心室压力增高，右心室肥厚，顺应性下降，继而三尖瓣关闭不全，右心房压力增高，伴有卵圆孔时即可出现心房水平右向左分流。

（二）MRI 表现

黑血及亮血序列轴面、斜冠状面和左前斜垂直室间隔心室短轴像可显示右室流出道、主肺动脉、左右肺动脉主干的狭窄部位、程度和累及长度。单纯瓣膜狭窄时可见主肺动脉的狭窄后扩张。MRI 电影可显示肺动脉瓣环发育情况、瓣叶数量及狭窄程度，可见与心血管造影表现相似的粘连的瓣口开放受限形成的"圆顶"征及低信号血流喷射征。CE MRA 不仅可直接显示右室流出道,测量中心肺动脉狭窄程度,还可通过重组图像逐一显示段级以上周围肺动脉狭窄,其评价肺动脉发育情况的能力已接近传统的心血管造影(图 7-5)。

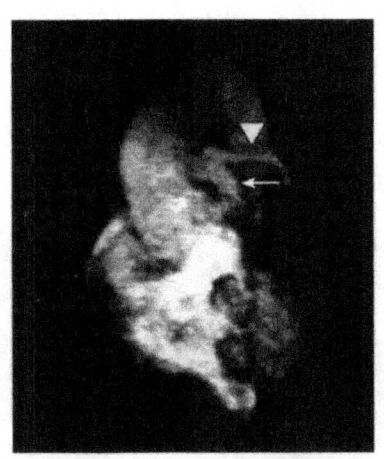

图 7-5 先天性肺动脉狭窄

CE MRA 后 MIP 重组正面观,显示肺动脉瓣环、主肺动脉及左肺动脉重度狭窄,长箭头所指为主肺动脉,短箭头所指为左肺动脉

(三)鉴别诊断

MRI 可做出准确的分型诊断并评估病变的严重程度,还可显示并发畸形,是诊断本病最有效的无创性检查手段,一般不存在过多的鉴别诊断。

六、法洛四联症

法洛四联症(tetralogy of Fallot,TOF)是最常见的发绀,属先天性心脏病,占先天性心脏病的 12%~14%。该病属于圆锥动脉干的发育畸形,为圆锥动脉干分隔、旋转异常及圆锥间隔与窦部室间隔对合不良所致。Fallot 于 1898 年首先对其病理解剖及临床特征进行了系统的阐述,故该病以其姓氏命名。

(一)临床表现与病理特征

患儿出生半年内即表现发绀,气促,喜蹲踞,好发肺内炎症。重症者活动后缺氧昏厥。查体见杵状指趾,听诊于胸骨左缘 2~4 肋间可闻及较响亮的收缩期杂音,胸前区可触及震颤,肺动脉第二音明显减弱,心电图示右心室肥厚。

TOF 包括四种畸形:①肺动脉狭窄,均有漏斗部狭窄,并以漏斗部并肺动脉瓣狭窄常见,还可出现肺动脉瓣上狭窄、主肺动脉干发育不全及左右肺动脉分叉部狭窄。漏斗部狭窄常较局限,严重者形成纤维环状漏斗口,其与肺动脉瓣间可形成大小不等的第三心室,有时漏斗部弥漫狭窄呈管状。瓣膜狭窄表现为瓣膜的融合粘连,成人患者瓣膜增厚,可有钙化及赘生物。约半数以上患者肺动脉瓣为二瓣畸形,瓣叶冗长。②高位 VSD、TOF 的 VSD 有两种类型,第一种最常见,占 90% 以上,是在圆锥动脉干发育较好,漏斗部形态完整的情况下,因胚胎发育时圆锥间隔前移与窦部室间隔对合不良所致,缺损位于室上嵴下方,为嵴下型 VSD。第二种为肺动脉圆锥的重度发育不良,造成漏斗部间隔部分缺如,形成漏斗部 VSD,缺损还可位于肺动脉瓣下,形成干下型 VSD。③主动脉骑跨,主动脉根部向前、向右方移位造成主动脉骑跨于 VSD 上方,但主动脉与二尖瓣前叶间仍存纤维联系。骑跨一般为轻至中度,一般不超过 75%。④右心室肥厚为 VSD 及肺动脉瓣狭窄的继发改变,肥厚程度超过左心室。卵圆孔未闭和 Ⅱ 孔型 ASD 是 TOF 最常见的并发畸形,发生率在 60%~90%。此外,约 30% 的患者合并右位主动脉弓及右位降主动脉,头臂动脉呈镜面型,部分病例合并永存左上腔静脉和 PDA。

本病的 VSD 一般较大,因此左右心室内压力接近。肺动脉狭窄造成的右心室排血受阻是心室水平右向左分流、体循环血氧饱和度下降及肺动脉内血流量减少等血流动力学异常的根本原因。肺动脉狭窄越重，肺血流量越少，右向左分流量越大，右心室肥厚越重。

（二）MRI 表现

横轴面和斜冠状面黑血、亮血 MRI，结合 MRI 电影可显示右室漏斗部及肺动脉瓣，并观察肺动脉瓣环、主肺动脉及左右肺动脉起始部的发育情况。横轴面、四腔心黑血、亮血 MRI 可观察高位 VSD 的大小和部位，判断右心室壁肥厚的程度，薄层扫描可观察并存的肌部小 VSD。横轴面和心室短轴像可显示升主动脉扩张，判断主动脉骑跨程度。此外，CE MRA 重组图像可直观显示两大动脉的空间关系，包括主肺动脉、左右肺动脉主干及分支的发育情况和狭窄程度（图 7-6）。

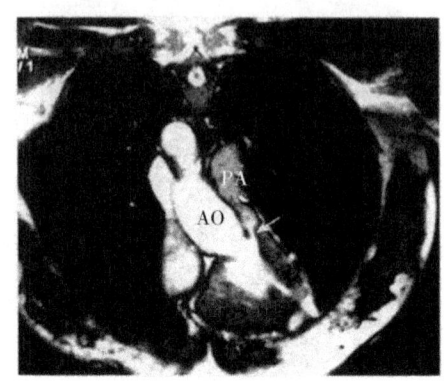

图 7-6　法洛四联症

MRI 斜横轴面，显示右室流出道、肺动脉瓣环及瓣上重度狭窄，右心室肥厚

（三）鉴别诊断

本病主动脉骑跨程度较大时，应与经典的右室双出口鉴别。此时应在垂直室间隔流出道的左室长轴位（即左室双口位）扫描亮血 MRI 或电影 MRI，以确定主动脉窦与二尖瓣前叶之间是否存在纤维连接，并以此除外法洛四联症型右室双出口。

七、完全型大动脉错位

完全型大动脉错位（complete transposition of great arteries，TGA）是常见的发绀，属先天性心脏病之一，常引起婴幼儿早期死亡，约占先天性心脏病的 8%。

（一）临床表现与病理特征

该病以生后重度发绀、气促和早期发生心力衰竭为临床特征。生后半年几乎所有病例发生杵状指（趾）。听诊肺动脉第二音亢进，合并 VSD 的病例胸骨左缘下部可闻及收缩期杂音。心电图表现为左、右心室肥厚或双心室肥厚。

TGA 为胚胎早期圆锥部旋转和吸收异常所致的大动脉起始部畸形。其胚胎学基础是主动脉下圆锥保留，肺动脉下圆锥吸收，以及与正常方向相反的圆锥逆向旋转形成的房室连接相适应情况下（即右、左心房分别与右、左心室连接），主动脉和肺动脉分别起自形态学的右和左心室，即心室与大动脉连接不相适应。主动脉瓣及瓣下圆锥向前上方旋转移动，肺动脉瓣口后下方移动，使主动脉位于肺动脉前方。根据旋转程度不同，主动脉位于肺动脉右前方者形成右位型异位（约占 60%），主动脉位于肺动脉左前方者则形成左位型异位（约占 40%）。

由于 TGA 表现为心房与心室间的相适应连接，以及心室与大动脉间的不相适应连接（即接受回心体静脉血液的右心室发出主动脉，接受氧合肺静脉血的左心室发出肺动脉），所以体、肺循环形成两个相互隔绝的循环系统。因无氧合血液供应心、脑、肾等脏器，生后必然伴有体、肺循环间的分流通道，如 VSD、ASD、卵圆孔未闭及 PDA 等维持生命。因全身各器官均严重缺氧，使心排量增大，心脏负荷加重，心脏增大及心力衰竭发生较早。

根据并存畸形及临床特点，该病分为两型：①单纯 TGA，占 1/2 左右。室间隔完整，体、肺循环借助卵圆孔未闭或 ASD、PDA 沟通。患儿低氧血症严重，大部分早期夭亡。②合并 VSD 的 TGA。VSD 大小不一，约 1/3 为小 VSD，此时体、肺循环仍主要借助卵圆孔未闭或 ASD、PDA 沟通，患者多早期夭折。大 VSD 可发生于膜周部、嵴上内或肌部室间隔（常为多发）。约 5% 合并肺动脉瓣或瓣下狭窄，还可合并肺动脉瓣和肺动脉发育不全，少数病例合并 ECD。

（二）MRI 表现

MRI 诊断的关键在于明确两大动脉的空间位置关系及其与左右心室的连接关系。MRI 可显示心内细微解剖结构，因此可依据左、右心室的形态特征判断与主、肺动脉相连接者是否为解剖学的右心室及左心室，再通过 MRI 所显示的左、右心房形态特征判断房室间是否为相适应连接，并明确房室位置关系。

心脏各房室的 MRI 判断标准如下：右心室，肌小梁粗糙，存在肌性流出道；左心室，肌小梁细腻光滑，无肌性流出道；右心房，其右心耳呈基底宽大的钝三角形，梳状肌结构多且明显；左心房，其左心耳狭长呈拇指状，形态较不规则。此外，无其他心内畸形时也可根据腔静脉与右心房连接、肺静脉与左心房相连参考判定左右心房。

黑血及亮血 MRI 标准横轴面，结合冠状面、矢状面 MRI 为基本观察层面，可以显示两大动脉与左右心室的连接异常及相适应的房室连接，并判断主动脉瓣下的肌性流出道及肺动脉瓣与二尖瓣前叶的纤维连接。此外，四腔位可明确显示并存的房、室间隔缺损，CE MRA 可显示并存的 PDA。MRI 电影可显示缺损大小、位置、血流方向以及是否并存肺动脉狭窄，并进行心功能评价（图 7-7）。

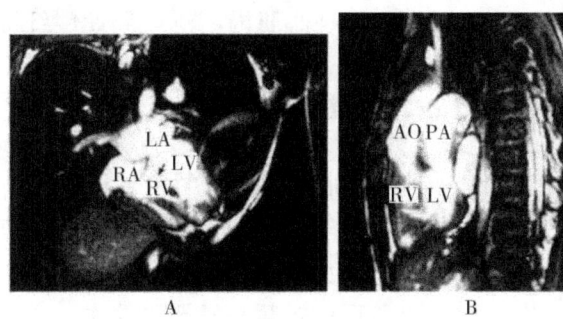

图 7-7 完全型大动脉错位

A. True FISP 亮血序列四腔心层面显示房室连接关系正常，箭头显示室间隔缺损；B. 主动脉与右心室连接，位于前方，肺动脉与左心室连接，位于后方

（三）鉴别诊断

MRI 可明确诊断本病，充分显示各种解剖畸形后，一般无过多的鉴别诊断。

第二节 缺血性心脏病

缺血性心脏病是指由于冠状动脉阻塞所造成的心肌缺血、心肌梗死以及由此导致的一系列心脏形态及功能改变。心脏 MRI 可对缺血性心脏病进行全面的检查，包括形态学、局部及整体心功能评价、心肌灌注成像、心肌活性检查，正在成为一项能够全面、准确地评价缺血性心脏病的现代影像技术。

一、心肌缺血

心脏的血液供应主要由冠状动脉提供，冠状动脉各支分布供应不同的心脏节段，前降支供应左心室前壁、室间隔中段和尖段，回旋支供应左心室后壁，右冠状动脉供应右心室及左心室下壁、室间隔基底段。左心室下壁尖段由前降支和右冠状动脉双重供血，左心室侧壁尖段由回旋支和前降支双重供血。冠状动脉阻塞是心肌缺血的根本原因。严重缺血时，心肌缺氧所造成的各类致痛因子如缓激肽、前列腺素等的释放将导致心绞痛。

（一）临床表现与病理特征

临床表现为心前区可波及左肩臂或至颈咽部的压迫或紧缩性疼痛，也可有烧灼感。其诱因常为剧烈体力活动或情绪激动，也可由寒冷、吸烟、心动过速等诱发。疼痛出现后逐步加重，一般于5分钟内随着停止诱发症状的活动或服用硝酸甘油缓解逐步消失。根据临床特征的不同，心绞痛可分为稳定型心绞痛、变异型心绞痛及不稳定型心绞痛。但无论哪种类型的心绞痛，其疼痛强度均较心肌梗死轻，持续时间较短。

心肌缺血最常见的原因是由动脉粥样硬化斑块造成的冠状动脉狭窄，这类狭窄大多分布于心外膜下的大冠状动脉。动脉硬化斑块早期由血管内皮细胞受损、平滑肌细胞增殖内移发展而来，进而发生内皮下脂质沉积、纤维结缔组织增生。斑块阻塞面积在40%以下时，基本不影响心肌灌注，一般无临床症状。随着斑块阻塞面积的加大，在冠状动脉轻至中度狭窄（阻塞面积为50%～80%）时，静息状态下狭窄冠脉远端的阻力血管将发生不同程度的扩张以维持相当的心肌灌注，静息状态下无明显临床表现。重度的冠脉狭窄（阻塞面积90%左右）则静息时亦无法保证适当的心肌灌注，在静息时就可出现灌注异常，临床上出现静息痛。除冠状动脉粥样硬化外，心肌缺血还有以下病因：①冠状血管神经、代谢及体液调节紊乱导致的冠状动脉痉挛；②冠状动脉微血管内皮功能状态异常导致的心肌灌注下降；③冠状动脉炎症、先天发育畸形及栓子栓塞。

（二）MRI 表现

心肌缺血严重（即缺血性心肌病）时，可出现心肌内广泛或局灶性纤维结缔组织增生、局部或整体心肌变薄、心腔扩大等改变。MRI可显示相应形态异常。但在大多数情况下，心肌缺血仅表现为功能性心肌灌注异常。根据缺血程度不同，MRI心肌灌注可表现为：①静息状态各段心肌灌注正常，负荷状态心内膜下心肌或全层心肌透壁性灌注减低或缺损（图7-8）；②静息状态缺血心肌灌注减低或延迟，负荷状态灌注缺损（图7-9）；③静息状态缺血心肌灌注缺损（图7-10）。灌注异常区域多数与冠脉供血区相吻合，与核素心肌灌注检查的符合率达87%～100%，与目前仍作为冠心病诊断"金标准"的X线冠状动脉造影的诊断符合率为79%～87.5%。此外，严重心肌缺血时（如长时间心肌严重缺血，心肌细胞结构完整但局部室壁减弱或消失，称心肌冬眠；短暂心肌严重缺血，心肌结构未损害但收缩功能需较长时间恢复，称心肌顿抑），MRI心脏电影可发现心室壁运动异常，平行于室间隔长轴位、垂直于室间隔长轴位及无间隔连续左心室短轴位检查可准确判断运动异常的室壁范围。

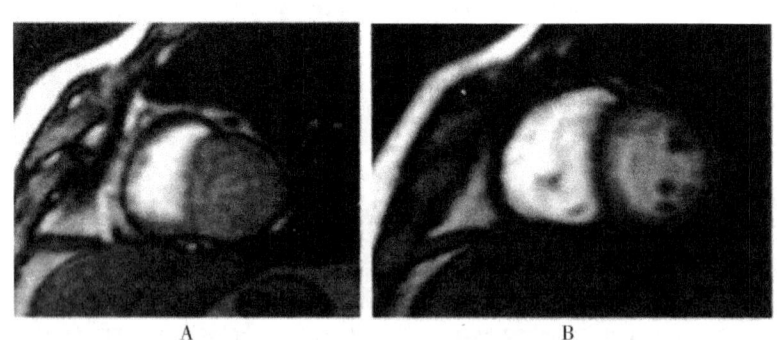

图7-8 心脏短轴位左心室中部层面静息及负荷心肌灌注成像

A. 静息灌注成像，显示心肌灌注均匀一致；B. 腺苷负荷后心肌灌注成像，显示间隔壁心肌灌注减低

（三）鉴别诊断

心肌缺血的MRI检查包括形态、灌注、运动功能等诸多方面。其他心脏疾病，如扩张型心肌病也表现为心腔扩大、心室壁变薄，肥厚型心肌病也会出现室壁运动减弱，甚至小范围的心肌灌注异常，但结合临床表现和综合MRI检查，与心肌缺血鉴别不难。

（四）专家指点

MRI诊断心肌缺血的核心是心肌灌注成像。MRI心肌灌注的基础及相关临床研究始于20世纪80年代中期,至90年代中后期已取得相当的成绩。90年代后期MRI设备在快速梯度序列多层面成像方面取得突破,一次注射对比剂后覆盖整个左室的多层面首过灌注成像成为可能(虽然还存在扫描间隔),使MRI心肌灌注可用于临床诊断。近年来MRI心脏专用机进入临床,提高了成像速度(可完成无间隔的心脏成像)及时间、空间分辨率,有望成为诊断心肌缺血的"金标准"。

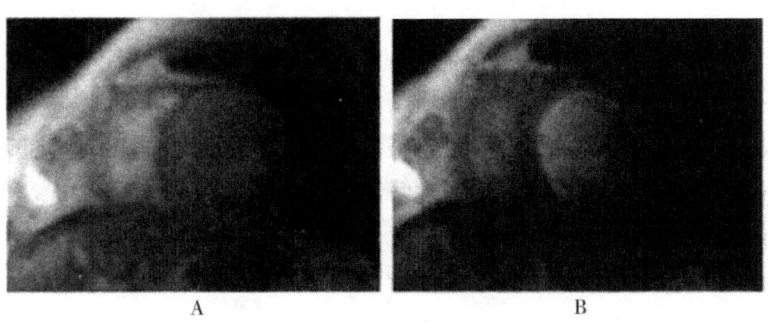

图7-9 心脏短轴位左心室中部层面静息及负荷心肌灌注成像

A. 静息灌注成像,显示下壁灌注减低;B. 负荷后灌注成像,显示该区域灌注减低更为明显,为灌注缺损表现

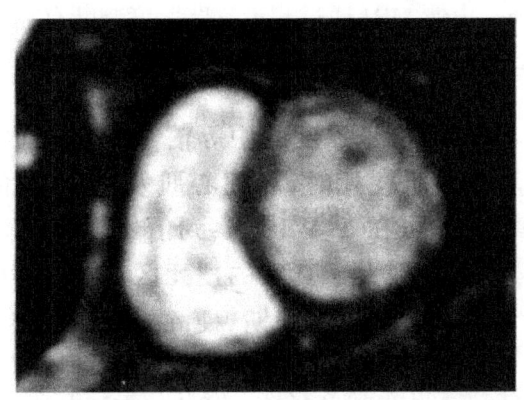

图7-10 心脏短轴位左心室中部层面静息及负荷心肌灌注成像

静息时即可显示下间隔壁灌注缺损

二、心肌梗死

继发于冠状动脉粥样硬化斑块破裂及血栓形成基础上的急性冠状动脉闭塞是心肌梗死最常见的原因。

(一)临床表现与病理特征

急性心肌梗死的主要症状是持久的胸骨后剧烈疼痛,典型者为胸骨后挤压性或压榨性疼痛,往往放射至颈部或左上肢,疼痛持续15~30分钟或更长。与心绞痛比较,疼痛程度重且时间长为其特点。其他临床表现有呼吸短促、出汗、恶心、发热,白细胞计数、血清酶增高及心电图改变等。急性心肌梗死的并发症包括恶性心律失常、休克、左心室室壁瘤形成、室间隔穿孔、乳头肌断裂及心力衰竭等。病程大于6周以上者为陈旧性心肌梗死,临床表现除可能继续存在的心肌缺血症状外,主要为急性心肌梗死并发症的相应表现。

当冠状动脉闭塞持续20~40分钟后,随着缺血缺氧的进一步发展,细胞膜的完整性破坏,心肌酶漏出,心肌细胞发生不可逆性的损伤,即发生梗死。8~10天后,坏死的心肌纤维逐渐被溶解,肉芽组织在梗死区边缘出现,血管和成纤维细胞继续向内生长,同时移除坏死的心肌细胞。到第6周梗死区通常已经成为牢固的结缔组织瘢痕,其间可散布未受损害的心肌纤维。心肌梗死一般首先发生在缺血区的心内膜下心肌,后逐渐向心外膜下及周边扩展。根据梗死范围,病理上分为三型。①透壁性心肌梗死的梗死范围累及心室壁全层。②心内膜下心肌梗死仅累及心室壁心肌的内1/3层,并可波及乳头肌;严重者坏死灶扩大、融合，形成累及整个心内膜下心肌的坏死，称为环状梗死。③灶性心肌梗死的病灶较小，临床上多无异常表现，生前常难以发现；病理呈不规则分布的多发性小灶状坏死，分布常不限于某一支冠状动脉的供血范围。

（二）MRI 表现

1. 心肌信号

在 SE 序列 MRI，心肌为类似骨骼肌信号强度的中等信号，有别于周围心外膜下脂肪的高信号和相邻心腔内血流呈"黑色"的低信号。急性心肌梗死时，坏死心肌及周围水肿使相应区域的 T_1 及 T_2 延长，在 T_2WI 呈高信号。急性心梗 24 小时内即可在 T_2WI 观察到信号强度增加，并可维持至第 10 天。但由于急性梗死灶周围存在水肿带，所以高信号范围大于真实的梗死区域。在亚急性期（心肌梗死发生 72 小时内）心肌信号异常范围与实际梗死区域大致相当。慢性期（梗死发生 6 周以上）由于梗死后瘢痕形成，水分含量较正常心肌组织降低，在 SE 序列呈低信号。T_2WI 较 T_1WI 明显。

2. 心肌厚度

节段性室壁变薄是陈旧性心肌梗死的形态特征，坏死心肌吸收、纤维瘢痕形成是心肌变薄的病理基础，陈旧透壁性心肌梗死后室壁变薄更明显。前降支阻塞可造成左心室前、侧壁和（或）前间壁变薄，右冠状动脉阻塞则造成左心室后壁和（或）下壁变薄。MRI 可直接显示心肌组织，心外膜面和心内膜面边界清晰，可精确测量心肌变薄。电影 MRI 通过测量室壁厚度判断存在心肌梗死的标准为病变区域室壁厚度小于或等于同一层面正常心肌节段室壁厚度的 65%，判断透壁性心肌梗死的标准为病变区域舒张末期室壁厚度小于 5.5 mm。

3. 室壁运动功能改变

电影 MRI 是评价心脏整体及局部舒缩功能的最佳影像技术。通过无间隔连续左心室短轴位、平行于室间隔左心室长轴位及垂直于室间隔左心室长轴位电影 MRI，可精确评价急性及慢性心肌梗死的一系列功能变化，如整体或局部室壁运动状态、收缩期室壁增厚率、EF 值、心腔容积等。

4. 心肌灌注成像

心肌灌注成像可显示心肌梗死后的组织坏死或瘢痕形成所致的灌注减低及缺损。由于急性心肌梗死时常存在心肌的再灌注，灌注检查可无异常表现。因此，单纯心肌灌注成像无法准确诊断急性梗死心肌。

5. 对比增强延迟扫描心肌活性检查

心肌梗死区域表现为高信号。MRI 的高空间分辨率，使其可精确显示梗死透壁程度。后者分为以下三种类型：①透壁强化表现为全层心肌高信号，多为均匀强化；②非透壁强化表现为心内膜下心肌或心内膜下至中层心肌区域强化，而心外膜下至中层或心外膜下心肌信号正常（存活心肌）；③混合性强化表现为同一心肌段内透壁和非透壁强化并存。

如果在大面积延迟强化区域内观察到信号减低区，就需与存活心肌鉴别。病理研究表明，这一位于延迟强化区域中心或紧贴心内膜下，被称为"无再灌注区"或"无复流区"的信号减低区，为继发于心肌梗死的严重微血管损伤，毛细血管内存在大量的红细胞、中性粒细胞及坏死心肌细胞，阻塞与充填使对比剂不能或晚于周围结构进入这一区域。它并非存活心肌，而是重度的不可恢复的心肌坏死。其与存活心肌的影像鉴别要点如下：①"无再灌注区"周围常有高强化区环绕且常位于心内膜下，在连续的短轴像可以观察这一征象；②在首次心肌灌注成像中，这一区域没有强化；③在上述表现不明显，仍难与存活心肌鉴别时，可在延长延迟时间后再次扫描，如延迟至 30~40 分钟。此时由于组织间隙的渗透作用，"无再灌注区"将出现强度不等的延迟强化。

6. 并发症 MRI

（1）室壁瘤：分为假性室壁瘤和真性室壁瘤。前者常发生于左心室下壁及后壁，为透壁性梗死心肌穿孔后周围心包等包裹形成，瘤口径线小于瘤体直径为其主要特征，电影 MRI 可见瘤体通过一瘤颈与左心室腔相通，瘤内可见血流信号；后者为梗死心肌几乎完全被纤维瘢痕组织替代，丧失收缩能力，在心室收缩期和（或）舒张期均向心腔轮廓外膨出，常位于前壁及心尖附近，瘤壁菲薄（可至 1 mm），瘤口径线大于瘤体直径。电影MRI显示左心室腔局部室壁明显变薄，收缩期矛盾运动，或收缩期及舒张期均突出于左心室轮廓外的宽基底囊状结构。

（2）左心室附壁血栓：为附着于心室壁或充填于室壁瘤内的团片样充盈缺损（GRE序列）。SE序列血栓的信号强度随血栓形成的时间（即血栓的年龄）而异，亚急性血栓T_1WI常表现为中等至高信号，T_2WI呈高信号，而慢性血栓在T_1WI和T_2WI均呈低信号。

（3）室间隔穿孔：表现为肌部室间隔连续性中断，以横轴面及四腔位显示清晰，电影MRI可见心室水平异常血流信号。

（4）乳头肌断裂：平行于室间隔长轴位或垂直于室间隔长轴位电影MRI可显示继发于乳头肌断裂的二尖瓣关闭不全所致左心房反流信号。

（5）心功能不全：连续短轴像结合长轴位电影MRI可评价继发于心肌梗死的左心室局部及整体运动功能异常，测量各种心功能指数。

第三节 胸主动脉疾病

胸主动脉疾病并不少见，且逐年增多，这与人口老龄化、医学影像技术进步和临床医师对本病的认识提高有关。主要疾病包括主动脉夹层、胸主动脉瘤、主动脉壁间血肿、穿透性动脉硬化溃疡、胸主动脉外伤等。现就临床较为常见的前两种疾病加以讨论。

一、主动脉夹层（AD）

AD是一类病情凶险、进展快、病死率高的急性胸主动脉疾病，其死亡率及进展风险随着时间的推移而逐步降低。急性AD指最初的临床症状出现2周以内，而慢性AD指症状出现2周或2周以上。国外报道，未经治疗的急性Stanford A型主动脉夹层，最初48～72小时期间每小时的死亡率为1%～2%，即发病2～3天内死亡率约50%，2周内死亡率约80%。

（一）临床表现与病理特征

胸部背部剧烈疼痛且无法缓解是急性AD最常见的初发症状，心电图无ST-T改变。疼痛多位于胸部的正前后方，呈刺痛、撕裂痛或刀割样疼痛。常突然发作，很少放射到颈、肩及左上肢，这与冠心病心绞痛不同。患者常因剧痛出现休克貌，但血压不低或升高。部分患者疼痛不显著，可能与起病缓慢有关。随着病情发展，部分患者出现低血压，为心脏压塞、急性重度主动脉瓣反流、夹层破裂所致。大约38%的患者两上肢血压及脉搏不一致，此为夹层累及或压迫无名动脉及左锁骨下动脉所造成的"假性低血压"。胸部AD体征无特征性，累及升主动脉时可闻及主动脉瓣关闭不全杂音，主动脉弓部分支血管受累可致相应动脉搏动减弱或消失，夹层破入心包腔引起心脏压塞时听诊闻及心包摩擦音。此外，AD累及冠状动脉引发急性心肌梗死，夹层破裂入胸腔或内膜撕裂后主动脉壁通透性改变可造成单侧或双侧胸腔积液，累及肾动脉可造成血尿、无尿和急性肾衰竭，累及腹腔动脉、肠系膜上下动脉时出现急腹症及肠坏死。

典型AD始发于主动脉内膜和中层撕裂，主动脉腔内血液在脉压驱动下，经内膜撕裂口穿透病变中层，分离中层并形成夹层。由于管腔内压力不断推动，分离在主动脉壁内推进不同的长度。广泛者可自升主动脉至腹主动脉分叉部，并累及主动脉各分支血管，甚至闭塞分支血管。典型夹层为顺向分离，即自近端内膜撕裂口处向主动脉远端扩展，但有时从内膜撕裂口逆向进展。

主动脉壁分离层之间充盈血液，形成一个假腔，出现所谓"双腔主动脉"。剪切力导致内膜片（分离主动脉壁的内层部分）进一步撕裂，形成内膜再破口或出口。血液的持续充盈使假腔进一步扩张，内膜片则突入真腔，真腔可受压变窄或塌陷。内膜撕裂口多发生在主动脉内壁流体动力学压力最大处，即升主动脉（窦上数厘米处）外右侧壁，或降主动脉近端（左锁骨下动脉开口以远）动脉韧带处。少数发生在腹主动脉等处。

高血压和马方综合征是 AD 的主要诱因。北京安贞医院一组 74 例 AD 患者中，有高血压病史者 44 例（占 59.5%），马方综合征者 9 例（占 12.2%）。胸主动脉粥样硬化性病变是否为 AD 的诱因，目前存在争议。国外一组 17 例 AD 患者中，11 例高血压者均有广泛而严重的主动脉粥样硬化。在这组 74 例 AD 患者中，16 例有粥样硬化改变，其中 13 例有高血压病史，3 例血压正常但均为高龄患者（67 ~ 78 岁）。先天性心血管疾病，如主动脉瓣二叶畸形和主动脉缩窄，妊娠期内分泌变化等也与 AD 发生有关。

AD 主要有两种分型。Debakey 分型根据原发内破口起源位置及夹层累及范围而定：Debakey Ⅰ 型，破口位于升主动脉，夹层范围广泛；Debakey Ⅱ 型，破口位于升主动脉，夹层范围局限于升主动脉；Debakey Ⅲ 型，升主动脉未受累，破口位于左锁骨下动脉远端，其中，夹层范围局限者为Ⅲ甲，广泛者为Ⅲ乙（图 7-11）。Stanford 分型仅依赖病变累及范围：凡夹层累及升主动脉者均为 A 型，余者为 B 型。

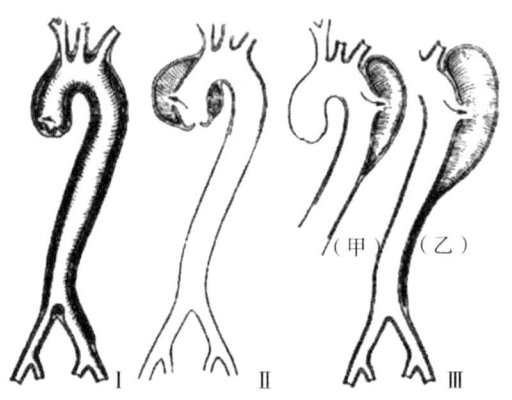

图 7-11　胸主动脉夹层 Debakey 分型模式图

（二）MRI 表现

MRI 征象包括：①内膜片，是 AD 的直接征象，在 MRI 呈线状结构，将主动脉分隔为真腔和假腔；内膜片沿主动脉长轴方向延伸，于横轴面显示清晰，与主动脉腔信号相比可呈低信号或高信号。②真腔和假腔，形成"双腔主动脉"，是 AD 的另一直接征象；通常真腔小，假腔大；在升主动脉，假腔常位于右侧（即真腔外侧）；在降主动脉，常位于左侧（同样是真腔外侧）；在主动脉弓部，常位于真腔前上方；内膜片螺旋状撕裂时，假腔可位于任何方位；假腔可呈多种形态，如半月形、三角形、环形和多腔形；根据 MRI 序列和血流速度不同，真假腔的信号强度可以相同，亦可不同。③内膜破口和再破口，在黑血和亮血 MRI 表现为内膜连续性中断；MRI 电影可见破口处血流往返，或假腔内血流信号喷射征象；CE MRA 显示破口优于亮血与黑血序列。④主要分支血管受累，直接征象为内膜片延伸至血管开口或管腔内，引起受累血管狭窄和闭塞，间接征象为脏器或组织缺血、梗死或灌注减低；MPR 是观察分支血管受累的最佳方法。⑤并发症和并存疾病，MRI 可显示主动脉瓣关闭不全、左心功能不全、心包积液、胸腔积液、主动脉破裂或假性动脉瘤，以及假腔血栓形成等异常（图 7-12）。

（三）鉴别诊断

综合运用各项 MRI 技术，可清晰显示该病的直接征象、间接征象及各类并发症，做出准确的定性诊断及分型诊断，不存在过多的鉴别诊断问题。

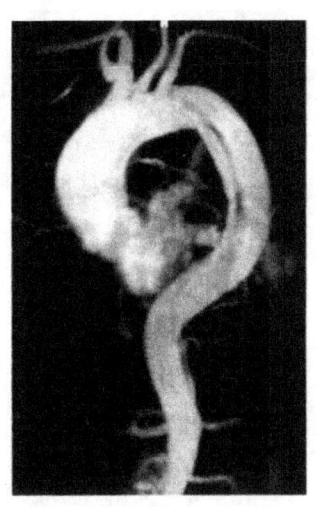

图 7-12 胸主动脉夹层

Debakey Ⅲ 型 CE MRA 后 MIP 斜矢状面重组图像，主动脉自弓降部以远增宽，呈双腔主动脉，内膜片呈螺旋状撕裂

二、胸主动脉瘤

胸主动脉瘤是指局限性或弥漫性胸主动脉扩张，其管径大于正常主动脉 1.5 倍或以上。按病理解剖和瘤壁的组织结构分为真性和假性动脉瘤。前者是由于血管壁中层弹力纤维变性、失去原有坚韧性，形成局部薄弱区，在动脉内压力作用下，主动脉壁全层扩张或局限性向外膨突；后者是指因主动脉壁破裂或内膜及中层破裂，造成出血或外膜局限性向外膨突，瘤壁由血管周围结缔组织、血栓或血管外膜构成，常有狭窄的瘤颈。

（一）临床表现与病理特征

本病临床表现变化差异较大且复杂多样，主要取决于动脉瘤大小、部位、病因、压迫周围组织器官的程度及并发症。轻者无任何症状和体征。有时胸背部疼痛，可为持续性和阵发性的隐痛、闷胀痛或酸痛。突发性撕裂或刀割样疼痛类似于 AD 病变，常提示动脉瘤破裂，病程凶险。动脉瘤压迫周围结构可出现气短、咳嗽、呼吸困难、肺炎和咯血等呼吸道症状，也可有声音嘶哑、吞咽困难、呕血和胸壁静脉曲张。胸部体表可见搏动性膨突及收缩期震颤，可闻及血管性杂音。如病变累及主动脉瓣，可有主动脉瓣关闭不全、左心功能不全的表现。

病因可分为动脉粥样硬化性、感染性、创伤性、先天性、大动脉炎性、梅毒性、马方综合征和白塞病等，以粥样硬化性主动脉瘤最常见。任何主动脉瘤均有进展、增大的自然过程，破裂是其最终后果。瘤体愈大，张力愈大，破裂的可能愈大。主动脉瘤倍增时间缩短或形状改变，是破裂前的重要变化。

（二）MRI 表现

MRI 征象包括：①在 SE 序列，横轴面和冠状面 MRI 显示胸主动脉呈囊状或梭囊状扩张的低信号，以及动脉瘤内血栓、瘤壁增厚及瘤周出血。脂肪抑制 MRI 有助于区别脂肪组织与血肿或粥样硬化增厚。矢状面或斜矢状面可确定瘤体部位及累及范围。②亮血与黑血序列 MRI 的优点是成像速度快，图像分辨率和对比度高，伪影少。③对 CE MRA 原始图像重组，可形成 MIP 和 MPR 图像。MIP 类似于传统 X 线血管造影，可显示主动脉瘤形态、范围、动脉瘤与主要分支血管的关系。MPR 可多角度连续单层面显示主动脉瘤详细特征，包括瘤腔形态、瘤腔内血栓、瘤壁特征、瘤周出血或血肿、瘤周软组织结构，以及瘤腔与近端和远端主动脉及受累分支血管的关系（图 7-13）。

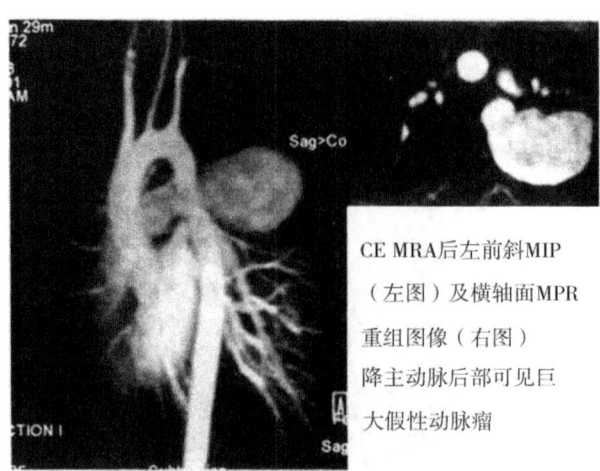

图7-13 胸主动脉假性动脉瘤

(三) 鉴别诊断

MRI与多排螺旋CT同是显示胸主动脉瘤的无创性影像技术，诊断该病极为准确，不存在过多鉴别诊断问题。

第八章
女性盆腔疾病 MRI 诊断

第一节　子宫肌瘤

子宫肌瘤（leiomyoma）是妇科最常见的子宫良性肿瘤，好发于育龄女性，绝经后可变小或消失。故推测本病发生与性激素水平有关。MRI 检查在发现病变、定性诊断以及评估疗效方面有一定优势。

一、临床表现与病理特征

大部分患者无症状。少数患者有阴道出血、下腹疼痛、不孕、妊娠期的第 2～3 个月时流产、子宫张力障碍等表现。由于静脉栓塞引起血供障碍，妊娠期肌瘤易出现红色变性或出血变性（hemorrhagic degeneration），患者可出现剧烈腹痛和瘤体增大，以急腹症就诊。偶见子宫肌瘤蒂扭转、感染、肉瘤样变（sarcomatous degeneration）等并发症。

病理上，子宫肌瘤主要由梭形平滑肌细胞和不等量的纤维结缔组织构成，多发或单发。90% 的肌瘤位于子宫体部，少数位于子宫颈部和腹膜。根据肌瘤与子宫肌壁的位置关系，一般将其分为肌壁间肌瘤、浆膜下肌瘤和黏膜下肌瘤。后二者悬垂于子宫壁外并通过蒂与子宫肌壁连接时，称为带蒂肌瘤。子宫肌瘤常常继发各种变性，如玻璃样变、黏液样变、肉瘤样变、囊性变、红色变性、钙化等。

二、MRI 表现

绝大部分子宫肌瘤的 MRI 表现具有特征性，无论其位于子宫壁内，或是悬垂于子宫壁外，通常不会与子宫的其他肿瘤混淆。在 T_2WI，子宫肌瘤主要表现为低信号，边缘锐利，与周围子宫肌层分界清晰。子宫肌瘤在 T_2WI 也可呈中等信号或稍高信号强度（与正常外肌层信号强度比较，肌瘤信号强度与其类似或稍高），这与肌瘤内部的细胞密度较高有关。这种子宫肌瘤的生长更快，对激素治疗的反应更好。有时，肌瘤边缘在 T_2WI 显示薄层高信号以及肌瘤内部不均匀高信号小灶（图 8-1）。前者可能代表了肌瘤与假包膜之间疏松网状间隙中的液体，后者则因肌瘤继发玻璃样变、囊性变或黏液样变等引起。在 T_1WI，子宫肌瘤通常表现为等信号强度（与正常外肌层信号强度比较），但当肌瘤继发出血性退变时，在 T_1WI 可呈高信号。注射 Gd-DTPA 增强扫描时，子宫肌瘤通常呈轻度强化。但细胞密度高的子宫肌瘤（cellular leiomyoma）血供丰富，呈明显强化（图 8-2）。

如果绝经后妇女的子宫肌瘤体积较大，或子宫肌瘤生长迅速，肌瘤的边界模糊不清时，应考虑子宫肌瘤肉瘤样变的可能。

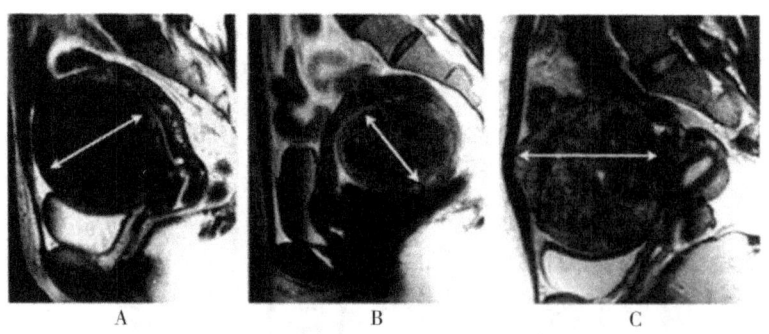

图 8-1　子宫肌瘤

A. 肌壁间肌瘤：子宫前倾位，矢状面 FSE T_2WI 显示子宫体前壁明显低信号，边界清晰（箭）；B. 黏膜下肌瘤：子宫后倾位，矢状面 FSE T_2WI 显示子宫腔内中等信号肿物，形态规则，边缘光滑，肿物上部与子宫底部肌层连接，其他部分环绕高信号的子宫内膜（箭）；C. 浆膜下肌瘤变性：矢状面 FSE T_2WI 显示膀胱上方、子宫与前腹壁之间巨大肿物，呈不均匀高低混杂信号，其间有散在更高信号小灶。肿物边缘光滑、整齐（箭），与肿物连接的子宫前壁形态不整齐，信号不均匀，可见一些迂曲、增粗的血管流空信号

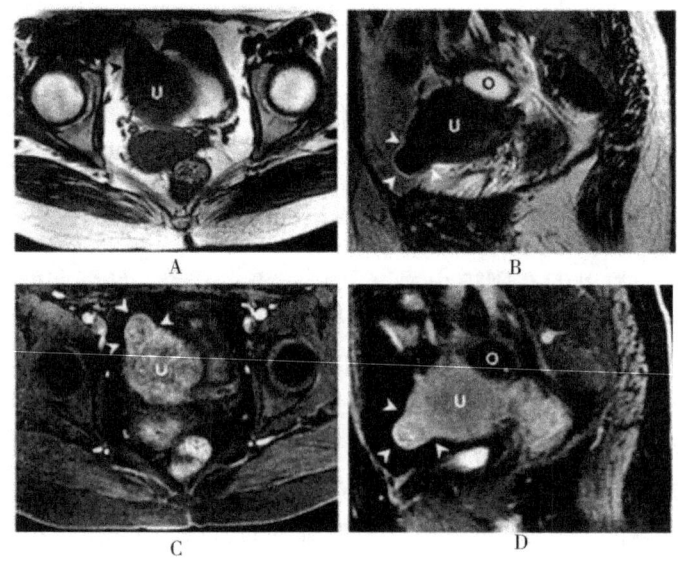

图 8-2　浆膜下子宫肌瘤伴宫颈癌

A. 轴面 FSE T_1WI 显示子宫底部结节样凸起，呈均匀中等信号，边缘光滑（箭头），子宫后方为肿大、变形的宫颈；B. 矢状面 FSE T_2WI，宫底部结节突入腹腔，呈均匀低信号，轮廓整齐，边缘锐利；C. LAVA 动态增强动脉期轴面扫描显示结节早期明显强化；D. 延迟 5 分钟后矢状面 LAVA 扫描，结节仍呈高信号，强化程度高于子宫肌层；U：子宫体部；O：右侧卵巢

三、鉴别诊断

1. 子宫纤维瘤（fibroids）

在 T_2WI 可表现为均匀低信号到不均匀高信号的各种信号强度，静脉注射对比剂后纤维瘤可无强化表现。

2. 附件肿物

需与带蒂浆膜下肌瘤鉴别，子宫肌瘤有典型信号和形态特征。

3. 子宫内膜病变

需与带蒂黏膜下肌瘤鉴别，子宫肌瘤有典型信号和形态特征。

4. 子宫腺肌病

在 T_2WI 表现为子宫肌层或结合带区域的低信号病变，边界不清，内部常夹杂多发斑点状高信号。痛经等临床症状明显。

5. 子宫平滑肌肉瘤

当肌瘤发生变性时，在 T_2WI 可呈多种高低混杂信号，T_1WI 增强扫描时可有多种强化表现。但子宫肌瘤边界清晰，由血供不畅引起的各种变性在肿瘤边缘部更明显。而肉瘤的体积更大，边界不清。

第二节　子宫腺肌病

子宫腺肌病（adenomyosis）又称子宫腺肌症、子宫腺肌瘤，是由于子宫内膜间质（endometrial stroma）和腺体（gland）进入子宫肌层而形成的一种良性病变。发病机制可能与子宫内膜基底层组织及细胞向邻近肌层迁移或浸润性生长有关，故本病又被称为子宫内膜异位症子宫内型（internal endometriosis）。发病者年龄多为 30～50 岁的经产妇或多次刮宫者，发病率高达 50% 以上。治疗本病的主要方法是子宫切除术（hysterectomy），目前尚无其他长期或持久有效的治疗技术。子宫腺肌病半数以上合并子宫肌瘤，少数合并盆腔子宫内膜异位症。

一、临床表现与病理特征

本病在临床上较为常见，主要症状包括痛经（dysmenorrhea）、月经过多（menorrhagia）以及因子宫增大引起的下腹隆起感和压迫症状。痛经一般呈进行性加重，与子宫肌层内异位内膜组织的功能性活动（增殖性与分泌性变化）有关。异位内膜组织随着雌激素水平升高而增生、增大，在孕激素作用下发生出血，与月经周期同步变化。也有人认为异位的内膜腺体相对不受激素刺激的影响。

子宫腺肌病的病理特点是子宫肌层内出现异位的子宫内膜组织，伴有病变周围子宫平滑肌的反应性增生与肥厚，无包膜或假包膜形成。异位的子宫内膜可继发出血，形成血肿、坏死等改变。断面观察病变区可见大小不等的出血小腔或海绵样区域。

根据病变范围，本病分为弥漫型和局限型两种。前者多见，子宫肌层内异位子宫内膜弥漫性分布，子宫呈均匀性或球形增大；后者子宫肌层内异位内膜组织呈局灶性分布，断面观察见肌壁内单个或多个结节灶。一般认为，当子宫壁内异位的子宫内膜较弥漫，又有较明显的平滑肌增生时，称子宫腺肌病；当病变较局限，并形成边界相对清楚的肿块或结节时，称腺肌瘤。有报道称子宫腺肌病和腺肌瘤可以发生恶变，但发生率很低。

二、MRI 表现

子宫腺肌病首先累及结合带，因而其病变部位与结合带关系密切。在 T_2WI，最明显的异常是低信号强度的结合带增厚，厚度常大于 12 mm（图 8-3）。增厚的结合带边界不清，或部分边界不清，有时呈分叶状。病变区在 T_2WI 呈多发的小斑点状高信号是本病特征性表现（图 8-4、图 8-5）。由于长期反复出血导致含铁血黄素形成和沉积，病变区有时可见散在分布的低信号腔隙小灶。

在 T_1WI，子宫腺肌病呈等信号和轻微低信号强度（相对于正常子宫肌层信号）。如病变区在 T_1WI 显示多发高信号小灶（提示灶性出血），则进一步支持诊断。动态增强扫描时，子宫腺肌病相对于正常子宫肌层缓慢强化，呈低信号，尤其在强化早期。延迟期扫描时病变区强化程度可接近外侧肌层，其内可见多发不规则低信号小囊腔结构，提示囊变病灶。子宫腺肌病大量出血后，可形成囊性子宫腺肌病。后者 MRI 表现为子宫肌层内边界清楚的囊性病变，内含各种演变状态的血性物质。

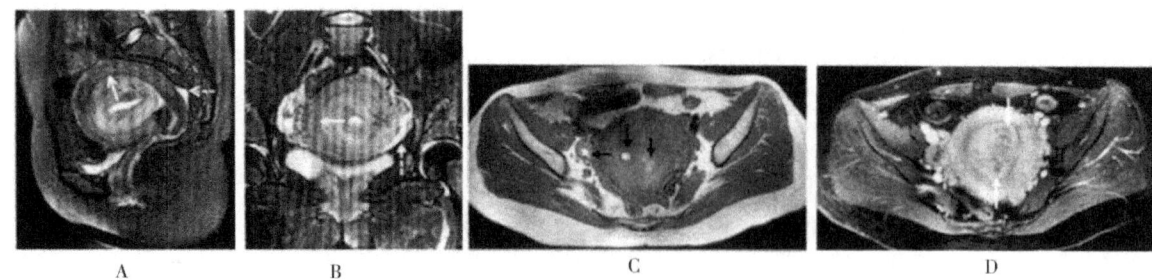

图 8-3 子宫腺肌病（一）

A. 矢状面；B. 冠状面 FSE 抑脂 T_2WI；子宫球形增大，结合带弥漫性增厚，呈不均匀高低混杂信号，病变左侧与肌层分界不清，结合带厚度 2.5～2.9 cm（箭），超过肌层厚度，子宫内膜居中，厚度 10 mm，呈均匀高信号（箭尾），Douglas 窝有少量腹水（虚箭），宫颈信号正常；C. FSF 轴面 T_1WI，病变区可见数个点状高信号，为出血灶（垂直箭），右侧卵巢内也可见小出血灶（水平箭）；D. T_1WI 动态增强扫描时病变区缓慢强化，延迟期图像显示病变区多个不规则低信号小囊结构（箭）

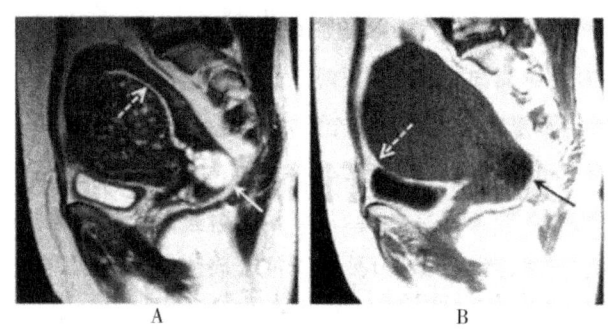

图 8-4 子宫腺肌病（二）

A. 矢状面 FSE T_2WI 显示子宫前壁低信号病变，内部夹杂斑点状高信号，边界不清，子宫内膜向后移位（虚箭），宫颈后部可见高信号的纳氏囊肿（箭）；B. 矢状面 FSE T_1WI，子宫呈均匀中等信号强度，未见高信号出血灶，子宫体部前凸（虚箭），纳氏囊肿呈低信号（箭）

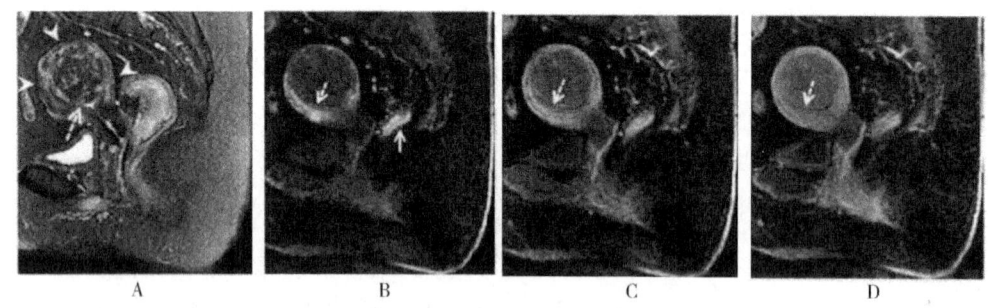

图 8-5 子宫腺肌病（三）

A. 矢状面 FSE 抑脂 T_2WI 显示子宫底和后壁椭圆形低信号肿物（箭头），内部夹杂散在分布的斑点状高信号，子宫内膜向前移位（虚箭），肿物在 T_1WI 表现为均匀中等信号强度（未展示），注射对比剂后 FSPGR 序列动态增强扫描；B. 动脉期；C. 静脉期；D. 延迟期病变区缓慢强化，信号强度逐渐增高，但始终低于邻近肌层信号，在延迟期图像，病变区可见细小囊状腔隙，宫颈后方高信号为直肠溃疡型高分化腺癌病灶（箭）

总之，子宫腺肌病的 T_2WI 特征包括：病变边界不清；外形呈椭圆形或分叶状，而非圆形；病变与低信号的结合带相连；子宫内膜的肿块效应（mass effect）轻微；多条线形高信号或条纹状病灶信号自子宫内膜向子宫肌层方向辐射分布。

三、鉴别诊断

1. 子宫肌瘤

T_2WI 显示子宫壁内边界清楚的低信号病变，内部可有较大缺血性坏死区。病变周边可有假包膜形成。不典型子宫腺肌病的边界相对清楚，类似子宫肌瘤。

2. 子宫肥大症

此症见于经产妇，无痛经表现。子宫呈均匀性增大，肌层厚度大于 2.5 cm，但肌层信号均匀，无出血灶及小囊腔信号。

3. 子宫收缩

常在矢状面 T_2WI 显示肌层中局限性低信号，多为一过性，是由 MRI 扫描过程中子宫平滑肌收缩造成。局限性低信号与结合带连接，内无异常点状高信号。对比观察同层面不同序列 T_2WI 可见子宫肌层与内膜的形态随子宫收缩而改变，局限性低信号的位置也随时间变化相应迁移，鉴别不难。

第三节　盆腔子宫内膜异位症

盆腔子宫内膜异位症（pelvic endometriosis）指具有生长功能的子宫内膜组织出现在宫腔和宫壁肌层以外的部位，如卵巢、阔韧带、宫骶韧带、Douglas 窝、子宫浆膜层、脏层腹膜、膀胱、直肠等。生长于卵巢皮质内的异位内膜因周期性出血，可形成单个或多个含咖啡色黏稠液体的囊肿，俗称巧克力囊肿。近年来本病发病率有增多趋势。

一、临床表现与病理特征

本病是育龄妇女常见病之一，多见于 25～45 岁。主要症状包括痛经、慢性盆腔痛、性交痛、月经量多、经期长、不孕等。当较大的子宫内膜异位囊肿破裂时，囊内液体进入盆腹腔可引发急性腹部剧痛，疼痛持续时间较长，且伴有恶心、呕吐、发热、坠肛等异常，患者多以急腹症就诊。

由于异位种植的子宫内膜在卵巢激素的作用下发生周期性出血，局部血肿反复的刺激和吸收过程导致纤维组织增生和粘连发生，并最终形成各种瘢痕结节（病变局部呈结节状、息肉状）或囊肿。继发的囊性病变可以是血肿，如巧克力囊肿（chocolate cyst），也可以是异位子宫内膜腺体扩张形成的囊肿。病理组织学检查可见子宫内膜型间质与腺体结构，常伴继发性出血、坏死及纤维化结节。

二、MRI 表现

盆腔子宫内膜异位症的 MRI 表现可分为两种情况，即子宫内膜囊肿型病变（endometrial cysts）和内膜异位非囊肿型病变。

囊肿型子宫内膜异位症的 MRI 表现多种多样。在 T_1WI，异位的内膜囊肿往往呈均匀的高信号强度（图 8-6），在脂肪信号被抑制的黑色背景衬托下，这些囊肿高信号犹如电灯泡般明亮。病灶常多发，大小不等。由于新、旧出血成分重叠，囊内各种血液退变物质（从巧克力样到水样液体）产生的信号高低有别，使得多发性内膜囊肿的信号强度之间可存在一定差异。静脉注射 Gd-DTPA 增强扫描时，延迟期图像显示囊壁通常较厚，呈环状强化且均匀光滑，而病变中心部分无强化，是本病特征性表现。

在 T_2WI，异位的内膜囊肿可呈高信号或低信号强度，而低信号对诊断本病更具特征性。形成低信号的原因是囊肿本身的高信号被内部的低信号强度掩盖，这可能与囊肿内反复出血，并导致短 T_2 的血液代谢物质（如含铁血黄素）积累有关。本病囊壁在普通 T_1WI 和 T_2WI 均表现为环形低信号，这与其内含有大量的纤维组织和含铁血黄素有关。

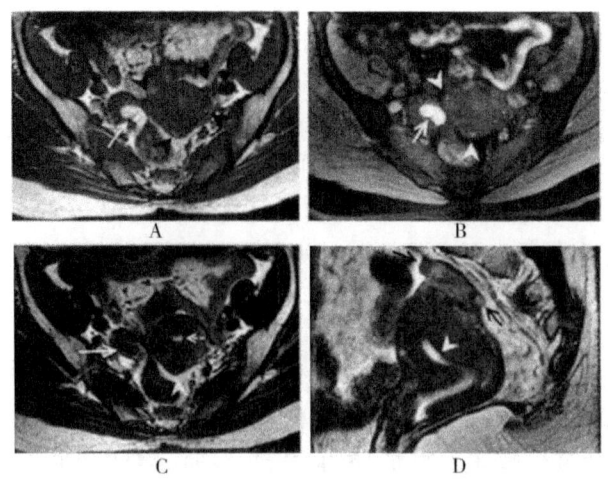

图 8-6　盆腔子宫内膜异位症

右侧卵巢巧克力囊肿破裂手术后，于月经后第 5 天 MRI 检查；A. FSE 轴面 T_1WI，右侧附件区可见小片高信号，子宫壁边缘似见数个高信号小病灶；B. 轴面 FSE 抑脂 T_1WI，盆腔脂肪高信号被均匀抑制，子宫周边数个高信号小灶被清晰显示，提示出血；C. 同层面 FSE 轴面 T_2WI，子宫内膜呈高信号，右侧附件区和部分子宫周边出血灶呈低信号，子宫前壁出血灶呈稍高信号；D. 盆腔左侧 FSE 矢状面 T_2WI，子宫内膜弧形受压、前凸；子宫后壁较厚，上部与左侧卵巢连接；本例子宫应为前屈位，但宫底上举、后仰，宫体后缘轮廓不整，提示子宫与盆腔腹膜严重粘连、变形

对发生于盆腔实性脏器内部的较大子宫内膜囊肿，MRI 具有较高的诊断敏感性。而对于一些细小的子宫内膜囊肿，或非囊肿型子宫内膜异位病变，如发生于腹膜或脏器表面的微小结节、纤维性粘连、瘢痕病灶等，MRI 的诊断敏感性不如腹腔镜检查。这是由于这些病灶中存在大量致密的纤维组织成分，后者使得 T_2WI 信号降低，也造成 T_2WI 和 T_1WI 不易显示这些病灶。当结节内有出血时，脂肪抑制 T_1WI 可能显示微小的高信号病灶，提示诊断。

三、鉴别诊断

1. 卵巢功能性囊肿出血和出血性囊肿

此二者需与发生在卵巢的单发子宫内膜囊肿鉴别。卵巢功能性囊肿出血和出血性囊肿通常在 T_1WI 和 T_2WI 均表现为高信号，在 T_2WI 极少呈低信号。有时，单凭 MRI 表现鉴别困难，需要结合临床病史，或进行组织学检查。多发子宫内膜囊肿的 T_1WI 和 T_2WI 信号表现丰富多彩，诊断不难。

2. 卵巢透明细胞癌、子宫内膜样癌

这些肿瘤可起源于卵巢内的异位子宫内膜，囊壁可有瘤结节。有人认为这属于异位的子宫内膜恶性变（malignant transformation of endometriosis），非常罕见。静脉注射 Gd-DTPA 增强扫描时，应注意观察壁结节有无增强，以区别与囊壁连接的血块。

3. 卵巢囊腺瘤和囊腺癌

此二者好发于 50～60 岁的中老年人，均可以表现为卵巢囊性肿物合并内部出血。但肿物体积较大，内部有分隔、软组织壁结节或乳头样突起。当附件的囊性肿物直径大于 4 cm，内部分隔较厚或者大于 3 mm，瘤体实性部分较大，发现囊壁结节，或有局部侵犯及腹膜、淋巴、血行播散证据时，应考虑恶性肿瘤。静脉注射 Gd-DTPA 增强扫描有助于观察囊壁结节和囊内分隔的形态与血供特征。

第九章
介入超声

第一节 介入超声技术概述

介入性超声（interventional ultrasound）即由超声引导完成各种诊断和治疗，如穿刺活检、液体引流、局部注药治疗等。作为现代超声医学的一个分支，介入性超声于1983年在哥本哈根世界介入性超声学术会议上被正式命名。其主要特点是在实时超声的监视下或引导下，针对体内的病变或目标，通过穿刺或置管技术以达到进一步诊断和（或）治疗的目的。与其他介入诊治方法比较，介入性超声具有无辐射、操作简便、费用低廉等优点，可在门诊、床旁、手术室等场所完成诊治。介入性超声已经成为微创治疗最重要的支撑技术之一，临床应用发展迅速，应用广泛，并以此为基础，不断衍生出诸多全新的诊断和治疗技术。

一、介入性超声适应证和禁忌证

1. 适应证
（1）诊断性介入性超声包括：①穿刺抽液化验检查；②穿刺抽吸细胞学检查；③穿刺切割组织病理检查；④穿刺和置管后注药行X线检查等。
（2）治疗性介入性超声包括：①抽液（注药或不注药）；②引流（单纯、清洗或加注药）；③药物注入（乙醇、抗生素、血凝药、抗肿瘤药及免疫制药等）；④物理能量导入（射频、微波、核素、冷冻、激光、高强聚焦超声等）。

2. 禁忌证
（1）灰阶超声显示病灶或目标不明确、不清楚或不稳定者。
（2）严重出血倾向者。
（3）伴大量腹水者。
（4）穿刺途径无法避开大血管及重要器官者（粗针及治疗性穿刺更列为禁忌）。
（5）化脓性感染病灶，如脓肿可能因穿刺途径而污染胸膜腔或腹膜腔。

二、介入性超声术前准备

1. 常规准备
超声医师在术前必须详细了解患者的病史，明确目的，然后用超声诊断仪仔细观察病灶或靶目标，研究穿刺引导是否可行。同时结合具体适应证和禁忌证，确定患者是否适宜施行介入性超声，并告知患者手术的获益和可能出现的风险，签署知情同意书。

2. 化验与器械准备

（1）检查血常规和凝血功能，必要时检查心功能、肝功能及肾功能。

（2）治疗前1周停服抗凝药（如阿司匹林等）。

（3）操作前禁食8小时，腹胀明显者应事先服用消胀药或清洁灌肠。

（4）做好患者及其家属的术前谈话，并签署知情同意书。

（5）完成超声引导探头及穿刺针、导管等介入操作器械的清洁、消毒。

3. 介入超声室的基本要求

（1）操作间实用面积不小于20 m²，易于清洁、灭菌，保持低尘，入室换鞋、戴帽、戴口罩。

（2）要求图像清晰、分辨力高的超声诊断仪，并配备有专用超声引导穿刺探头及引导架。后者须清洁、消毒灭菌。

（3）麻醉设备需备有局麻针、局麻药（皮试）。开展介入治疗的介入超声室宜请麻醉科医师来建立全身麻醉及相关心肺功能监护系统。

（4）针具导管及辅助物品需备有穿刺针、活检针、导管针、导丝、引流管、自动活检枪、负压吸引器等。

（5）治疗设备需备有激光治疗仪、微波治疗仪、射频治疗仪、高能聚焦超声治疗仪或冷冻治疗仪等。

第二节 介入超声的技术原则

一、影响穿刺精确度的因素

介入超声技术的关键是在超声引导下将诊疗器械准确导入靶目标。根据需要和操作者的习惯，可以使用穿刺导向装置（如穿刺架），也可以徒手操作引导穿刺，两者各有利弊。

（一）超声仪器因素

超声切面所显示的图像是一定厚度声束内组织信息的叠加图像，即"容积效应"。受此影响，声像图所显示的位置与实际位置可稍有误差，当穿刺针接近靶目标时，易出现刺中假象，这是导致超声引导穿刺小病灶或管道发生偏移的重要原因之一，要重视此效应对操作者的误导，并从多方向观察确认针尖位置予以纠正。

目前，新型高档仪采用了全程聚焦，改进了性能，使不同深度的声束厚度减小，图像分辨力得到了显著的提高，特别是最近研发的实时三维超声导向技术，使穿刺的准确性得到了显著提高。

（二）影响穿刺准确性的其他因素

1. 引导装置不匹配

开展该项技术前首先需验证超声引导穿刺系统是否准确，可做水槽实验进行校准。具体做法是在平底水桶或水盆中放置数个青霉素瓶塞，水深度为8～12 cm；探头及引导穿刺架置于水浅层，保持水面平静下引导穿刺针沿监视屏引导线刺达瓶塞，反复练习超声引导技术，若排除操作不当原因后仍不能准确刺中目标中心点，多为穿刺引导装置不匹配所致，应进行调整。

2. 麻醉不足或呼吸造成移位

应禁止患者做深呼吸。在准备进针或出针前均要求患者平静呼吸，取材时嘱患者屏气，故穿刺前应训练患者控制呼吸。完全无法控制呼吸动作的患者属相对禁忌穿刺对象，技术娴熟者可在患者呼吸中暂停的瞬间迅速进针出针完成穿刺。另外，需重视皮肤至腹膜层的充分麻醉，这样可减少因疼痛引起的肌肉痉挛和靶目标移动。

3. 穿刺造成的目标移位

穿刺针接触至靶器官时，器官可能会发生移位因而产生穿刺偏离。使用锋利的穿刺针和掌握熟练的穿刺操作可以减少这一影响，日常肌内注射常用的快速加压进针是可参考应用的技巧。

4. 组织过硬

22 G、20 G 的活检针细长、有弹性，用于经皮穿刺较安全。但遇到阻力大的组织，如腹壁以及痉挛的肌肉、较硬的韧带或管道结构等，可引起针弯曲变形而发生穿刺针偏移靶目标。对此，采用 16 ~ 18 G 的粗引导针穿刺皮肤和腹壁，通过引导针穿刺以避免较软的细针偏离引导线。对 14 ~ 17 G 较粗的针则应先用小尖刀在皮肤上切一小口至肌层或筋膜层，以确保穿刺针顺利通过，防止穿刺针偏移。

二、提高穿刺精确度的操作技巧

在对人体行超声引导穿刺时，由于受到呼吸、心跳等干扰，能获准确刺中的靶目标直径至少应达 5 mm，但近年来采用可变聚焦的仪器，实验证实，超声引导可刺中直径 2 ~ 3 mm 的靶目标，准确地穿刺仍需依靠精确的引导方法和娴熟的操作。

为了使超声引导穿刺更为精确，操作中要力求使探头声束轴线通过被穿刺目标。当声束未与靶心相交时，容积效应易造成伪像，导致穿刺偏移目标。正确的做法是将探头在靶心点上做小幅度的侧动，向左、向右（或上、下）侧动探头，反复 3 ~ 4 次微调后，回到正中清晰显示目标靶心，然后，固定探头将穿刺引导线定位在靶目标的中心区域，在靶目标图像显示最清晰状态下实施穿刺即可准确命中；该引导技巧对深部小肿瘤穿刺尤为重要，随着引导技术的提高和经验的积累，穿刺定位操作过程一般可在 10 余秒之内快速完成。

三、穿刺器具选择

穿刺探头及活检针的不断改进，使得肿瘤穿刺引导更加精确，经皮活检可达到最低程度的组织侵害并获得明确诊断。普遍认为除常规应用的 21 G 细针以外，18 G 针做经皮穿刺活检仍然是安全的。特别是弹射式自动活检枪的应用，使取材更为简便，即使较硬的或很小的肿瘤，亦能取得质量好的组织标本，从而大大提高诊断准确率，已成为临床常规应用的活检方法。

（一）超声仪器

目前常用的高分辨率实时超声仪为引导穿刺的理想仪器，可监视操作过程，直观性好，定位准确，能实时显示重要脏器、血管、肿块位置以及穿刺针移动过程和针尖的确切位置，彩超仪可观察穿刺途径的血流状况，便于避开较粗大血管，从而可更安全引导穿刺。

（二）探头及引导装置

超声引导穿刺探头种类繁多，用来满足不同部位穿刺的需要。通常，第一类为专用穿刺探头，探头的中部设有供穿刺针具出入的槽沟及控制穿刺方向的引导穿刺架。另一类是在普通探头端侧安装可拆卸引导穿刺架，构成穿刺探头。常用的肝穿刺活检探头为凸阵探头、相控阵探头等，它们性能不同各有特色。各类穿刺探头功能如下。①电子相控阵探头：探头小、灵活、图像较清晰、引导准确。②小凸阵探头：探头小巧灵活，视野宽且图像清晰，超声盲区小，有利于显示膈下肿瘤，为最佳选择。③大凸阵探头：视野宽，图像较清晰，应用较广泛。④线阵探头：视野宽，图像好，为浅表部位穿刺首选，但定位不便。⑤机械扇形探头：针尖显示好、准确性高、图像欠清晰稳定。

目前，多数采用普通探头端侧安装可拆卸穿刺引导装置进行穿刺操作。使用超声穿刺引导器并配备不同规格的针槽，可以保证穿刺针沿预定的穿刺线路和深度，在实时超声监控下准确刺中靶目标。超声穿刺引导器的进针角度一般固定为 5°、10°、25°、30°、45° 等，也可调试，有助于从不同角度穿刺进针。

超声成像的局限性使得学习超声成像对解剖结构的识别与 CT 和 MRI 相比更难。因此，要在介入过程中获得最佳介入路径到达观察目标，可采用影像融合导航系统，即将超声得到的图像和 CT/MRI 断层扫描得到的图像融合到一起。这套系统可以很好地在短时间内帮助提高超声操作技巧。操作者可以同时并且连续地比较超声扫描的图像和CT/MRI扫描的图像,从而使得操作者更容易理解解剖结构并进行准确的定位引导。

(三)穿刺针和引导针

1. 穿刺针

常用穿刺活检针的国际和国内型号与实际粗细比较见表9-1。

表9-1 穿刺针规格型号比较

国际型号(G)	22	21	20	18	16
外径(mm)	0.7	0.8	0.9	1.2	1.6
内径(mm)	0.5	0.6	0.7	1.0	1.4
国产型号	7	8	9	12	16

由于22～20 G针较细软,均需配大一号的短粗针(如18 G)作为引导针,引导针先刺达腹壁下,以保证细针穿刺过程中不发生偏移,准确刺达目标。

活检针依其使用方法可分为手动、半自动、自动3类。手动活检针利用手动负压切割抽吸获取组织及细胞学标本。自动活检装置又称活检枪,是将穿刺活检针放入自动弹射装置,完成定位后按动扳机,穿刺活检针自动发射,快速切取组织标本。半自动活检指活检针上设有弹射活检装置,活检针进入预设目标后,人工开启弹射装置获取组织。各种方法各有长处,手动活检针一次取材量常多于同型号其他针,成本较低。自动活检装置切割组织速度快,适合切取较硬肿瘤组织。由于半自动活检针与自动弹射装置结合为一体,增加了活检成本,现较少被采用。

根据长期临床应用经验,推荐选择穿刺针如下:①首选手动细针活检,可多次取材并了解靶目标软硬度,方法安全。②取材不满意或肿瘤较硬时改用自动活检针。③良性病变或细针活检诊断不明确者可选用18 G针活检。④淋巴结、肝硬化组织选用16～18 G针。⑤疑囊性病变先用手动细针试穿,可根据手感接注射器抽吸。⑥腹部脏器穿刺推荐采用手动/自动细针活检。

穿刺针的选择取决于靶器官和临床穿刺目的。如脏弥漫性病变和肝硬化患者需使用18 G或16 G针穿刺才能获得准确病理诊断,肝肿瘤活检一般选取21～18 G活检针。患者出凝血时间、血小板指标符合穿刺活检基本条件,多数是安全的。

2. 引导针

能通过活检针的短粗针,其尖端锋利,便于刺入腹壁、胸壁,以保证活检针准确刺中病灶;尤对20～23 G细活检针更为重要,不可忽视。其粗细以刚能通过穿刺针为最佳,否则易造成穿刺方向偏移目标。

四、穿刺物品准备及探头针具消毒

(一)穿刺物品的准备

1. 穿刺包内物品

弯盘1个,20 cm钢尺1把,纱布数块,治疗巾3块,镊子1把,无菌钳1把,滤纸(长2 cm,宽1 cm)数枚,消毒套,无菌瓶。射频包内需准备刀柄1把、钳子3把、治疗巾5块。以上均高压消毒灭菌。

2. 其他物品

不同规格类型之穿刺针,载玻片数张(细胞涂片用),装有10%甲醛溶液的小瓶多个(浸泡组织用),局麻药物(2%利多卡因),一次性注射器(5 cm及10 cm各1支),消毒皮肤用碘伏,75%乙醇,邦迪创可贴。如为抽液或置管引流者应事先备好引流瓶。另需准备灭菌耦合剂。

(二)探头消毒

探头消毒方法,禁忌浸泡及高压蒸气消毒,亦尽量不采用乙醇、碘酒及碘伏等消毒液频擦,因易损伤探头表面,常用的消毒方法有以下几种。

1. 气体消毒法

(1) 穿刺前,将探头取下,放入密闭的器皿中,其内放置还氧乙烷或甲醛气体,熏蒸 12~24h(探头接口的金属部分用橡胶或塑料套包裹为宜)。

(2) 为了避免交叉感染,穿刺时将无菌塑料薄膜或普通外科手套套在探头外面,探头面与包裹物之间涂以灭菌耦合剂。

(3) 穿刺完毕将穿刺架卸下,用乙醇擦净,然后放入戊二醛或其他消毒液中浸泡 10~20 分钟,即可再用。

2. 消毒包裹法

将特制的无菌消毒塑料套将探头包裹,其间涂以消毒耦合剂或适量消毒盐水,排尽塑料套与探头间的气体,使之良好接触。

(三) 穿刺器具的消毒与处理

(1) 目前超声引导穿刺多数采用国外进口的一次性针具,使用后由相关部门负责销毁处理。

(2) 自动活检枪内装有不锈钢弹簧,一般不易生锈,但为了保持弹簧的润滑性,穿刺时穿刺枪不进行消毒,但操作时切记注意无菌操作。

(3) 预备药品有常规抢救药品、抗过敏药物、止血药物等。

(4) 氧气、负压吸引器。

(四) 术前准备及术中配合

(1) 检查血常规和凝血功能,必要时,检查心功能、肝功能及肾功能。

(2) 治疗前 1 周停服抗凝药(如阿司匹林等)。

(3) 操作前禁食 8 小时,腹胀明显者应事先服用消胀药或清洁灌肠。

(4) 做好患者及其家属的术前谈话,并签署知情同意书。

(5) 完成超声引导探头及穿刺针、导管等介入操作器械的清洁、消毒。

(6) 观察皮肤有无感染灶,帮助患者摆好体位,将穿刺部位充分暴露,并询问有无药物过敏史。

(7) 向患者解释穿刺过程,取得患者的配合,精神过度紧张者可给予适量镇静药。

(8) 皮肤消毒,常用 2% 碘伏,消毒范围要求尽量大,相当于外科较小手术的常规皮肤消毒。

(9) 取材成功后,将标本推至滤纸片上,并迅速浸泡于 10% 甲醛溶液中。

(10) 观察标本满意程度(大小、质地),取出的标本外形呈细条状,突出于滤纸面;最好将标本集中堆积在滤纸表面,浸泡后观察,若为血肿、坏死、破碎的组织或组织块太小均不能得到满意的病理结果,需再次取材。

(11) 细胞片制作,首先应擦净载玻片,并涂少量蛋清甘油,起到固定作用。涂片时将 2 张载玻片重叠,而后轻轻拉开,切忌用力挤压,而后固定于 95% 的乙醇或 10% 的甲醛溶液中。

(12) 穿刺毕,将穿刺部位擦净,常规包扎伤口。如为甲状腺穿刺患者,为避免术后出血,可用绷带加压包扎或嘱患者自己压迫 5~10 分钟。

(13) 术后应注意观察患者有无出血、气胸等合并症,需常规留观 1 小时。

五、超声引导穿刺操作原则

(1) 遵守无菌操作规则,皮肤消毒范围较临床常规腹穿、腰穿更广泛。

(2) 重视局部麻醉,一般达壁侧腹膜、胸膜层。

(3) 穿刺针进达胸腔腹腔时,嘱患者屏气,避免咳嗽及急促呼吸。

(4) 切取组织动作要敏捷、准确,手动负压吸取组织可在病灶范围内上、下提插 2 次。

(5) 密切注视针尖位置,为防止进针过深,可测量距离并在穿刺针做标记。

(6) 自动活检枪在穿刺针刺入肿瘤表面方能打开保险,确认针尖部位后方能按动切割开关。

(7) 避免在一个针点反复穿刺,以减少并发症发生的可能性。

(8) 除避开主要脏器和大血管以外,常用 CDFI 技术观察穿刺途径,以避开异常、较粗的血管,并避开血供丰富区域。

（9）对边界清晰、回声均匀的弱至无回声肿块，需用CDFI技术除外动、静脉瘤。

（10）在患者屏气状态下出针，尤其是自动活检枪切割组织，需快速出针，以减少并发症。

（11）穿刺活检后常规进行超声检查，观察有无出血及气体、液漏等征象。

（12）穿刺时无菌病例在前，感染病例在后；穿刺过程中发现感染者，为防止交叉感染，应暂停其后的穿刺病例。

第三节　介入超声穿刺方法

一、穿刺方法选择

以往细针穿刺活检多采用手动抽吸或切割式，操作者把穿刺针刺入肿瘤表面，拔出部分针芯后再刺入肿瘤内摄取组织，其幅度和摄取组织范围均由操作者掌握控制。此方法优点为通过手动可以了解被穿刺肿瘤或组织的软硬度等，并可在肿瘤范围内多次提针切取（2~3次），以获得较多的组织。其操作方法为穿刺活检的基本技术，有必要掌握。

自动式活检法则是把针刺入肿瘤表面，利用自动活检枪内的弹簧装置，把针弹射进肿瘤组织内进行组织切割，其摄取范围为1.5~2.2 cm，摄取肿瘤或组织由自动枪快速切割完成。此方法的优点为操作简便、易掌握、损伤小、取材成功率高。自20世纪90年代传入国内，已被超声医师接受，并随着穿刺枪的技术改进深受欢迎而普及。但此针的前端有5 mm盲端，并且不易了解被穿刺物的软硬度等，故穿刺中须重视方法选择。

（1）对较小或较硬的肿瘤（如含纤维结缔组织多或骨性肿瘤），手动抽吸式活检针常不易获得满意的材料，宜采用凹槽式针及自动活检枪（20 G或18 G），可大大提高取材率。

（2）对深部小肿瘤，尤后方有重要血管或脏器时，手动抽吸式活检较为适宜；用自动活检枪须谨慎或精确计算距离，防止误伤后方组织。

（3）对弥漫性肝癌或肝硬化背景下肿瘤边境不清晰时，首先采用手动式穿刺，根据手感了解肿瘤或可疑肿瘤的大体位置，继而再采用自动式活检，可有效提高取材成功率。

（4）一般先采用手动抽吸式切除组织，然后再行自动枪切割，多数患者采用此两种方法互补，提高了穿刺取材成功率，并减少了穿刺次数。

（5）以上两种方法均能获得一针两用的效果，即取出组织条后，针管内的残留液可做细胞学检查，并注重取材操作技巧；材料不足时，可在相同部位再取一针。

二、提高穿刺成功率、诊断率的方法

（1）充分解释，消除患者紧张心理，以获得更好的配合。

（2）用金属把针芯前端磨粗糙，可提高针尖的显示率而提高命中率。

（3）针尖显示仍令人不满意时，尤重视异常手感，必要时出针行再次穿刺，以防止刺中重要血管脏器。

（4）腹肌紧张收缩易造成细针偏移，除加强局麻或安慰患者外，必要时可调整引导针深度。

（5）对位置较深的小肿瘤，须清晰显示方能进针，以防止探头的厚度效应造成针尖偏移：除侧动探头选择最佳清晰度进针外，多方向的立体定位、不同方向多点穿刺亦可提高准确性。

（6）重视取材部位选择，避开中心部强回声坏死区，肿瘤边缘坏死较少，原发癌宜多点取材。

（7）重视一针两用，即组织、细胞学互补应用，有助于提高诊断率。

（8）肉眼观察固定液中标本，突出纸面的条状肿瘤组织较理想，须排除血液、血块及坏死散渣。

（9）手动式穿刺取材2~3次，若病理标本不满意，可再度穿刺。

（10）部分血管瘤若不能取得满意材料而做出组织学诊断时，应重视结合声像图、CT 等检查结果并用超声随诊观察进行判断。

第四节　超声引导穿刺组织学检查及细胞学检查

对于体内的某些深部病变，在超声引导下行细针组织活检。活检部位包括肝、胰腺、胃肠、腹膜后、肺、纵隔及其他部位。结果表明，对某些深部占位病变，该方法准确可靠且简便、安全。但不同部位、不同组织学类型的病变，检查效果有所不同。此外，取材、制片、诊断为影响检查效果的三要素，介绍如下。

一、标本处理和切片制作

切片制作满意是正确诊断的重要条件。细针穿刺标本较小，取材成功者呈细条状。应根据这一特点，采取与大标本不同的标本的处理和切片制作方法，才能保证切片质量，并能加快出片速度。将穿刺组织标本贴附在滤纸上，及时固定于 10% 中性甲醛溶液，固定时间以 30～40 分钟为宜。用无水乙醇脱水 10～20 分钟。进蜡 10 分钟，蜡温勿超过 60℃。二甲苯透明 5 分钟。使石蜡包埋组织标本外形完整，即保持细条状。24 小时内即可出片，并能保证切片质量满意。

每例同时做细胞涂片，半干时固定，固定液可用 95% 乙醇或 10% 中性甲醛，HE 及 Giemsa 染色。

当然，首先是取材成功才能做出质量满意的切片和准确的诊断。下面几种情况会导致不能做出诊断：标本全为坏死组织，组织块过小、破碎，仅取肿瘤的纤维被膜等。理想的标本应是组织块足够大，取自最有代表性的部位，外形呈凸出纸片的细条状。

二、不同部位、不同类型病变的组织学检查效果

1. 不同部位的检查效果

穿刺组织活检和针吸细胞学的取材成功率均以肝病变为高，胰腺最低。穿刺组织活检和细胞学确诊率以肝最高，胰腺和胃肠病变较高，腹膜后病变较低。

2. 不同类型肿瘤的检查结果

（1）癌瘤包括各种类型肝细胞癌、腺癌、鳞癌，小细胞未分化癌，各器官的原发性和转移癌，穿刺组织学活检对恶性的确诊率达 90% 以上，对组织学类型的确定也较为准确，后者较细胞学检查明显优越。

（2）软组织肉瘤的确诊率最低，为 70% 左右，尤以梭形细胞肿瘤（纤维、神经纤维、平滑肌源性肿瘤）的确诊率最低。这些组织的肿瘤，要观察较多的视野，根据核分裂象的多少和总体的分化程度，才能比较准确地划分低度恶性肿瘤还是生长活跃的良性肿瘤。另外，这些肿瘤的组织形态也有相似之处，靠小块组织确定其组织学类型颇为困难，取材达到诊断程度的比例也相对较低。以上也是腹膜后肿物确诊率较低的重要原因。所以，这种肿瘤在超声引导下细针穿刺活检诊断的局限性比较大。其他类型的软组织肿瘤（如脂肪瘤、脂肪肉瘤等），则多数可得到满意的诊断结果。

肿大淋巴结对于高度反应性增生与恶性淋巴瘤区分有困难者，手术活检标本亦感困难，穿刺活检则更为困难。淋巴组织制片过程中易发生组织抽缩，产生人工假象，穿刺活检标本更易发生这类问题，要注意避免。

三、细针组织活检的主要特点

某些细胞学诊断困难病例，组织活检标本由于保留组织结构特征，有利于病理诊断。另外，石蜡包埋的组织块还可做特殊染色或免疫组化染色，均为细胞学诊断所不及。免疫组化染色在穿刺活检组织病理中的应用能提高病理诊断水平。

以下病变组织活检优于细胞活检。

1. 非均匀脂肪肝

超声有时与占位病变鉴别困难，细胞学检查仅能诊断未见恶性细胞，不能明确肝脂肪变。但组织学检查一般都可获得明确诊断。

2. 肝细胞腺瘤

组织活检根据细胞和组织结构特征可进行诊断，细胞学仅能确定为良性病变，不能明确类型。

3. 胃壁胰腺异位

超声检查发现胃壁占位，穿刺活检在胃壁中见有成熟的胰腺组织，具有小叶结构，符合胰腺异位。

4. 胰岛细胞瘤

组织学标本见瘤细胞较小，大小、形态较一致，血管丰富，诊断为胰岛细胞瘤。

总之，细针穿刺组织活检使80%以上的病例得到准确、肯定的诊断，从而免于手术探查活检。本方法还具有简便易行、安全、损伤小等优点，对于体内深部肿瘤，不失为一项较好的检查方法。当然本法不能取代手术探查活检，有些病例仍需手术探查活检。有些病例的穿刺活检诊断效果优于细胞学检查，有些病例则不如，所以不能完全取代细胞学检查。两项方法应该互相补充，使确诊率高于其中任何一项单项检查。应该指出的是穿刺组织活检确实能够解决细胞学所不能解决的一些问题。

四、超声引导下内脏及体表肿物针吸细胞学检查

（一）临床意义

在超声引导下的细针针吸细胞学检查，用细针抽取少数细胞，制片、染色，在显微镜下做出诊断。该方法具有患者痛苦小、简便易行、准确率高、速度快的优点，可以大大缩短确诊时间，为胸、腹诸脏器肿物及体表肿物的细胞病理诊断提供了有效的新手段。

1. 优、缺点及存在的问题

（1）准确率在82%～95%（以591例肝针吸为例）。突出的价值在于大部分病例可以达到确诊水平。

（2）操作方法简便、安全、快速、易于被患者接受。

（3）超声引导下针吸细胞学检查是诊断内脏肿物良、恶性的最好方法之一。

（4）可用于普查，有助于发现早期恶性肿瘤。

（5）缺点是存在一部分假阴性。

2. 临床应用

（1）因胸、腹腔肿物入院患者，当超声针吸细胞病理学诊断为阳性时，可及时进行手术治疗。

（2）门诊患者在超声针吸细胞病理诊断为阳性时，可及时入院治疗，为挽救患者生命赢得了时间。

（3）用于普查，经其他方法筛选后确认有问题或可疑恶性患者，可施行针吸确认。

（4）超声引导下针吸时下列情况有特殊意义：①临床上不适宜手术的患者，针吸检查确诊后，即可进行相适应的化疗、放疗、介入治疗等。②给术前需做放疗、化疗、介入治疗的患者以明确诊断。③区分炎症性病变及肿瘤性病变。④囊性病变与恶性的鉴别诊断，在诊断基础上部分可得到治疗。⑤对于恶性肿瘤患者，在术前明确诊断，手术时可省去冷冻活检的环节，既省时又能减少患者的焦虑与痛苦。⑥对于良性疾病，也可提供明确的诊断，便于确定治疗方案。

（二）针吸涂片方法及注意事项

（1）针吸完毕，将针头取下，针筒内充上空气，再将针头接上，把针头内吸出物打在玻片上，这样重复几次，以保证能完全得到吸出物。

（2）用针头轻轻地把吸出物均匀地向一个方向抹在玻片后2/3的位置上。可以涂片、拉片，但不要推片。恶性细胞体积大，会被推向一边，易被推挤变形，影响诊断。

（3）待涂上细胞的玻片自然干燥后，及时放入固定液中固定。

①使用的玻片要干燥、干净、无油。

②固定液配制：a. 95%乙醇；b. 1∶1 纯乙醇与乙醚。

③固定时间：10 分钟以上。

（4）染色方法。

常规染色方法：姬姆萨与 HE 染色两种，每个部位的片子均需两种染色。

（5）制片方法与注意事项。

①制片时需轻涂均匀，片子不宜过厚。

②涂片后及时分别固定，防止交叉污染，然后染色、封片。

③做好三查、三对工作。

三查：查针吸部位、查超声编号、查片子张数。

三对：对细胞编号与超声编号、对片号与片数、对前后报告。

（6）对填写申请单的要求：填写申请单时，病史清楚，穿刺部位要准确，吸出物形状描述贴切，这些都是诊断的重要参考依据。

（三）细胞学诊断标准

1. 分级标准

细胞学诊断按巴氏 5 级分级法。

（1）Ⅰ级（良性细胞）：①各脏器组织的正常细胞。②各种炎症，包括非特异性炎症及血液中的细胞。

（2）Ⅱ级（包括Ⅱa、Ⅱb）：①Ⅱa，细胞在各种原因的刺激下，它的形态、结构、染色质发生了轻度的良性范围内的变化。②Ⅱb，细胞在各种原因的刺激下，它的形态、结构、染色质、排列等发生了较明显的变化。这时染色质可变粗；核仁较明显，数目增多；排列紊乱；体积增大；畸形。但是，细胞排列的极性仍然存在，仍属于良性范围。可是，在临床上要复查，严密观察，不可轻易放过。需要强调一个非常重要的问题，这部分患者中有些为假阴性，占 10%～20%。造成假阴性的原因是取材问题或诊断问题。

（3）Ⅲ级：Ⅲ级是可疑癌，可疑恶性。细胞在某一个或两个方面上有恶性特征。可是这些恶性特征不足以定性。在临床上一定要追查。

（4）Ⅳ级：高度可疑癌，高度可疑恶性。细胞在某些方面具备了恶性特征，但仍不能十分肯定。有时是因为细胞分化好；恶性细胞数量少；细胞体积小不典型等，均报Ⅳ级。Ⅳ级报告内定为阳性，病理证实均为阳性。

（5）Ⅴ级：癌细胞、恶性细胞，肯定为恶性。

2. 癌细胞的诊断标准

（1）涂片中细胞量丰富，多数病例涂片中布满癌细胞。

（2）细胞分布弥漫；排列紊乱；成团，成片互相重叠；有时有噬入现象。

（3）细胞明显增大，胞浆常不明显或裸核，大者可形成瘤巨细胞，有时是小细胞型的。

（4）核大小不一致，常相差 2 倍以上。

（5）核形态多种多样，呈多形性，边缘不规则，核膜增厚不均匀。

（6）核深染，染色质粗，呈网状、块状，凝块间为透亮区，各种细胞染色质性状深浅不一，一个细胞核内常有染色质不均匀，或半明半暗，核内可有空泡。

（7）核仁明显增大，可达 5μm 以上（稍小于红细胞）。核仁数目增多，达 5 个以上有诊断价值。

（8）出现异常核分裂象，有突出的诊断价值。

（四）针吸细胞学检查与患者的预后

必须明确指出，针吸细胞学检查所用的针头为细针，属于微小损伤穿刺。无论针吸活检还是其他检查，甚至用力触摸，在理论上都可能造成损伤及血液转移。为此，许多人都进行过详尽的随访研究，其结论都一致认为针吸活检并不影响患者的生存率及存活率。

目前，公认的观点是虽然针吸必然造成损伤，但与其他各种活检方式（包括切取、切除）比较，损伤最小，癌细胞溢出转移机会也更少些，不会比其他方式的危险性更大。

长期以来，认为穿刺会导致肿瘤扩散及转移的传统观念影响很大，使得许多人对针吸望而生畏，几乎把它从肿瘤诊断中排斥出去。实践证明，因穿刺检查而导致扩散的机会是微乎其微的。

第五节 超声引导穿刺的腹部应用

一、常规超声引导肝病变的穿刺活检

超声能显示肝内 1 cm 左右的占位病变，但小占位的声像图特征往往不典型，良、恶性定性诊断困难。自 20 世纪 70 年代初 Holm 和 Goldberg 同时发明穿刺探头以来，实时超声引导下经皮穿刺抽吸细胞学检查成为临床诊断肝恶性肿瘤的首选方法。北京市肿瘤防治研究所自 1980 年开展该项工作，证实该方法安全、简便、准确性高，并能迅速获得细胞学检查结果，但一般难以做出组织学诊断，故存在局限性。1981 年 Isler 首先报道改进针尖和穿刺技术用细针做组织活检获得成功。由此细针活检技术突破了细胞学的限制，推进到组织学诊断的高度。近年来，细针组织活检在肝病变的应用取得较满意的效果，不仅能够做出良、恶性病变的鉴别诊断，并能够报告恶性肿瘤的组织学类型和分化程度以及良性病变的组织病理改变。活检针的改良，在取得组织学诊断的同时，亦能获得细胞学诊断，这大大提高了诊断的可靠性。

（一）适应证

凡超声显像发现或疑诊肝占位性病变，临床要求明确病理性质皆为适应证。以下情况尤为适用。

（1）疑肝细胞肝癌需确诊者。

（2）肝恶性肿瘤，须明确是原发或继发者。

（3）肝晚期恶性肿瘤，为非手术治疗须确诊并了解肿瘤的组织学分型及分化程度者。

（4）疑诊肝良性病变但恶性肿瘤待排除者。

（5）介入治疗前明确诊断，治疗后疗效评价者。

本方法无绝对禁忌证。相对禁忌证同针吸细胞学检查。临床疑诊为各型肝炎患者或肝硬化等肝良性弥漫性病变时，因细针活检的标本过小，往往难以满足组织学诊断的要求，宜选用粗针活检。

（二）方法及穿刺要点

1. 负压抽吸活检法

（1）用普通探头扫查病灶，并选择穿刺途径。

（2）按穿刺部位选择适宜体位，右叶肿瘤常采用右前斜位。

（3）常规消毒皮肤，铺上治疗巾。

（4）换上无菌穿刺探头及引导装置，再度确认穿刺点、途径；可用彩超引导以避开血管。

（5）局麻注射 2% 利多卡因 3～4 mL。

（6）把引导针注入壁侧腹膜或胸膜层。

（7）选择适宜的活检针刺入肝内肿瘤表面。

（8）拔起针栓针芯后刺入肿瘤内，并在上、下范围内提拉 2 次，然后旋转拔针（需保持负压）。

（9）推进针栓针芯以推出针管内组织条，置于纸片的 1 cm 范围内，尽量保持组织条完整集中，并立即固定于甲醛溶液中。

（10）取出针芯，针管接上注射器，加压反复推 2～3 次，尽可能把残留在针管内的液体推在玻片上，立即固定染色。

2. 无负压活检针穿刺法

操作步骤基本同上。但取样操作不同，如秦氏多孔针，则带着针芯插入肿块内，拔出针芯后在肿块内来回提插 3～4 次，最后拔针，再用针芯将组织块推出，标本处理同上。

3. 槽式自动活检法

方法基本同负压抽吸法，选用 Tru-cut 内槽针，接可调试活检枪，其针芯前段有 1.5～2 cm 长、0.2 mm 宽的切割槽。活检时带着针芯刺入肿块表面，根据肿块大小确定射程长度；继而打开保险阀，按动开关取材；拔针后从针芯凹槽中取出组织条，并取出针芯，外套管接注射器反复推，亦可获得满意的细胞学诊断。标本处理同上。

细针组织活检可常规在门诊进行，术后留观 1 小时，注意患者的脉搏、血压以及腹部情况，无异常即可离去。

（三）注意事项和并发症

1. 注意事项

（1）肝内肿块细针活检，选择途经正常肝组织再刺入肿块，以减少出血可能。

（2）穿刺活检在患者屏气状态下进行，操作者须动作灵敏、准确。

（3）肝表面较大肿瘤须谨慎，彩超引导避开血管尤为重要。

（4）引导粗针达肝表面时，呼吸易造成肝表面划伤或出血，应注意避免。

（5）取材不当为假阴性产生的主要原因。对于较大肿块不同回声区或是多发性肿块应分别多点取样，尤其要注重对实性低回声区取样；中心区多为坏死组织。

（6）对肝高位近膈面肿块应当避免损伤胸膜腔。有时难免穿过肋膈角，须避免损伤肺底以防发生气胸。

（7）肝血管瘤病例中约 50% 可以获得成功的组织病理切片；其余 50% 病例效果则与针吸取样相似；至于囊肿、脓肿、血肿以及其他液性成分为主的病变仍以细针吸取细胞的诊断效果为佳，不必用组织切割针。

（8）根据穿刺取材决定穿刺次数，一般为 2～3 次；若取材满意有时一次也可获得诊断。

2. 并发症

尽管经皮腹部病变细针穿刺活检这一技术是安全的，但不等于无并发症发生，也有发生严重甚至致命并发症的可能。所以，穿刺前应严格掌握穿刺活检的适应证和禁忌证。Smith 等多个学者在 1983～1987 年间进行了 4 次问卷调查，结果显示，在 10 766～66 397 次穿刺活检后死亡率为 0.006%～0.031%，在 33 个死亡病例中，21 例为肝病变穿刺，6 例为胰腺穿刺，21 例肝穿刺中有 17 例为继发出血，6 例胰腺穿刺中有 5 例为胰腺炎；穿刺活检后针道种植发生率为 0.003%～0.009%。另有其他腹部穿刺活检的大样本研究结果显示，1060～3500 次穿刺活检后死亡率为 0.028%～0.096%，但无针道种植发生。穿刺活检后引起出血的发生率较低，在 0～1%。而脾穿刺后出血发生率在 1%～2%，略高于其他腹、盆腔器官穿刺。Gazelle 等采用 14～22 G 的 Chiba 型穿刺针对麻醉猪的肝和肾进行穿刺活检，结果显示，在进行肝穿刺时粗针出血量多于细针，在肾穿刺时 18 G、20 G 和 22 G 之间出血量比较无统计学差异，肾活检较肝活检出血量多，故肾活检宜采用更细的针。Chang 等采用 Tru-cut 活检针和 end-cut-ting 活检针进行活检，针道种植发生率为 0.76%（8/1055），使用 Tru-cut 活检针的 433 例患者无 1 例发生针道种植，发生种植的 8 例均系采用 end-cutting 活检针。Chapoutot C 报道 150 例经超声引导下肝肿瘤穿刺的患者中有 4 例发生针道种植，发生率为 2.66%，但随访发现患者生存期并不受针道种植影响。总之，穿刺操作者应意识到穿刺活检能够引起包括死亡在内的严重并发症，应严格掌握穿刺适应证并具备合理的预防措施；穿刺时应尽可能减少穿刺次数；对于有出血倾向并有恶性可能的肝病变进行穿刺活检时应仔细扫查，尽可能采用细针并减少穿刺次数，避免直接穿刺位于表面的病变，经过正常肝组织穿刺病灶可以减少出血。

（四）临床意义

细针组织学活检比细胞学活检具有以下优点。

（1）对恶性肿瘤能明确组织类型及分化程度。

（2）对某些良性病变可做出具体的组织病理诊断。

（3）组织学活检标本经石蜡包埋后除做光镜检查外，还可用作组化或免疫组化等特殊检查，以使诊断更精确。

总之，超声引导经皮细针组织学活检比细胞学检查更优越，它克服了粗针做组织学活检的并发症和危险性，使细针活检突破了细胞学诊断的限制，推进到组织学水平，值得在肝病变尤其是局限性实性占位病变的诊断中应用。在对液性、血性或坏死成分为主的病变取样不满意时，细胞学检查仍值得作为一种补充方法，两种方法结合互补，诊断正确率高于其中任何一项单独检查方法。此外，某些弥漫性肝病，如慢性肝炎、肝硬化等，细针所取标本难以满足组织病理诊断的要求，18 G 稍粗针组织活检仍然是较安全的确诊方法。

二、超声造影引导下肝病变的穿刺活检

随着超声（Ultrasound，US）、计算机体层成像（Computed tomography，CT）和磁共振成像（Magnetic resonance imaging，MRI）等影像技术的飞速发展，诊断正确率逐渐增高，但仍没有达到100%，必要时还需进行经皮穿刺活检。因此，影像引导下的经皮穿刺活检对病变的诊断仍起着至关重要的作用。影像技术的发展使得肿瘤穿刺引导更加精确，使组织的经皮活检达到小型外科手术所不能达到的最低程度的侵害。虽然手术切除活检仍适用于一些病例，如乳腺和脑肿瘤，但经皮穿刺活检已经成为全身大多数肿瘤的诊断标准。与手术切除相比，经皮穿刺活检的优势在于节省时间和金钱并减少并发症。超声引导经皮穿刺活检是目前临床获得肝肿瘤组织病理学诊断最常用的方法，也被确定为鉴别肝良、恶性占位病变的金标准。文献报道，穿刺活检的敏感性为86%～95.1%，特异性可高达100%，诊断正确率为88%～93%，但取材不足发生率可达到10%～15%，必要时需二次穿刺活检。曾报道大约10%的穿刺活检结果是不确定的或是假阴性的。

由于肿瘤过大或过小、位置不佳、合并变性坏死、取材部位不当或操作者经验等原因，穿刺活检存在假阴性或诊断结果与CT、临床诊断不符者。Schlottmann等报道将超声造影应用于12例肝肿瘤或囊肿患者，认为超声造影有助于对二维超声不能检出的病灶进行活检；Bang等报道了3例超声造影引导穿刺活检，指出在超声造影确认的血供丰富区域取材可以获得准确诊断。对超声造影引导下肝病变穿刺活检进行的对照研究结果亦显示超声造影可有效提高经皮穿刺活检的诊断率并减少穿刺次数。超声造影引导下肝病变穿刺活检确定为鉴别肝良、恶性占位病变的金标准。

（一）造影方法

1. 超声造影剂

采用 SonoVue（Bracco，Milan，Italy）超声造影剂，造影微泡为磷脂微囊的六氟化硫（SF_6），微泡直径平均 2.5 μm，pH 4.5～7.5。用生理盐水 5 mL 溶解造影剂冻干粉，震荡混匀后每次造影量 2.4 mL（浓度 5 mg/mL，SF_6 有效成分计每人 12 mg）经肘部浅静脉用 2～3 秒快速注入人体。

2. 超声造影方法

先用常规二维超声（基波）扫查肝，记录病灶的位置、大小、数目及回声特征；启动造影程序，根据病灶深浅度及患者胖瘦调节声功率输出，达低机械指数状态。在注射造影剂的同时启动超声仪内置计时器，实时观察病灶的增强灌注变化；在获得实质期有诊断意义的时相后，快速扫查全肝以便发现由于造影剂退出而呈弱回声的新灶结节。造影后，根据录像资料详细记录病灶的大小及位置，确认病灶内的强化区和非强化区的部位及毗邻关系、灌注时相及消退时间以及周边的血管分布情况等，以供穿刺活检参考。

（二）穿刺方法

1. 穿刺前准备

穿刺前常规检查血小板、出凝血时间及凝血酶原时间，如有明显异常需纠正后再行穿刺或改用其他诊断方法。

2. 穿刺针

一般采用 21 G 手动抽吸活检针（Hakko Medical CO，LTD，Japan）及 20 G 自动活检针（Bard，Crawley，UK），取材不满意或需再次穿刺采用 18G 自动活检针。

3. 穿刺方法

穿刺尽可能途经正常肝组织穿刺病灶（包括表浅病灶）以减少针道种植，如周围无正常肝亦可采用21 G 细针穿刺并减少穿刺次数；位于肝内的病灶选择最短途径；先彩超扫查，尽可能避开肝内大血管、异常增粗的动脉；避开胆囊、肋膈角、肺、胃等相邻脏器结构以减少并发症。常规皮肤消毒、铺巾，2% 利多卡因局麻。实时观察穿刺全过程，固定探头，先用引导针刺入腹壁，再采用适宜管径的手动或自动活检针进行穿刺活检，在进针与出针时嘱患者屏气。目前一些高档超声仪器配备实时双幅谐波灰阶超声造影软件，可同时显示组织谐波成像模式和造影谐波成像模式。启动程序后，造影谐波成像几乎看不见肝的灰阶图像，只能接收来自造影剂的二次谐波信号；而组织谐波成像仍可显示肝及病变的情况，可监视穿刺过程。注射造影剂并启动内置计时器后，根据造影显示的病变异常增强或退出区域，在造影的同时进行穿刺活检，组织谐波成像可清晰显示病变和穿刺针的位置，使穿刺活检更加准确。如超声仪器未配备实时双幅谐波灰阶超声造影软件，可在造影后即刻在常规超声引导下行穿刺活检，针对增强区域或可疑恶性区域穿刺取材。

根据摄取的标本量及肉眼外观颜色、实体感等，决定穿刺次数，取材不足则需增加穿刺次数。穿刺结束行超声检查，观察有无出血等并发症，留观 1 小时，4 小时后进食。详细记录病灶不同增强区域取材标本特征。送病理科由 2 名有经验的病理医师行组织学和细胞学检查。

研究显示，超声造影可明显降低常规超声引导的假阴性率，超声造影在确认恶性肿瘤的活性区域、变性或坏死区域以及发现微小肿瘤的基础上引导穿刺活检，可准确获取有病理诊断意义的组织，从而有效提高经皮穿刺活检的诊断率，并减少穿刺次数，成为鉴别肝良、恶性占位病变的金标准。

三、肝囊肿穿刺诊断及治疗

（一）诊断、治疗原则

（1）诊断性穿刺适用于超声显示的肝囊性占位病变，尤其对声像图不典型或囊肿形态不规则，囊壁厚而不光滑或有乳头状突起，囊腔内有异常回声等。对临床诊断发现其他恶性病变时，超声显示肝内囊性病灶需进一步穿刺明确诊断。

（2）肝囊肿影响患者日常生活或出现继发症状时需进行介入性治疗。

（3）治疗前必须明确病变性质为良性。

（二）适应证

（1）有症状的 > 5 cm 单发或多发的较大单纯性肝囊肿。

（2）肝囊肿合并感染。

（3）患者迫切要求治疗，但不适合手术的肝囊肿。

（4）对于多囊肝，虽然本方法的疗效不太显著，但可以缓解因囊肿压迫周围脏器所致的腹胀以及胆道和胃肠道的梗阻。

（5）肝包虫囊肿的诊断及治疗。

（三）禁忌证

（1）乙醇过敏者。

（2）囊肿与胆道有交通者。

（3）囊肿位于穿刺不易到达的部位或穿刺途径难免损伤邻近脏器及大血管和显著扩张胆道者。

（4）肝、肾衰竭，有严重出血倾向，合并其他严重疾病，精神高度紧张及不合作者。

（四）方法

（1）先用普通探头选择穿刺目标，确定穿刺途径。以囊肿离皮肤较近，并穿过一定厚度的肝组织，而又避开邻近脏器和大血管及胆管为最适宜的穿刺途径。

（2）常规消毒穿刺部位，铺巾后，以消毒的穿刺探头再次确定穿刺点和穿刺径路。

（3）局麻穿刺点，放置穿刺探头，当囊肿显示清晰后固定探头。实时超声监视下，患者屏气，沿着确定的穿刺引导线进针。当针尖到达囊腔中心时，患者可恢复平静呼吸，拔出针芯接上注射器抽液。

将最先吸出的一部分囊液留做常规、生化和细胞学以及细菌学等检查。如仅做诊断性穿刺，抽液后即可拔针。对囊肿硬化治疗，则继续抽吸，充分抽尽囊液，直至声像图上显示囊腔塌陷，液性无回声区基本消失。

（4）再次确认穿刺针仍在囊腔内后，向囊腔注入硬化剂（无水乙醇、四环素等）。

（5）注入量为抽出液的 1/3 或稍多；巨大囊肿抽出液 > 500 mL 可适当减量；若乙醇注入量超过 100 mL，应根据患者对乙醇的耐受能力酌情增减或分次治疗。

（6）注入后拔针，保留约 30 分钟，反复翻身改变体位，其后再进针抽净。

（7）再次从囊肿抽出液体应少于或等于注入量，抽出液体增多时，一般治疗效果欠佳，应再次注入硬化剂。

（8）注入乙醇引起疼痛时适当注入利多卡因。

（9）数周后观察，经治疗后囊肿一般缩小，若囊肿仅轻度缩小或无显著缩小者，数月后可再次治疗。

（五）常见并发症

本疗法有不同的轻度不良反应和并发症。注入乙醇后治疗结束拔针时，可出现剧烈的上腹痛，采取拔针前注入少量利多卡因，推净针管内残留乙醇的方法，可明显减少腹痛发生。患者术后发热，可自动退热。肝功能一过性增高，1 个月内可恢复正常；少数患者出现过敏、感染，老年患者偶见嗜睡。

（六）注意事项

（1）穿刺进针时嘱患者屏气，抽液、注药时患者平静呼吸，以免划伤脏器。

（2）注入硬化剂前，需确认针尖位于囊内，以免损伤周围肝组织。

（3）防止乙醇外漏，发生腹膜炎。

（4）巨大囊肿可分几次进行治疗。

（七）临床意义

肝囊肿可分为先天性和获得性两种。先天性只有少数伴有症状，如腹部肿块、肝大、腹痛和黄疸。获得性肝囊肿有寄生虫（包虫病）性、外伤性、炎症性和肿瘤性，这些患者大部分有症状。有时单凭声像图鉴别困难。文献报道，超声引导细针穿刺有助于良恶性肝囊肿及其他含液性肝病变的诊断与鉴别诊断，特别对于临床高度怀疑恶性病变的不典型肝囊肿更有价值。本方法简便、经济、有效，不良反应小，值得进一步推广。

四、胆系介入性诊断及治疗

（一）胆系肿块穿刺活检

1. 意义

明确胆系肿瘤的性质，尤对疑诊为胆囊癌和胆管癌者做出良、恶性鉴别并获得明确的病理诊断。

2. 适应证

超声能够显示的胆系肿块，例如胆囊癌、肝外胆管癌、肝门胆管癌，均是穿刺适应证。

3. 禁忌证

肝门部或肝外胆管癌肿块不明显，仅表现为壁增厚型；胆囊肿块较小，穿刺入路不满意，穿刺活检均较困难。患者一般状况差，不宜穿刺，如大量腹水、严重出血倾向等，均为穿刺禁忌证。

4. 操作方法及胆系肿块细针活检的特点

（1）胆囊肿块活检时穿刺针入路应经肝胆囊床，注意系膜胆囊（即游离胆囊）。

（2）胆囊肿块穿刺取材点宜选择胆囊壁增厚最显著处且着重在黏膜层附近取样。

（3）肝门胆管癌可经肝实质穿刺肿块。

（4）远离肝门的肝外胆管癌一般可选择自腹壁直接进入肿块的穿刺途径，但应注意避免损伤胆管、胆囊及大血管。

（5）穿刺到肿块，抽液量较多时往往是混入胆汁。可将所取液体离心后用沉渣涂片镜检。

5. 注意事项及并发症

（1）胆囊癌常见胆囊腔内合并胆泥、凝血块、泥沙样结石等，易误认为"肿块"的伪像而引起穿刺的假阴性。

（2）胆系的高分化腺癌细胞恶性特征不明显，鉴别诊断须特别慎重，应结合细针组织学、细胞学进行诊断。

（3）常见并发症为胆汁性腹膜炎、胆汁漏，应特别重视穿刺入路的选择、取材手法和穿刺次数。其余并发症同其他部位穿刺。

（二）超声引导下经皮经肝胆管引流（PTCD）及经皮经肝胆囊胆汁引流（PTGBD）

1. 适应证

胆系梗阻不能或不宜立即手术者，均适做PTCD，例如阻塞性黄疸、不能切除的癌肿、胆石症合并黄疸、胆管炎等。胆道低位梗阻时，可行PTGBD，例如胆总管下端梗阻、急性化脓性胆管炎等。

2. 禁忌证

绝对禁忌证很少，有以下相对禁忌证：严重出血倾向者、大量腹水、肝多发转移癌。

3. 操作方法和技术要点

（1）普通探头扫查，选择穿刺的胆管支。原则上选择扩张显著且距肝门有一定距离的胆管。左支穿刺较方便。PTGBD原则上选择经肝胆囊床进入胆囊的穿刺途径。

（2）于穿刺点常规消毒铺巾。

（3）用无菌探头再次显示欲穿刺胆管支或胆囊，确定皮肤穿刺点。

（4）2%利多卡因局麻。

（5）在皮肤进针点用小尖刀戳一深达肌层小口。

（6）将穿刺针放入小口内，调整探头，确认穿刺路径。

（7）患者平静呼吸，当胆管壁最清晰时，嘱患者暂停呼吸，探头固定不动，穿刺针沿引导线方向迅速进针达胆管内。胆囊引流时须经肝胆囊床进针。

（8）达胆管壁时，可有突破感。

（9）拔出针芯后，有胆汁溢出或负压吸出胆汁。

（10）将导丝沿穿刺针置入胆管胆囊内。导丝进入胆管内留置长度 > 5 cm。

（11）固定导丝，抽出穿刺针。

（12）顺导丝方向置入扩张管，扩张至肝实质。

（13）几秒钟后，拔出扩张管。

（14）将引流管沿导丝方向插入胆管（或胆囊）。

（15）拔出导丝，调整引流管。

（16）胆汁引流畅通后，缝扎固定。

注：以上为两步法PTCD；一步法无导丝，操作简便。

4. 注意事项及并发症

（1）常见并发症为胆汁漏、胆汁性腹膜炎。另外，还可出现胆管出血、腹腔出血、败血症、膈下脓肿等。

（2）为减少并发症可能，尽量减少进针次数，避免误伤大血管。重新穿刺时不必退出肝被膜外。

（3）常规应用抗生素。

5. 临床意义

PTCD减轻黄疸的效果不逊于手术。在胆系急症和晚期恶性梗阻中临床应用价值已获得公认。超声引导下PTCD直观性强，引导准确，提高成功率，降低并发症。

PTGBD是一种应急措施，常用于危重而不宜剖腹探查者。超声引导PTGBD成功率高，可应用于临床。

（三）超声引导下经皮经肝穿刺胆管造影（PTC）

1. 意义

PTC 能仔细全面地显示胆道系的病理改变，诊断准确率达 90% 左右，已成为临床胆道系统疾病诊断不可缺少的重要方法。应用超声引导 PTC 使该技术操作变得较容易、更准确、并发症更少，减少患者、操作者所受的 X 线辐射，深受临床医师及患者的欢迎。

超声引导下 PTC 成功后，各类病变有其特征性表现。可对胆石症、胆系恶性肿瘤、胆管良性狭窄、胆道蛔虫等疾病做出诊断。

2. 适应证

（1）阻塞性黄疸为明确病因，了解梗阻部位和病变范围。

（2）胆管结石，尤肝外胆管结石，了解结石数量、分布，胆管有无狭窄。

（3）胆道畸形。

（4）胆系术后，仍有梗阻症状者。

（5）传统 X 线造影失败，ERCP 不能确诊，疑为胆系疾病者。

3. 禁忌证

（1）过敏。

（2）出血倾向。

（3）大量腹水，肝、肾衰竭。

（4）胆管扩张 < 4 mm 或不扩张，超声引导 PTC 成功率低。

4. 操作方法及技术要点

（1）用普通探头扫查，选择穿刺胆管支，确定皮肤进针点，原则上选择扩张显著、靠近腹壁的胆管支，左支或右前下支效果较好。

（2）消毒皮肤、铺巾。

（3）更换消毒探头，装好引导器。再次显示欲穿刺的胆管支，确定具体穿刺点，使穿刺引导线位于选定的胆管支。

（4）穿刺点 2% 利多卡因局麻。

（5）18 G 引导针插入腹壁，针尖位于腹膜前。

（6）21 G 穿刺针置入引导针内，嘱患者屏气不动。

（7）当胆管壁最明显、清晰时，探头固定不动，穿刺针沿引导线方向迅速进针。

（8）达管壁时，有突破感，此时见针尖位于胆管内。

（9）拔出针芯后有胆汁溢出或负压吸出胆汁。

（10）抽出一定量的胆汁后换针管缓慢注入稀释为 20%～30% 的造影剂，避免混入气泡。

（11）X 线透视下观察胆管病变情况，显影满意后拍片、拔针。

5. 注意事项及并发症

（1）常见并发症有胆汁漏，胆汁性腹膜炎，腹腔内出血，胆系感染致败血症。

（2）阻塞性黄疸患者，尤其是梗阻重或合并感染时，原则上先行 PTCD，再行造影检查。这样可减少胆汁漏和败血症的发生。

（3）为预防感染，合理应用广谱抗生素。

五、脾细针活检

脾是网状内皮系统中最大的器官，原发性疾病较少见，脾穿刺活检的目的主要为良、恶性病变的鉴别诊断。

（一）适应证和禁忌证

1. 适应证

（1）各种影像学检查发现的脾占位病变。

（2）淋巴瘤或血液病患者需了解脾浸润情况。

（3）疑有疟疾或黑热病而血液、骨髓病原学检查未能证实者，可做脾脏细针活检，寻找诊断依据。

（4）脾含液性病变（如脾脓肿），需抽液或置管引流。

2. 禁忌证

（1）凝血机制障碍及出血倾向者。

（2）淤血性脾大伴有脾功能亢进者。

（3）传染病的急性期患者。

（4）脾周有大量积液者。

（5）脾边缘病变无法借助正常脾为穿刺路径者。

3. 穿刺前准备及术后注意事项

（1）检查血小板计数、出凝血时间和凝血酶原时间。

（2）穿刺前谈话，向患者及家属告知并发症的可能性，签署知情同意书。

（3）必要时穿刺前应用止血药。

（4）术后患者应禁食3~4小时，留观2小时，密切注意生命体征。

（二）操作方法

1. 体位

多为平卧位或右侧卧位，抬高左臂。

2. 穿刺针

应选择20~21 G手动或自动活检针（枪）。

3. 细针组织活检及细胞学抽吸

常规消毒、局麻，在实时超声引导下，嘱患者暂屏气，迅速将穿刺针沿引导线穿刺入病变区切取组织及抽吸细胞。

4. 脾液性病变抽吸和置管引流

脾脓肿穿刺置管引流的操作与肝脓肿置管引流操作相同。

（三）注意事项及并发症

1. 注意事项

（1）脾活检多经肋间隙，探头应与肋骨走向平行，沿肋骨上缘进针。

（2）脾上极病变活检时，进针处应在肋膈角以下2~3 cm，避免损伤胸肺组织。

（3）穿刺应避免在脾边缘较薄处进行，防止脾撕裂伤。

2. 并发症

（1）因脾实质较脆，且血供丰富，脾破裂出血是穿刺活检最严重的并发症。但严格掌握脾穿刺的适应证、禁忌证，选择细针穿刺，严重并发症出现率极低。

（2）脾肿瘤较大伴液化坏死时，易引起肿瘤破裂出血。

（四）临床意义

1. 脾肿瘤针吸活检的临床应用和研究

在超声引导下对脾内肿块针吸有助于肿瘤性质的确诊，尤其是组织细针活检对肿瘤的组织类型、分化程度的诊断能为临床治疗提供根据。脾是恶性淋巴瘤最常侵犯的腹部实质脏器。在恶淋患者尸检中，脾受累率高达75%。本病初期脾受累比率为34%~42%。对于恶性淋巴瘤患者，当怀疑脾受侵时，可经超声引导下细针穿刺活检获得诊断依据。恶性淋巴瘤细针组织学活检优于细胞学检查，前者有助于对脾内恶性淋巴瘤浸润程度进行分析，但目前应用细针对恶淋的组织分型尚有一定困难，因此，有必要结合浅表淋巴结手术活检对疾病做出全面诊断。

2. 脾肉芽肿及感染性疾病的诊断和鉴别诊断

脾肉芽肿和部分感染性疾病在声像图中与肿瘤不易区别。为避免此类疾病被误诊为脾肿瘤而做脾切除术，术前超声引导穿刺活检显然十分必要。脾脓肿和脾结核属于脾感染性病变，其声像图表现有时易与肿瘤混淆。超声引导穿刺抽吸则有助于诊断和鉴别诊断。

3. 脾含液病变的诊断和处理

脾内含液性病变有单纯性囊肿、囊性淋巴管瘤、血肿、脓肿、结核和包虫性囊肿，偶有脾内假性胰腺囊肿。超声引导穿刺抽液做常规和特殊化验；细菌学或病原学检查有助于疾病性质的确诊。对脾囊肿、脓肿穿刺抽脓或置管引流有良好的治疗效果。

六、介入性超声在胰腺、腹膜后病变的应用

由于医疗仪器设备的不断改进，胰腺和腹膜后区域介入性超声的应用范围也随之扩大，目前包括超声引导针吸活检（USAB）、引导液性病变置管引流、内镜或腹腔镜超声（针对胰腺）、超声引导经皮肝穿胆道造影及引流、介入治疗等方面。然而最为常用的仍然是 USAB，故是本文详细阐述的内容。超声引导引流除需放置引流管和适应证外，术前、术中及术后的方法与 USAB 基本相同。内镜或腹腔镜超声则主要应用于胰腺的检查及外科领域。介入治疗的内容较为复杂，很多方法尚未常规应用，如肿瘤内注药、腹腔神经丛阻滞止痛等。

（一）适应证

主要是占位性病变，包括慢性胰腺炎（尤其是局限型胰腺炎）、肿瘤及肿大淋巴结。胰腺的实性、囊实性或囊性肿物，均为穿刺活检的适应证，目的在于通过组织病理学和（或）细胞学定性诊断。当胰腺病变本身的 USAB 结果为阴性或不满意，而临床上或影像学又疑诊恶性肿瘤时，周围淋巴结的定性诊断就显得尤为重要。

（二）禁忌证

急性胰腺炎、慢性胰腺炎急性发作、其他急腹症、有严重出血倾向者、大量腹水者、难以避开大血管者均不宜进行 USAB。

（三）术前准备

术前需要检查血小板记数、出凝血时间、凝血酶原时间，必要时查血淀粉酶。禁食、水 12 小时，当日早晨尽可能排尽大便，便秘者应清洁灌肠。术前先行腹部超声检查以及其他影像学检查。

（四）操作方法

1. 仪器及用具

通常采用弹枪式或手动式穿刺针，细针为 20～22 G，粗针为 17～18 G，长度为 15～20 cm；原则上胰腺应使用细针，腹膜后病变和淋巴结应使用粗针，后者主要为能够获得满意的组织，从而做出准确的定性诊断，乃至进一步进行肿瘤的分类和分型。

应尽可能使用彩超诊断仪，从而能够显示血管、避开血管，探头频率常为 3.0～5.0 MHz，使用引导器和引导针，这样既能较好地固定穿刺针，又可以防止皮下、腹膜外脂肪及腹膜的针道种植转移。

2. 操作方法

（1）穿刺中一般采取仰卧位或斜位，腹膜后病变有时可取侧卧或俯卧位。

（2）消除患者紧张情绪，训练合适的呼吸幅度和屏气程度，必要时使用镇静药和（或）止痛药。

（3）常规消毒铺巾，选择能避开血管和胆胰管、避开腹白线、最短穿刺行程的进针点，予 2% 利多卡因局麻至腹膜壁层。

（4）再次确认进针点，用探头适当加压以尽可能推开胃肠。

（5）通过引导器将引导针穿刺至腹膜壁层。

（6）让患者适当呼吸后屏气，迅速将穿刺针穿刺达靶部位。必须先使针尖显示清楚再进行穿刺活检。

（7）采用手动活检针时需旋转、提拉穿刺针数次后再拔针，以使前端组织断离。

（8）将组织集中置于滤纸片上并放入 10% 甲醛溶液中，做病理组织学检查。随后用 10 mL 注射器推注穿刺针针套，将其内容物推注于玻片上，放入 95% 乙醇溶液中固定，送细胞学检查。

（9）最后消毒皮肤穿刺点，用创可贴包扎。

（五）并发症

USAB 大多数患者无并发症，少数患者有轻微疼痛不适，一般无须特殊处理，仅做 30 分钟观察即可。穿刺后 6 小时可进食流质或半流质食物。极少数患者可有严重的并发症，如引发急性胰腺炎、胰瘘、出血、感染等，此时应予住院对症治疗。针道种植发生率极低。

（六）注意事项

胰腺恶性肿瘤周围常存在炎性区域，应对肿块较深的不同部位取材 2～4 针，取材时避开液化坏死区域，在实性部位取材，取材满意后，尽量减少进针次数。自动穿刺枪与手动穿刺针各有优势，自动穿刺枪适合较硬的肿瘤或炎症，较为常用；手动穿刺针适用于软硬适中的组织，同样针型一次取材量较多；无论使用哪种穿刺针均建议一针两用，即同时做组织学与细胞学检查，结果互补。建议选用扇扫或凸阵探头，利于加压排开气体。

胰腺囊性病变介入治疗时应注意，当明确病灶为良性（假性、真性囊肿）后可做抽吸或引流。多房分隔囊肿，引流效果不佳。当囊壁厚、有乳头状隆起、疑诊恶性或性质不明时，为穿刺引流禁忌，否则可导致广泛转移。

（七）临床意义

胰腺 USAB 有重要的临床意义，对可能切除的胰腺病变做出明确的术前诊断，晚期胰腺癌可避免不必要的开腹探查。胰腺 USAB 的取材成功率达 90% 左右，腹膜后病变约为 80%，和其他任何一种诊断方法一样，均有其不足或局限性。在胰腺方面，突出的问题是胰腺癌的假阴性率为 5%～10%，主要是肿瘤周围有明显的炎性反应和纤维组织增生，肿瘤内部间质也较多，可能未穿刺到癌组织所致。弥补的方式只能是再次 USAB，或者予密切追踪，每隔 1～2 个月复查及 USAB 各 1 次，连续 2 次。当超声和其他影像学表现、肿瘤标志物强烈疑诊为癌时，可选择手术治疗。

对于腹膜后病变，主要问题同样也是假阴性，在软组织肿瘤约为 20%，在淋巴结约为 30%，然而成因与胰腺癌不同，主要是由于穿刺获取的组织或细胞对于软组织肿瘤、淋巴结病变的诊断来说相对偏少，另外肿瘤的组织框架在穿刺时或由于内部发生明显坏死而遭到破坏，从而加大了组织病理学诊断的难度，即定性困难或分型困难，这在淋巴瘤尤为多见。弥补的方式也可采取再次 USAB，但如果影像学检查判断其仍可切除，则可选择手术治疗，对不能切除而有探查指征者，也能在探查术中获得较大组织块进行活检而最终确诊。

七、肾穿刺活检及治疗

（一）肾占位性病变穿刺活检

1. 适应证

（1）实性肾肿瘤的鉴别诊断（声像图不典型或与其他检查结果矛盾者）。

（2）囊性占位不能除外肿瘤者：非典型肾囊肿（出血性肾囊肿、多房性肾囊肿等）、肾囊肿合并肿瘤可能者。

2. 禁忌证

凝血功能障碍、全身状况不良不能配合者。

3. 操作技术及要点

（1）根据病变部位取俯卧位或侧卧位，局麻下进针；进出针均在患者屏气状态下进行。

（2）穿刺点选择肿块显示清晰处。采用纵断、横断切面做立体扫查定位。

（3）穿刺细胞学诊断采用 22 G 或 23 G 细针，或 20～21 G Sure-cut 针。取组织并可达到一针两用，同时获得组织学和细胞学检查。

（4）用彩超引导避开大血管。

（5）以最短穿刺途径并直接刺入肿瘤。

（6）具体操作详见肝穿有关内容。

（7）囊性占位抽出囊液肉眼观察后送检（生化、细胞、细菌学检查）。如有必要注入 60% 泛影葡胺做 X 线造影，明确以下两点：①是否与肾盂、肾盏相同，以便与肾盂源性囊肿或不典型肾积水鉴别；②囊壁是否有乳头样突起，是否有肿瘤可能。

4. 注意事项及并发症

（1）细针穿刺小肿块时，尽量采用垂直角度穿刺，以减少肾皮质损伤。

（2）采用细针活检较为安全。

（3）为保证细针准确刺中较小肿块，须采用引导针，穿达腰背筋膜，但不进入肾，然后插入细针活检，以避免细针偏移。

（4）注意避免损伤肾盂、肾盏、肾门结构及周围重要脏器、血管，如肺、肝缘、胆囊等。

（5）并发症一般无；少数患者一过性血尿，数天内可消失。

（二）肾囊肿穿刺硬化治疗

1. 适应证

（1）单纯性肾囊肿有以下情况者：①出现症状、体征者，如腰痛、腰胀、血尿、腰部包块等；②有并发症，如囊肿压迫，引起肾积水或因碰撞、推挤引起血尿者；③囊肿过大，>5 cm；④患者或临床要求。

（2）肾盂旁囊肿已压迫肾盂、肾盏，造成肾积水，应及早硬化治疗。

（3）多发性肾囊肿和含胆固醇结晶肾囊肿。

（4）出血性肾囊肿和多房性肾囊肿经检查排除肿瘤后可进行硬化治疗。

（5）感染性肾囊肿抽脓后注入抗生素治疗。

（6）囊壁钙化性肾囊肿和胶胨样肾囊肿硬化治疗不易成功，一般不做。

2. 禁忌证

（1）多囊肾一般不做硬化治疗，因硬化剂注入过多损害肾单位，降低肾功能，且易再生。

（2）肾盂源性囊肿和钙乳症肾囊肿，因硬化剂损伤尿路上皮，禁忌注入硬化剂。

（3）肾较大包虫囊肿易播散而禁忌。

（4）肾囊肿合并肿瘤。

（5）重复肾输尿管异位开口，合并上方肾盂积水。

（6）肾功能损害。

（7）出凝血机制不良。

3. 操作方法及技术要点

（1）硬化剂选择：①乙醇（浓度为 95%、98%）。②其他：50% 葡萄糖、Aethoxysklerol 合剂、磷酸铋、四环素也曾经用于硬化治疗，但目前已极少使用。

（2）操作方法：①患者侧卧或俯卧位，常规消毒铺巾。②选择进针部位。要求避开肺、肝、肠等脏器，必要时允许穿过肾实质、肾盂、肾盏。通过后两者时宜采用 22 G 细针，防止硬化剂损伤集合系统。当液体稠厚时可试用 18 G 针。③穿刺角度尽量垂直于皮肤为宜。深度以针尖达囊肿后 1/3 处为佳。穿刺针进皮后于患者屏气状态下插入肾。针尖在囊液中显影，尤以拔出针芯后更清晰。④抽出囊液。针尖尽量保持在囊腔中心，以利顺利抽液。⑤于囊液抽净后注入硬化剂。⑥硬化剂注入量：乙醇注入量一般为抽出囊液量的 1/5 ~ 1/4，最大量不宜超过 50 mL。⑦注入乙醇保留 5 ~ 10 分钟，使囊壁上皮固定后全部抽出（抽出量≈注入量）。⑧当抽出量明显大于注入量时，说明注入乙醇被未抽净的囊液稀释，不能达到硬化目的，需抽净囊液后再次注入乙醇。⑨穿刺结束，敷料包扎。观察 15 分钟，防止并发症。

4. 注意事项

（1）注入硬化剂前务必抽净囊液，否则稀释硬化剂浓度，影响疗效。

（2）避免空气进入囊腔而影响疗效，一经发现，应于注乙醇前抽净。

（3）年轻患者肾上极囊肿需排除重复肾盂积水后注入硬化剂。采用蛋白定性试验，蛋白明显阳性为肾囊肿，阴性为肾积水。少数病例可例外。

（4）穿刺肾囊肿，尽量应避免经过肾盂、肾盏，不能避开时以 23 G 细针为宜，拔针后不保留乙醇，并嘱患者当日禁忌仰卧以免硬化剂损伤尿路上皮。治疗后用生理盐水冲洗囊腔可避免损伤发生。

5. 并发症

常见有腰痛、发热，一过性血尿、醉酒征。

6. 临床意义

治疗 1 周后囊肿大多重新出现；1 个月后半数囊肿开始回缩，余半数继续增大，均未达治疗前水平；3 个月后全部囊肿回缩；半年以上囊液吸收，囊肿消失。适应证选择、穿刺注药水平与疗效密切相关。一般需连续多次治疗，疗程 3～4 周，每周 1 次。

第十章 核医学成像在各系统中的应用

第一节 核医学在神经系统疾病中的应用

一、局部脑血流断层显像

(一)原理

静脉注射能通过血-脑屏障进入脑细胞的脂溶性显像剂,该显像剂进入脑实质后即转变成水溶性化合物,它不能再反向通过血-脑屏障,故可在脑内长时间滞留。显像剂进入脑细胞的量主要取决于局部脑血流量,且与之成正比,断层显像可显示脑组织局部血流量。局部脑血流量一般与局部脑细胞代谢和功能状况一致。

(二)适应证

(1)脑卒中的早期诊断(尤其是脑梗死48小时内诊断)及疗效观察。
(2)短暂性脑缺血发作(TIA)和可逆性缺血性脑疾病(PRIND)的早期诊断。
(3)局灶性癫痫(原发性与继发性)的定位诊断。
(4)痴呆病因的鉴别诊断。
(5)锥体外系疾病的定位诊断。
(6)脑血管畸形及其他脑内病变的定位诊断。
(7)判断脑肿瘤的血供,鉴别术后或放疗后复发和瘢痕。
(8)偏头痛的研究与诊断。
(9)精神和情感障碍性疾病的辅助诊断。

(三)显像剂

^{99m}Tc-HMPAO 或 ^{99m}Tc-ECD,放化纯度分别 >80% 或 90%,活度为 740~1110 MBq(20~30 mCi)。

(四)方法

1. 病人准备

注射显像剂前半小时,空腹口服过氯酸钾 400 mg,封闭脑室内脉络丛及甲状腺。

2. 给药方法

静脉注射显像剂前 5 分钟戴眼罩和耳塞,直至注药后 5 分钟方可取下。

3. 影像采集

(1)仪器条件:SPECT,低能高分辨平行孔准直器或低能通用平行孔准直器。
(2)受检者取仰卧位,头置于头托内,OM线垂直于地面,探头尽量贴近头颅,以缩小探头旋转半径。

（3）采集条件：矩阵 128×128，窗宽 20%，矩形探头放大 1.6，圆形探头放大 1.0，探头旋转 360°，1 帧/5.6°×64 或 6.0°×60，每帧采集时间 10~30 秒［每帧计数以（40~80）×10^3 为宜］。

4. 影像处理

（1）先行水平面影像重建，再行冠状面和矢状面影像重建。

（2）前滤波多用 Butterworth 滤波函数，截止频率 0.4，陡度因子 12~20。

（3）反投影重建用 Ramp 滤波，层厚 6~8 mm。

（4）衰减校正多用 Sorenson 法或 Chang 法，系数 μ = 0.12 cm − 1 cm。

（5）冠状和矢状断面重建，适用横断层影像制作。

（6）若采集影像时 OM 线与地面不垂直，影像重建前要通过转动影像，使 OM 线平行于 X 轴。

二、血-脑屏障显像

（一）原理

正常脑组织由于存在着血-脑屏障，血液中放射性药物不能进入脑细胞，脑实质呈放射性空白区。脑部病变若致血-脑屏障功能损害，放射性药物乃可进入病变区而聚集为浓影。

（二）适应证

（1）脑肿瘤的诊断。

（2）脑梗死的诊断。

（3）硬膜下血肿的诊断。

（4）病毒性脑炎的辅助诊断。

（三）显像剂

$^{99m}TcO_4$ 或 ^{99m}Tc-DTPA，剂量 740 MBq（20 mCi）。

（四）方法

1. 病人准备

注射显像剂前半小时，空腹口服过氯酸钾 400 mg，封闭脑室内脉络丛及甲状腺。

2. 给药方法

口服 $^{99m}TcO_4$ 两小时后或静脉注射 ^{99m}Tc-DTPA 半小时后显像。

3. 影像采集

（1）仪器条件：γ 相机或 SPECT，低能通用准直器。断层显像方法同 rCBF，仅需选择适当的滤波。

（2）体位：常规行前、后、侧位和顶位显像。

（3）采集条件：矩阵 128×128，能峰 140 keV，窗宽 20%，计数 500×10^3，侧位显像时病侧按健侧的相同时间采集，探头与病侧的距离亦可与健侧相同。

（4）影像显示：本底扣除 10%，断层处理同 rCBF。

（五）显像分析

1. 正常影像

（1）前位：头颅影像左右两侧基本对称，头颅外周的放射性增高带由头皮、颅骨板、脑膜血窦及颞肌内的放射性构成，顶部中央为矢状窦影像，眶以下因骨松质、鼻窦和口腔内的放射性很高而明显显影。两侧大脑半球呈椭圆形放射性空白区。

（2）侧位：头顶与颅底之间的空白区为脑半球。

（3）后位：整体图形与前位相似。

（4）顶位：外围带构成对称的椭圆形空白区，从前到后由上矢状窦将它分为左右两半球。总之，脑实质呈放射性缺损改变，辐矢状窦、横窦、乙状窦、窦汇等处有放射性聚集。断层影像亦表现为脑内呈空白区，外周有放射性显影。

2. 异常影像

脑内局部放射性增高是最常见的异常影像，因疾病不同而有多种异常浓聚改变。脑内弥漫性放射性增加可见于病毒性脑炎和多发性脑脓肿，有时其放射性高于头颅外周，而使周边带显示不清。

脑内局部放射性减低常见于脑内囊肿。至少在两个互相垂直的平面影像的相应部位出现放射性增高才能确定为异常。

（六）临床意义

1. 脑肿瘤的检测

脑肿瘤的检测表现为局部异常浓聚影，因 CT 和 MRI 对脑肿瘤定性和定位更可靠，故本方法已较少使用。

2. 脑梗死的诊断

起病 2~8 周内阳性率较高，无明显优势。

3. 硬膜下血肿的诊断

典型表现是前位影像上患侧脑外缘呈边界较为分明的月牙形放射性聚集影，侧位像无明显异常。

4. 病毒性脑炎

单纯疱疹脑炎多表现为双侧或单侧颞部局灶性放射性增加，额叶和顶叶也可出现异常。本法在发生神经症状或体征的第 2 天呈阳性，较 CT 早且阳性率较 CT 高。本法对艾滋病的脑损害亦较 CT 发现早。

三、放射性核素脑血管造影

（一）原理

静脉"弹丸"式注射 $^{99m}TcO_4$ 后，立即用 γ 相机在头颈部以每 1~3 秒/帧的速度连续采集，即可显示显像剂在脑血管内充盈、灌注和流出的动态过程，从而了解脑血管的形态及血流动力学改变。

（二）适应证

（1）脑动静脉畸形的辅助诊断。

（2）烟雾病的辅助诊断。

（3）缺血性脑血管病的辅助诊断。

（4）脑死亡的诊断。

（三）显像剂

$^{99m}TcO_4-$ 或 $^{99m}Tc-DTPA$，活度 370 MBq（10 mCi）。体积 < 1 mL。

（四）方法

（1）病人无特殊准备。

（2）给药方法为"弹丸"式静脉注射。

（3）影像采集：①仪器条件：γ 相机，低能高分辨平行孔准直器。②体位条件：受检者取仰卧位，不用枕头，头部放正后固定。如观察大脑后动脉，可行后位采集。③采集条件：矩阵 64×64，能峰 140 keV，窗宽 20%，每 1~3 秒/帧动态采集，共采集 40~60 秒。

（五）影像分析

正常所见：脑血管造影可分为 3 个时相。①动脉相：自颈内动脉显像起，两侧大脑前、中动脉，颅底 Willis 环陆续显影，呈两侧对称的五叉影像，历时约 4 秒。②脑实质相（微血管相）：从五叉影像消失起，放射性在脑实质内呈弥漫性分布，历时约 2 秒。③静脉相：自上矢状窦显像起，脑实质放射性逐渐减少，至再循环又有所上升，历时约 7 秒。

（六）临床意义

1. 脑动静脉畸形（AVM）

AVM 多为先天性畸形，常称为动静脉瘘（AVF），单发或多发。常以癫痫或颅内出血的症状就诊。显像中可见动脉相局限性异常过度灌注，静脉相放射性消退迅速，硬脑膜窦提前出现。

2. 烟雾病（Moyamoya 病）

颈总动脉和颈内动脉显影良好，但放射性阻断在脑基底部，逐渐出现放射性向脑基底部轻度扩散，然后突然出现大脑前、中动脉影像，接着是正常的脑实质相和静脉相。

3. 缺血性脑血管病

大脑中动脉病变的阳性率最高，前动脉次之。观察椎－基底动脉需行后位显像，阳性率较低。脑血管狭窄或阻塞主要表现为动脉相灌注减低或缺少。部分病例病变处在动脉相呈过度灌注。静脉相病变处放射性由于消退减慢而较正常处反而增高。本法简便、快速，但无 rCBF 显像准确可靠。

4. 脑死亡

典型表现为在颈动脉显影的同时，大脑前动脉和中动脉不显影，硬膜窦不显影，仅有颈外动脉灌注至周边带显影。

四、脑池显影

（一）原理

将无刺激和不参与代谢的水溶性显像剂注入蛛网膜下腔，用 γ 相机跟踪显示显像剂随脑脊液循环的空间，即为蛛网膜下腔及各脑池的影像。根据各脑池影像出现的时间、形态、大小和消退的速度，可以了解脑脊液的循环路径和吸收过程是否正常。

（二）适应证

（1）交通性脑积水的诊断。
（2）脑脊液漏的诊断和定位。
（3）脑穿通畸形的辅助诊断。
（4）蛛网膜囊肿的辅助诊断。
（5）中脑和后颅凹肿瘤的辅助诊断。

（三）显像剂

^{99m}Tc-DTPA，活度 74～370 MBq（2～10 mCi）。

（四）方法

1. 给药方法

严格无菌条件下常规行腰椎穿刺，用缓慢流出的脑脊液稀释显像剂至 2～3 mL，再注入蛛网膜下腔。注入后去枕仰卧。

2. 影像采集

（1）仪器条件：γ 相机，低能通用平行孔准直器。
（2）体位：患者去枕仰卧，在注药后 1、3、6、24 小时分别行前、后及侧位头部显像，必要时加做 48 小时显像。
（3）采集条件：矩阵 64×64，能峰 140 keV，窗宽 20%。先采集前位影像，计数达 200×10³ 时，记录采集时间，其他各体位采集时间皆与前位像相同。

（五）影像分析

正常影像：3 小时侧位影像最清晰，脊髓蛛网膜下腔影像过枕大孔后向后方凸起为小脑延髓池（枕大池）影像，向上延伸经小脑凸面至小脑脑桥角显示四叠体池影像，再向前上方延伸为胼胝体周池影像。从脊髓蛛网膜下腔影像向前上方延伸依次为桥池、脚间池、交叉池影像。胼胝体周池以下，交叉池后上方和四叠体池前方之间为脑室所在部位，呈放射性稀疏缺损改变，或在 24 小时内有一过性较强的放射性聚集影。3 小时前位出现典型的向上的三叉影像，以底部最浓，是小脑凸面与四叠体池、桥池、脚间池和交叉池等基底池从后往前的重叠影像，中间向上的放射性聚集影为胼胝体周池和大脑半球间池影像，两侧对称向外的放射性突起为外侧池影像。胼胝体周池与外侧之间的空白区为侧脑室所在。后位与前位影像相似。24 小时前位和后位呈伞状影像，伞柄为残留的基底池影像，伞杆为矢状窦影像，伞篷为大脑凸面蛛网膜下腔的影像。侧位可见大脑凸面蛛网膜颗粒部较淡的团块样影像，脑室不显影。

（六）临床意义

1. 交通性脑积水的诊断

交通性脑积水的常见病因有两类：一类是蛛网膜下腔因出血、炎症或损伤而粘连，或受外压而使脑脊液引流不畅。这部分病人早期脑室扩大并不十分明显，颅压多为正常，故被称为正常颅压性脑积水。本病的典型表现为持续性脑室显影，大脑凸面延迟显影，它既有脑室反流性持续显影，又有引流延迟。少数病人只表现为其中一种，或仅表现为脑室反流性持续阴影，或仅表现为引流延迟。这 3 类影像提供形态和功能两种信息，特异性较高，对诊断很有帮助，而 X 线 CT 和 MRI 只能显示轻度扩大的脑室，不能提供功能方面的信息。另一类病因不十分明确，但无蛛网膜下腔的粘连，可以只是脑室和蛛网膜下腔局部明显扩大，颅压多正常。X 线检查见脑膜和蛛网膜下腔明显扩大，脑沟增宽，能提供较可靠的诊断依据，多不需进行脑池核素显像。

2. 脑脊液漏的诊断和定位

放射性核素脑池显像时观察鼻腔内有无放射性是迄今最有效的诊断和定位方法。方法为在注入显像剂 2 小时后，在每一鼻孔内上、中、下鼻道放置棉球，尽量向后放，上鼻道的棉球尽量向上靠近筛板。2～4 小时后取出棉球，用井型 γ 闪烁计数器测量 10 分钟。有人测得在进行脑池显像时，正常鼻黏膜分泌物有少量放射性出现，但其放射性浓度仅为廓浆浓度的 1/3，这可以作为诊断有无脑脊液鼻漏的值。此方法灵敏、可靠，但对漏口定位的精度尚不理想。

3. 其他

非脑池部位异常放射性浓聚，根据其部位和形态可帮助诊断某些疾病，如在脑实质部位，以脑穿通畸形可能性大；在脑膜部位且呈囊状者，以蛛网膜囊肿可能性大；在脑膜部位而呈片状者，为蛛网膜下腔局部阻塞。某脑池不显影、延迟显影或影像扩大和放射性滞留，提示被邻近部位的占位病变压迫。这对诊断中脑和后颅凹肿瘤很有意义。

第二节　核医学在消化系统疾病中的应用

消化系统包括消化管和消化腺。消化管由口腔、咽、食管、胃、小肠、大肠、肛门等组成。消化腺有唾液腺、胃腺、胰腺、肝、胆囊及肠腺。

肝脏位于右上腹，是人体最大的实质性器官，是网状内皮系统的重要组成部分。成人肝重约 1200～1500 g，肝分左叶、右叶、方叶和尾叶四叶，肝脏形态和大小的变异并不少见。如左叶萎缩、缺如或仅成一扁平的带状组织；左叶也可以很发达，右侧肝也可出现萎缩，但较少见。有时在肝的右下部可见到向下如舌状突出生长的舌叶（又称 Riedel 肝叶），它甚至可伸长入右髂窝。肝脏由肝组织和一系列管道系统组成。门静脉、肝动脉和肝管在肝内的分布大体一致。后者为肝静脉，系单独构成一个系统，由腔静脉窝的上部（第二肝门）注入下腔静脉。肝细胞所产生的胆汁，经过毛细胆管和一系列由小而大的胆管，导出肝脏，进入胆囊和十二指肠。胆管系统起源于肝毛细胆管，止于乏特（Vater）壶腹，分肝内管道和肝外管道两部分。肝内管道自毛细胆管始，经过一系列由小而大的胆管，出肝门而与肝外胆管连接。肝外管道包括左肝管、右肝管、肝总管、胆囊管、胆总管和壶腹部。左、右肝管出肝后合并成一条总肝管，其后再与胆囊管合成胆总管，最后与胰管汇合，共同开口于十二指肠降部的十二指肠乳头即乏特氏壶腹部。在肠壁开口处有 Oddi 括约肌，控制胆汁和胰液的排出。

胆囊为一倒置的梨形囊状器官，位于肝右叶下面的胆囊窝内，可容纳 30～60 mL 胆汁。胆囊壁有平滑肌，能使胆囊收缩排出胆汁。在非消化期间，胆汁经肝管、胆囊管而在胆囊内贮存与浓缩，只有在消化期间才直接由肝及胆囊经胆总管排入十二指肠。

一、肝实质显像

肝脏显像是显示肝脏位置、大小、形态和功能状态的一种放射性核素检查方法。采用单光子发射计算机断层显像（SPECT），其主要优点是保留了核医学反映功能的特点，同时又能像X射线CT一样获得解剖断层图像，消除病变区以外重叠组织的干扰，提高对深部病变的探测能力。

（一）显像原理及适应证

肝脏主要由多角细胞和星形细胞（Kuffer细胞）组成，星形细胞即吞噬细胞，是肝脏网状内皮系统的组成部分，它和多角细胞一样均匀地分布在整个肝脏。当静脉注射30～1000 nm大小的放射性颗粒，一次流经肝脏时，90%左右被吞噬细胞吞噬固定，其余的则被脾、淋巴腺、骨髓等单核吞噬细胞系统摄取。Kuffer细胞的吞噬作用使放射性核素能均匀地分布在整个肝脏而显像。当肝脏发生弥漫性或局灶性病变时，病变部位吞噬细胞的吞噬功能减低或丧失，用SPECT即可显示病变区呈一放射性减低或缺损区。

其适应证如下：

（1）了解肝内占位性病变的有无、数目、位置及大小。
（2）了解肝脏的大小、形态和位置及其与周围脏器的关系。
（3）了解肝外恶性肿瘤有否肝内转移。
（4）上腹部肿块与肝内肿块的鉴别诊断。
（5）肝穿刺或引流前病灶定位。
（6）肝脏肿瘤手术、化疗或放疗后的疗效观察。
（7）肝脏外伤及肝包膜下血肿的诊断。
（8）肝脏弥漫性病变（肝硬化、肝炎）的辅助诊断。

（二）检查方法

1. 显像剂

（1）^{99m}Tc-植酸钠（phytate）：植酸钠本身不是胶体颗粒，静脉注入后与血中钙离子螯合可形成不溶性^{99m}Tc-植酸钙胶体（直径为300 nm），然后被肝脏Kuffer细胞吞噬而显示肝影像。正常情况下脾可轻度显影，骨髓不显影。当肝内Kuffer氏细胞数量明显减少和功能不良，或脾功能亢进时，进入脾和骨髓的颗粒增多，脾显影增强，骨髓亦可显影。

（2）^{99m}Tc-硫胶体（sulfur colloid）：是一种放射性胶体颗粒（直径为30～1000 nm），静脉注射后90%被肝脏的Kuffer细胞吞噬，而显示肝的影像。8%被脾摄取，另2%进入骨髓。正常情况下，脾可显影，骨髓不显影。

2. 显像方法

静脉注射^{99m}Tc-植酸钠或^{99m}Tc-硫胶体185 MBq（5 mCi），10分钟后开始显像。病人仰卧位于断层床上，将SPECT探头对准肝脏部位。SPECT配低能高分辨平行孔准直器，能峰140 keV，窗宽10%～20%，矩阵128×128。放大倍数1.4或2.0倍，探头围绕体轴旋转360°，每6°采集1帧，每帧10～12 s（约120 K计数），全部资料记录在磁盘内。随后经计算机处理，重建横断面、矢状面及冠状面断层图像。依据肝脏大小，重建16～24帧断层层面，每层厚度约0.7 cm。此外，还可同时获得各体位肝平面图像。

（三）图像分析

1. 正常平面图像

肝影像的大小、位置和形态与解剖所见相似。放射性胶体在肝组织内分布均匀，但由于肝脏的形态不规则，有些部位肝组织较厚，有些部位较薄，放射性叠加效果使肝的平面影像上肝组织较厚处放射性略浓，肝组织较薄处则稍淡。

（1）前位：多呈三角形。肝右叶上缘相当于第5肋间，紧贴右膈面，为饱满的穹隆部，右缘沿体壁走行，向右呈圆弧形，少数受肋弓处挤压有轻度内凹，下缘自右至左与右肋弓平行，边缘完整。左叶内侧以镰状韧带为界与右叶相接，上缘紧贴心脏形成略凹陷的心脏压迹，下缘可达到剑突下方。由于肝脏各部位组织的厚薄不同，肝右叶比左叶放射性稍浓。

中心部位较周边浓。左右叶间沟和肝门区放射性减低。胆囊窝部有时形成内凹形放射性减低区。

正常人肝脏形态的变异较多。据国内统计，约30%的正常人，肝脏表现为变异形态，如帽形肝、直立形肝、水平位肝、球形肝、四方肝及舌叶肝等。

（2）右侧位：多呈逗点状，卵圆形或菱形。放射性分布中心部较高，周边较低，右前叶中部可见一凹陷区，为肝门结构及肝管汇集所致。前下部胆囊窝处放射性亦稍低，后下缘由于右肾压迫亦呈轻度凹陷。

（3）后位：右叶呈卵圆形，内下缘肾压迹处可见一内凹形放射性稀疏区。左叶大部分被脊柱遮盖，仅有部分显像。后位像脾脏较前位清晰。

2. 异常平面图像

（1）位置异常。①高位肝：由于膈肌抬高或结肠高位，使肝下缘明显高于肋弓，有时伴有右叶下部放射性减低，容易误诊为肝右叶下部占位病变。②低位肝：常由肺气肿，右侧胸腔肿块或积液，右膈下病变、年老、多孕致腹肌及肝韧带松弛等引起肝位置下移。轻度时仅使右膈面的外部下移，肝穹隆部消失（见于右膈下病变时），需与肝右叶上方占位性病变鉴别。③左位肝：先天性的内脏转位，比较少见。

（2）形态异常。①发育异常：肝脏某一叶发育异常，如右叶下角呈舌样延伸称Riedel肝，左叶缺如或发育不全形成直立位肝，右叶发育不全形成水平肝；有时左叶缩小或缺失，并伴右叶变钝时，呈球形肝。此外右叶穹隆部增生可呈帽形肝。②邻近组织器官外压变形：如增大的胆囊使肝门区扩大或形成明显的放射性稀疏区，易误诊为肝右前叶占位病变；腹膜后肿瘤如肾上腺或肾肿瘤压迫肝脏，出现明显的放射性减低区，易误认为右后下段占位性病变；胃泡膨胀，挤压左叶使左肝影消失，易误诊为左叶占位病变。③肝脏本身病变引起的变形：如肝内各种占位性病变引起的肝形态异常，有时肝影完全不能辨认。晚期肝硬化则呈现右叶萎缩、左叶增大。

（3）大小异常：①肝影增大常见于急或慢性肝炎、脂肪肝、血吸虫病、肝硬化代偿期、肝脓肿、肝囊肿、肝包虫病、原发性肝癌、肝转移癌及充血性心力衰竭等。②肝影缩小常见于失代偿期的肝硬化。

（4）放射性分布异常。

1）肝内放射性分布弥漫不均：肝内放射性普遍稀疏不均，见于弥漫型原发性肝细胞癌、肝转移灶、肝硬化及弥漫性实质性肝病等，无特异性，必须结合临床加以鉴别。

2）肝内局限性放射性减低或缺损区：在正常放射性减低区以外的部位，尤其是较厚的解剖部位和触及的肿物处，出现局限性稀疏和缺损区，主要由以下原因引起。

肝组织本身菲薄：见于左叶先天性缺如，肝硬化所致的右叶病理性萎缩等。

被邻近器官或其他病变压迫：如结肠高位挤压肝下缘出现放射性减低区；胆管疾病（胆囊积液、胆囊癌和胆管囊肿）可在胆囊窝或肝门附近形成边缘较整齐的放射性减低区或缺损区；右肾或右肾上腺肿物从后方挤压肝右叶，可造成肝右叶下缘稀疏或缺损；胰腺肿物造成肝门区放射性减低或缺损。

肝内占位性病变。①原发性肝癌：分巨块型、弥散型和结节型3类。a. 巨块型肝癌：单独巨块型肝癌因近乎膨胀式生长，故肝明显肿大，附近肝组织被挤压形成假包膜，以致在肝显像上呈边缘较整齐的"洞状缺损"。b. 结节型肝癌：一般为多个大小不等的稀疏缺损区。若许多密集小结节融合时，则缺损区增大且不规则，其中常有少许放射性分布，系结节间残留的功能性肝组织所致。由于我国原发性肝癌常发生在肝硬化的基础上，故60%以上的原发性肝癌可见脾摄取放射性胶体增强。②肝囊肿：可为单发或多发，肝呈不规则肿大。当囊腔为单发时，减低区多呈边缘光滑之球形。多发囊腔者放射性减低或缺损区不甚规则。③肝脓肿：阿米巴肝脓肿大多呈单个放射性缺损区，边缘整齐。细菌性肝脓肿可为单个或多个放射性缺损区，治疗后短期随访，可见缺损区逐渐缩小。④肝海绵状血管瘤：一般呈单发或多发大小不等的放射性稀疏缺损区。结合肝血池显像，有助于确诊。⑤良性肿瘤：肝神经纤维瘤，多房性乳头状假黏液性囊腺瘤等均可出现局限性放射性减低区，形态及边缘无固定特征。

3）肝内局限性放射性增高：放射性胶体显像有时可见左右叶之间的尾叶出现放射性局部浓聚，称为"热区"，这种现象多见于上腔静脉梗阻和肝静脉栓塞（Buddchairi综合征）等。前者的原因可能为侧支循环，后者为肝静脉阻塞时，除尾叶有侧支静脉直接回流下腔静脉外，其他肝叶均因血流障碍而显影不良，呈现为尾叶显影相对增浓。此外，肝结节增生以及少数肝脓肿和血管瘤也可出现局部"热区"。

4）肝外放射性分布异常增多：当肝吞噬细胞功能受损时，肝外吞噬细胞系统代偿增强，或由于肝内动静脉瘘时，胶体颗粒不能有效地被肝Kuffer细胞清除，放射性出现在脾、骨髓，甚至肺内。脾功能亢进或肝硬化时，脾脏及骨髓内放射性异常增高，因此，脾影的出现及放射性浓聚程度与肝功能受损程度有关。

3. 正常断层影像

（1）横断面：自下而上依次将肝脏横断10～16层面，多数于第5～8层可见3个内凹放射性减低或缺损区，一般先见右叶靠前的胆囊窝以及靠后的肾压迹，在胆囊窝的后上方，相当于肝门处亦呈放射性缺损或稀疏区。此外，两叶间靠前可见一由镰状韧带所形成的小裂隙。脾脏放射性分布均匀，位于肝影的左下方。

（2）矢状断面：自右向左依次将肝脏矢状断面10～16层，多数于5～8层可见右叶靠后的肾窝和靠前的胆囊窝，在胆囊窝的后上方可见肝门所造成的放射性缺损或减低区，脾脏显示于肝左叶后方或侧面。

（3）冠状断面：自前向后依次将肝脏冠状断面10～16层，亦可见到胆囊窝、肝门和肾压迹所致的稀疏或缺损区。脾脏放射性分布均匀。

由于正常的肝脏形态有较多变异，不同形态的肝脏断层影像亦有很大差别；肝脏邻近脏器的大小、形态和位置也可对肝断层图像造成一定影响。另外，由于SPECT肝显像提高了分辨率，在平面肝显像上不能显示的正常血管在断层图像上可表现为放射性缺损区，所以在分析肝断层图像时必须与平面肝显像的图像进行对照，综合分析，以免误诊。

4. 异常断层影像

病变区在断层图像上表现为放射性减低或缺损区。诊断肝内占位病变的标准为：至少需在二种方位的断层图像、连续两个以上的层面上显示"冷区"，方能确定诊断。要注意鉴别胆囊窝、肝门和肾脏压迹造成的正常稀疏或缺损区。

（四）临床应用及评价

肝实质显像主要用于肝占位性病变的诊断。由于SPECT重建了三维图像，可分层显示脏器内的显像剂分布情况，消除了重叠在病灶前后的放射性干扰，对占位性病变的检出率不受深度的影响，故对较小或位置较深的占位性病变的检出率较常规平面肝显像有明显提高。SPECT肝占位病变检出的灵敏度为89%，特异性87%，准确率为88%，平面显像的准确率仅为79%，对不同大小占位性病变的检出率，SPECT显像与平面显像的检出率见表10-1。

表10-1 肝平面显像和断层显像对不同大小肝占位性病变检出率比较

病变大小	断层显像	平面显像
0～2 cm	18%	0
2～4 cm	71%	49%
4～6 cm	100%	98%

二、肝血流、血池显像

肝实质显像在肝占位性病变的定位诊断上有较大价值，然而却难以确定病变的性质。肝血流、血池显像是一种显示占位性病变的血运及血容量的检查方法，由于不同性质病变的动脉供血量和血容量不同，在血流及血池显像上有不同表现，借此有助于鉴别肝内占位性病变的性质。

（一）显像原理及适应证

正常肝脏由双重血管供血，肝动脉供血占25%，门静脉占75%。肝脏是一个含血丰富的器官，总血容量为250～300 mL（15～20 mL/100 g），血液交换迅速，每秒钟从肝动脉获得5 mL的血液，从门静脉获得20 mL的血液。这一解剖生理特点，提供了利用肝脏动脉供血的差别来鉴别病灶性质的基础。

不同的肝脏占位性病变，其动脉供血的情况有较大差别。利用血池显像剂迅速注入血循环后，立即启动 SPECT 行连续动态血流显像，待示踪剂在血循环中充分混合平衡后，再进行肝脏的血池显像，即可显示病灶的动脉供血和血容量情况，借以判断病灶的性质。

其适应证如下：

（1）肝脏实质显像发现明确的占位性病灶，拟进一步了解其血流状况以便鉴别病灶的性质者。

（2）疑占位性病变为肝血管瘤者。

（3）提供恶性肿瘤的血供和血容量情况以供选择治疗方案和预测化疗效果。

（二）检查方法

1. 显像剂

常用 ^{99m}Tc- 红细胞（^{99m}Tc-RBC）：有体内标记法和体外标记法两种。

（1）体内标记法：静脉注射亚锡焦磷酸盐 10 mg（内含氯化亚锡 1 mg）；30 分钟后再静脉注入 ^{99m}Tc- 淋洗液 740 MBq（20 mCi）。

（2）体外标记法：经三通管静脉注入亚锡焦磷酸盐 10 mg，半小时后接上含有 ^{99m}TcO$_4$ 740 MBq 和肝素抗凝的注射器，采血 5 mL，混合后关闭三通开关，放置半小时后，开启三通开关，将标记红细胞快速注入静脉内。目前临床常用体内标记法。

2. 显像方法

显像方法分肝血流显像和血池显像两种。

（1）血流显像：病人无须特殊准备。检查前向病人解释全检查过程，以取得密切配合。检查时，受检者仰卧于检查床上，采用以肝平面显像时显示病灶最清晰的体位，然后自肘静脉"弹丸"式注射显像剂 740 MBq（20 mCi）/ < 1 mL，同时启动计算机行连续采集，每 3 秒一帧，连续 9 帧为血流期。

（2）血池显像：于血流显像检查后 30 ~ 120 分钟，待 ^{99m}Tc-RBC 在血循环中混合均匀后进行多体位肝平面和断层显像，为血池期。显像条件同肝实质显像。视野包括肝脏、脾脏和一部分心脏，以便于放射性强度的对比。

（三）图像分析

1. 正常图像

（1）正常肝血流相：自肘静脉"弹丸"式注入 ^{99m}Tc-RBC 后在右心和肺显影后约 3 ~ 6 秒，腹主动脉开始显影，9 秒后，脾及双肾显影，而肝区没有或仅有少量放射性，原因是肝动脉供血占肝脏血供的 25% 左右，其余 75% 为门静脉供给，故约于脾、肾显影 10 余秒进入静脉期后肝脏方才显影。

（2）正常肝血池相。

①平面影像：正常肝血池平面影像与肝实质影像相似。不同之处是，肝区放射强度较实质影像略低，边缘不甚规整，肝门区因血管丰富而呈放射性浓集，腹主动脉和下腔静脉与肝重叠的部分（相当于肝左右叶交界处）放射性较浓，此外在左叶上方可见放射性强度高于肝影的心血池影像，脾血池显影亦较浓。

②断层影像：正常肝血池断层图像上，除显示肝实质的血池影像外，肝内血管包括肝动脉、肝静脉和门静脉等显影较浓。正确识别这些血管结构所致的浓集区，才能保证临床诊断的准确性，减少假阳性结果。上述血管结构浓集影像多呈条索状或点片状，位置和形态与解剖一致。此外结合肝实质断层影像对照分析，血池图像上呈浓集改变的血管影像在实质图像上呈形状相同缺损区。

2. 异常图像和临床意义

（1）异常图像的类型。

血流、血池相对比分析：综合分析肝流和血池图像，其异常类型可有以下 3 种：①血流、血池不匹配，即血流相（-）、血池相（+），此种图形一般见于肝血管瘤。②另一种血流、血池不匹配，即血流相（+）、血池相（-），这种图形应高度怀疑肝癌。但一些肝脏良性占位如肝腺瘤等亦可见到此类图像。③血流、血池匹配：分两种情况，一是血流、血池相均为（+），这种图形亦常见于肝血管瘤；另一种是血流、血池相均为（-），此类图形可见于肝囊肿、脓肿及肝硬化结节等血供差的良性病变，也可见于肝癌（有坏死时）、肝转移瘤等恶性病变。

肝实质相与肝血池相对比分析：当肝实质显像发现肝脏占位性病变后，根据血池显像病变部位有无放射性填充，分为3种类型。①不填充，即原缺损区处在血池图像上仍无放射性集聚，见于肝囊肿、脓肿、肝包虫病及肝硬化结节等。肝癌发生中心坏死时也可表现为不填充。②一般填充，即原缺损区在血池图像上有少量或近似于周围正常肝组织的放射性集聚。此种情况多见于肝癌，但由于病变血供受影响因素较多，不能据此确诊为肝癌，应结合 AFP 及 ^{99m}Tc-PMT 显像综合分析判断。③过度填充，即原缺损区有大量放射性集聚，其浓度高于正常肝组织而近似于心血池，提示该病变含血量丰富，多为肝血管瘤。

（2）临床应用及评价。

①肝血管瘤：肝血管瘤在肝血流、血池显像时多数表现为匹配性阳性结果，即血流相和血池相均呈阳性，少数表现为血流相阴性、血池相阳性。血池显像与肝实质显像对照呈过度填充者是诊断肝血管瘤的强指征。准确率90%以上，特异性达100%，可作为诊断肝血管瘤的可靠依据。但必须指出，如病变不呈过度填充，不能断然排除肝血管瘤，因为瘤体内机化、钙化或血栓形成等均可使病变血供减低，血容量减少。

②原发性肝癌：原发性肝癌由于血供丰富，血液周转率较快，所以血流、血池显像大多表现为血流相阳性，而血池相呈阴性的结果。由于影响肝癌供血的因素较多（如肿瘤组织出血、坏死等），故血流、血池显像对其诊断的价值有限，用于和肝血管瘤鉴别有一定意义。

③肝囊肿及肝脓肿：由于病变部位无血供，故血流、血池显像均为放射性缺损区，且缺损区的边缘较为规整，部分肝脓肿四周充血，血流、血池相可表现为环状放射性浓集区。肝实质显像对肝囊肿和脓肿的诊断符合率达90%以上，但必须结合病史、症状和体征，方能做出病因诊断。

三、胆系显像

肝胆系动态显像，能清晰显示肝胆系各部位功能、形态和胆系通畅情况，对于胆系疾患的诊断有重要价值。

（一）显像原理及适应证

^{99m}Tc-2,6-二甲基乙酰替苯亚氨二醋酸（^{99m}Tc-EHIDA）及其衍生物静脉注射后，可被肝脏多角细胞摄取，然后迅速分泌排入毛细胆管，经肝胆管、胆囊和胆总管排到肠腔。用SPECT可连续动态地观察其摄取和排泄的过程及显示肝脏和胆管的影像。

其适应证如下：

（1）急、慢性胆囊炎的诊断。

（2）鉴别黄疸是肝内或肝外梗阻引起。

（3）异位胆囊的定位。

（4）胆总管囊肿的诊断。

（5）肝胆手术后观察疗效或监测有无术后并发症（胆汁漏、吻合口狭窄、梗阻等）。

（二）检查方法

1. 显像剂

目前最为常用的显像剂为 ^{99m}Tc 标记的 IDA 类显像剂，该类显像剂在胆汁中浓聚高，肝内通过快，血中清除迅速，加之 ^{99m}Tc 的物理性能良好，适合于SPECT显像，故临床应用有一定优势。由于IDA和血中胆红素都是通过与肝细胞膜外的阴离子膜载体结合，再进入肝细胞内，所以两者具有相互竞争作用，血清胆红素高达一定程度即可使IDA类化合物进入肝细胞的量大大降低，从而使胆管系统显影不清晰。

2. 病人准备

检查前禁食4小时，其他无须特殊准备。

3. 显像方法

病人取仰卧位，SPECT 探头视野包括整个肝脏、肾脏、部分心腔及肠道，以观察心、肝、肾、胆囊及肠影的出现及消退情况。用低能平行孔准直器，能量置 140 keV，窗宽 20%。静脉注入 ^{99m}Tc-EHIDA 185～370 MBq（5～10 mCi），于注射后立即、5、10、15、30、45 及 60 分钟分别进行显像，第 1 帧采集 300～500 K 计数，以后各帧采集时间与第 1 帧同，60 分钟时加拍一张右侧位相，以确定胆囊的位置，如 60 分钟胆囊或肠道仍未显影，应进行 2 小时、4 小时甚至 24 小时的延迟显像。若胆汁排泄延缓，为确定有无梗阻和胆囊收缩功能是否正常，可给病人进脂肪餐或用缩胆素（CCK），促进胆汁排泄，以观察胆囊收缩功能。

（三）图像分析

1. 正常图像分析

静脉注射 ^{99m}Tc-EHIDA 后，肝胆各部位相继显像，其正常时相见表 10-2。

表 10-2 正常肝胆系 ^{99m}Tc-EHIDA 动态显像时相

静脉注射后时间（min）	各部位显像时相及放射性分布							
	心	肾	肝	肝总管	肝总管	胆囊	十二指肠	空肠
0～1	++++	+	+	-	-	-	-	-
4～5	++	++	++	-	-	-	-	-
9～10	±	+++	+++	-	-	-	-	-
14～15	±	+	++++	+	+	+	-	-
19～20	-	±	++++	++	++	++	-	-
29～30	-	-	+++	++++	++++	+++	++	+
44～45	-	-	++	++	++	++++	+++	++
59～60	-	-	±	±	-	++++	++++	+++

显像剂静脉注射后迅速被肝细胞摄取，3～5 分钟心影即消失，肝脏开始显影，有时可见肾脏轻度显影，但很快消失，10～15 分钟肝影清晰，放射性分布均匀。左右肝管、胆总管相继显影。15～30 分钟胆囊开始显影，并逐渐变浓、增大，肠腔内有少量放射性出现。随着显像剂由胆系排入肠道，肝影逐渐消退，但胆囊持续显影。30～60 分钟肝影消失，肠道放射性逐渐增强，胆囊持续清晰显影，可维持数小时始缓慢消退，正常人肝胆系各部位显影于 1 小时内完成。

2. 异常图像及临床意义

异常图像有以下几种表现：①肝胆系统各部位显影时相异常，即各部位开始显像和影像消退的时间延缓或某些部位不显影。②各部位显像时相的顺序异常。③显影形态异常。此 3 种情况可单独出现或合并出现。

（1）急性胆囊炎：95% 以上的急性胆囊炎患者伴有胆囊管机械性（胆石、黏液塞、局部炎症水肿）或功能性（运动功能障碍）梗阻，因此其肝胆显像的特点为肝脏、肝内胆管、胆总管和小肠显影时相、顺序及各部位的形态完全正常，唯胆囊始终不显影。胆系显像诊断急性胆囊炎的灵敏度和特异性均达 95% 以上，可作为诊断急性胆囊炎的首选检查项目。

（2）慢性胆囊炎：其显像情况不一，约 90% 的轻症患者显像正常，其余 10% 胆囊显影延迟（1～4 小时）或不显影。其原因可能为胆囊壁炎症使其不能有效地浓聚胆汁或胆囊管慢性黏膜水肿和管腔内碎屑引起胆囊管功能性梗阻所致。若慢性胆囊炎病情较重或反复急性发作，胆囊壁进一步纤维化和挛缩，胆囊管闭塞，延迟显像及静脉注射 Sincalide 胆囊亦不显影。此外慢性胆囊炎患者给予缩胆囊素后，胆囊收缩功能差。

（3）肝外阻塞性黄疸。①完全梗阻：在完全性梗阻的早期或急性梗阻时，肝功能障碍不明显，注入显像剂后，肝细胞摄取显像剂的能力、速度正常，肝影清晰。但因胆管系存在完全性梗阻导致胆管内胆汁滞留，张力增高；显像剂不能顺利排入胆管系流，故梗阻近端胆管扩张，远端胆管不显影，肠道不出现放射性核素。②不全梗阻：由于梗阻的部位和程度不同，胆管显影的情况也不同。如果胆总管下端梗阻，则胆囊可显像；如梗死部位较高，胆囊不显影，肝内胆管也可有不同程度的扩张。放射性核素进入肠腔内时间明显延迟，随着时间延长，肠腔放射性明显增加。据此可与完全梗阻相鉴别。③肝内阻塞：由于肝细胞功能障碍，肝摄取显像剂速度减慢，心、肾均持续显影，肝影淡而模糊，且显影延迟，胆囊、胆管显影时间亦延迟，或不显影。肠道放射性出现时间延缓浓度减低。若肝细胞功能严重受损以致肝细胞功能衰竭时，肝脏几乎没有摄取显像剂的能力，胆管系统不显影。此时显像剂仅通过肾脏排泄。④异位胆囊定位：正常胆囊位于肝右叶下部，异位胆囊则在正常胆囊位置不见胆囊影像，而在其他部位见胆囊显影。⑤肝胆手术后的疗效观察：可通过胆系显像了解术后胆管是否通畅及是否存在胆管缝合不良而引起胆汁漏或胆汁淤积等。此外，胆系显像还能用于肝移植术后监测，了解移植肝是否存活等。

四、异位胃黏膜显像

正常胃黏膜具有摄取和分泌 $^{99m}TcO_4$ 的功能，静脉注射 $^{99m}TcO_4$ 后，可显示正常的胃影像，某些先天性消化道疾病，如 Barrett's 食管、美克氏憩室等，病变部位有异位胃黏膜存在，这些异位的胃黏膜和正常的胃黏膜一样也具有摄取 $^{99m}TcO_4$ 的能力。静脉注射 $^{99m}TcO_4$ 后进行显像，病变部位呈异常放射性浓集影像。

其适应证如下：① Barrett's 食管的诊断。②小儿消化道出血疑美克氏憩室者。

（一）检查方法

检查前空腹，排空大小便，静脉注射 $^{99m}TcO_4$ 淋洗液 2.6～3.7 MBq（70～100μCi/kg 体重）。注射后每 10 分钟显像一次，连续观察 1 小时，必要时延迟至 2 小时显像。常规取前后位显像，疑 Barrett's 食管时，视野应包括食管及胃，疑美克氏憩室时视野包括整个腹部。

（二）图像分析和临床意义

（1）正常时，仅见胃显影，食管不显影，肠道可因胃内放射性的排泄而呈一过性显影，尤以十二指肠球部较为明显。晚期图像上，膀胱内放射性渐增浓（必要时令病人排尿后再显像）。

（2）Barrett's 食管：于注射后 20～40 分钟显像，可见食管下端有异常放射性浓集。

（3）美克尔憩室多发生于回肠：显像时常见右下腹显示一固定的放射性浓集灶。诊断灵敏度 75%～80%，注射西咪替丁可以提高诊断的阳性率，假阳性常见于脓肿、阑尾炎、外科术后及肠重复症等。假阴性见于憩室炎症、梗阻或憩室内无异位胃黏膜等，疑小儿下消化道出血时应首选 $^{99m}TcO_4$ 憩室显像。

五、消化道出血检查

消化道出血是消化系统疾病常见的症状。确定出血部位对于临床上选择治疗方案有重要意义，内镜和选择性动脉造影对大多数消化道出血特别是上消化道出血病人能提供准确的定位诊断，但是对下消化道出血，如小肠、结肠出血的定位有一定的困难。应用放射性核素示踪显像，对下消化道出血的定位诊断有重要价值。

根据出血类型不同，如活动性出血或间断性出血，所用示踪剂和检查方法不同，诊断原理亦不同。

用 ^{99m}Tc-RBC 作为示踪剂，静脉注射后，正常只存留于循环血液中，胃肠道内无放射性，消化道出血时，^{99m}Tc-RBC 可从出血灶处渗出，体外显像见消化道出血灶处有异常放射性聚集。

其适应证如下：由于 ^{99m}Tc-RBC 在血循环中存留时间较长，允许在 24 内反复显像，因此，该方法适于间歇性出血的诊断，也可用于活动性出血者。

（一）方法

静脉注射 ^{99m}Tc-RBC 740 MBq（20 mCi）令病人仰卧于 ECT 探头下。视野包括整个腹部，每 10 分钟显像一次连续观察 1 小时，必要时延迟至 2 小时、4 小时甚至 24 小时显像。

（二）结果分析和临床意义

正常腹部大血管显影清晰，呈倒"Y"字形，可作为定位标志。肝、脾轻度显影，有时肾脏呈一过性显影，晚期图像上，膀胱内集聚较多放射性。消化道出血患者，在出血部位出现局灶性浓集区。检出率约83%。85%的病人在1小时内显像可得到阳性结果，检出最小的出血量为0.1～0.4 mL/min。示踪剂标记率低时，胃肠内游离^{99m}Tc可造成假阳性结果。因此要求^{99m}Tc-RBC标记率应达95%以上。

第三节 核医学在循环系统疾病中的应用

一、解剖与生理

（一）心脏的解剖

1. 心脏结构

心脏位于胸腔内纵隔的前下部，约2/3位于身体正中线的左侧，1/3在中线的右侧。心脏前面大部分由右心室和右心房构成，小部分为左心室和左心房，膈面主要为左心室，后面大部分为左心室，小部分为右心室，左侧面几乎全部由左心室构成。

心脏分为左心房、右心房、左心室、右心室4个心腔。心房与心室之间有房室口相通，两心房和两心室之间分别有房间隔和室间隔分开，正常时互不相通。

心壁的主要组成部分为心肌，其外面覆有心外膜，里面为心内膜，心内膜与大血管的内膜相连，并构成心脏的瓣膜。心壁各部的厚度不等，左心室壁最厚，12～15 mm；右心室壁次之，约5～8 mm；心房壁最薄，仅2～3 mm。

2. 心脏的血液供应

心脏的血液供应来自冠状动脉，冠状动脉分左、右两支，右冠状动脉起始于主动脉前窦，绕过右心缘至心脏膈面，绕行中分后降支和左心室后支，供应右心房、右心室大部，室间隔后1/3及左心室后上部血液，右冠状动脉阻塞时，常引起左心室下壁及右心室心肌梗死；左冠状动脉起始于主动脉左后窦，经左心耳与肺动脉根部之间向左行，随即分为前降支和左回旋支。前者供应左心室时壁、右心室前壁的一部分和室间隔前上2/3的血液，后者供应左心室外侧壁、左心室后壁的一部分和左心房的血液，前降支阻塞时，常引起左心室前壁和前间壁心肌梗死，左间旋支阻塞时，则引起左心室侧壁和后壁心肌梗死。心脏的血液供应主要在舒张期完成，因此心脏舒张功能正常与否和心肌供血关系更为密切。

3. 心脏的传导系统

心脏的传导系统包括窦房结、房室结、房室束、左右束支和浦肯野纤维等，正常窦房结产生兴奋后，自右向左、自上向下传导，先激动两心房，并通过结间束迅速传导至房室结，激动在房室结内传导延缓，随后沿房室束、左右束支和浦肯野纤维迅速下传，几乎同时到达两心室的心内膜，再由心内膜传导至心外膜，使整个心室肌肉兴奋，心肌的电兴奋和机械收缩之间在时相上具有相关关系，相位分析即据此产生。

（二）心脏的生理

1. 心室的泵功能

心脏有节律地收缩和舒张，类似于一个"动力泵"，推动着血液不断地循环流动。反映心室泵功能的参数是心输出量（CO），CO的大小和每搏量（SV）及心率（HR）成正比，即CO = SV × HR。其中SV的大小又与心肌收缩力和心室舒张末期（EDV）容积呈正相关。因此维持正常的心输出量，需要有良好的心肌收缩力和适度的舒张末期容积，在心功能受损的早期，常通过提高心肌收缩力（心肌肥大）和增加EDV（心脏扩大）进行代偿。射血分数（EF）综合反映了心肌收缩力和EDV的改变（EF = SV/EDV × 100%），因此是反映心室泵功能的敏感指标。心室功能还与心脏舒张时间、心肌的顺应性、血液充盈速率和充盈容量有关。因此测定反映上述改变的心室舒张功能参数也是了解心室功能的另一重要方面。

2. 心肌的自律性、传导性、兴奋性和收缩性

心脏传导系统的各部位具有自主兴奋的特性，以窦房结最强，房室结次之，房室束及以下的传导通路依次减弱。心肌产生的自主性兴奋可通过传导系统扩布于整个心肌，接受刺激后的心肌发生应激反应，产生机械性收缩。心肌以其自律性、传导性、兴奋性和收缩性保证了心脏的节律性收缩和舒张。

二、心肌灌注显像

（一）显像原理及适应证

正常心肌细胞对某些放射性核素或放射性标记化合物如 ^{201}Tl、^{99m}Tc-甲氧基异丁基异腈（^{99m}Tc-MIBI）等有选择性摄取能力，其摄取量和冠状动脉血流量及心肌细胞活性相关，冠状动脉狭窄或阻塞致心肌缺血、梗死，或心肌炎、心肌病致心肌细胞变性坏死时，病变区摄取量减少或不摄取。显像表现为放射性稀疏或缺损，据此可对冠心病和心肌损伤性疾病进行诊断并确定病变的部位和范围。

其适应证如下：

（1）冠心病的诊断：①心肌缺血的诊断和鉴别诊断。②心肌梗死的诊断、鉴别和预后估价。③室壁瘤的诊断。

（2）冠心病手术或介入治疗前了解心肌细胞活性。

（3）评价冠心病的疗效。

（4）原发性心肌病的诊断。

（5）心肌炎的辅助诊断。

（6）肺心病和右心室梗死的辅助诊断。

（二）检查方法

1. 显像剂

目前临床上常用的显像剂有 ^{201}Tl 和 ^{99m}Tc-MIBI 两种，心肌对 ^{201}Tl 的摄取可能是通过激活细胞膜上的 Na^+-K^+-ATP 酶，主动转运于细胞中，而 ^{99m}Tc-MIBI 的摄取可能是被动扩散的作用。

（1）^{201}Tl：^{201}Tl 的优点是注射后心肌摄取迅速，5分钟左右即达高峰，被称为初期分布。其在心肌内的分布景和冠状动脉血流量呈正比，初期显像一般在注射后 5~10 分钟进行，反映冠状动脉供血情况。以后细胞膜内外的 ^{201}Tl 重新分布或称为再分布，一般在 3 小时达到平衡，此时显像为再分布显像。正常心肌摄取与清除 ^{201}Tl 迅速，故初期显像显影正常，再分布显像影像消失。缺血心肌摄取与消除均延缓，初期显像表现为稀疏、缺损，再分布显像显示"填充"。坏死心肌既无初期摄取又无再分布，故初期与再分布显像均不显影。根据 ^{201}Tl 的这一特性，一次注药进行运动—再分布显像，即可对缺血和梗死做出鉴别诊断。^{201}Tl 的缺点是物理半衰期长（73 小时），不能大剂量应用，加之 γ 射线能量偏低，显像质量较差，另外 ^{201}Tl 系加速器生产，价格昂贵，不利于应用。

（2）^{99m}Tc-MIBI：^{99m}Tc-MIBI 是乙腈类显像剂中性能最好的一种，是一种脂溶性正一价的小分子化合物。静脉注射后通过被动扩散机制进入心肌细胞，再由主动转运机制浓聚于线粒体中，目前已广泛应用于临床。其优点是心肌摄取量高，注射 1 小时后，心/肺和心/肝比值分别为 2.5 和 0.5。^{99m}Tc 的 γ 射线能量适中（140 keV），物理半衰期短（6.02 小时），能够大剂量应用，显像质量较好，特别适合于断层显像。缺点是无再分布相，鉴别缺血和梗死时，需两次注药，分别做运动和静息显像。^{99m}Tc-MIBI 主要经肝胆系排泄，可于注射后服用脂肪餐以加速排泄，以减少肝影对左心室下壁影像的干扰。

2. 显像方法

静息显像：病人于检查前 24 小时停服 β 受体阻滞剂及扩张冠状动脉的药物，检查当日空腹。在静息状态下静脉注射 ^{99m}Tc-MIBI 55~92.5 MBq（1.5~2.5 mCi），10 分钟后行心肌显像，或静脉注射 ^{99m}Tc-MIBI 555~740 MBq（15~20 mCi），1 小时后显像。由于狭窄冠状动脉具有一定储备能力，故静息显像对早期冠心病的检出率较低。

介入试验：心肌灌注显像介入试验大致分为两类：一类是负荷试验，主要用于早期诊断冠心病，包括运动负荷显像与药物负荷显像，如踏车试验与潘生丁介入显像；另一类是介入试验，用于检测心肌梗

死区的存活心肌，如硝酸甘油介入显像、再注射及再注射延迟显像。

（1）运动负荷显像：运动负荷主要是通过体力活动增加心肌的耗氧量，以激发心血管系统的反应，用以评价冠状动脉血流的储备功能。正常冠状动脉运动负荷后明显扩张，血流量增加 3～5 倍，而狭窄的冠状动脉储备能力下降，运动后不能相应扩张，造成相对性心肌缺血。运动负荷显像的价值主要是提高早期冠心病的检出率。常用的运动方式有活动平板法和踏车法两种。以踏车法为例介绍其方法如下：运动前测量基础心率和血压，描记心电图并预置静脉通道。踏车时患者坐或半仰卧于踏车运动床上，按运动量分级方案逐级增加运动量，直到心率升至预期心率（190 - 年龄），或出现心绞痛、血压下降、心电图 ST 段降低 > 1 mm 等，立即注入 ^{201}Tl 或 ^{99m}Tc-MIBI 显像剂（用量同静息显像），并嘱病人继续运动 30～60 秒，运动过程中连续监测心电图。应用 ^{99m}Tc-MIBI 时，于注射后 1 小时显像，如对照观察静息显像，需间隔 24 小时后再注射显像剂显像。应用 ^{201}Tl 时，注射后 5～10 分钟做运动显像，延迟 3 小时后行再分布显像。

（2）潘生丁介入显像：潘生丁是一种冠状动脉扩张药物，是间接地通过内源性腺苷起作用的。腺苷具有强有力的扩张小动脉作用，静脉注射大剂量潘生丁后正常冠状动脉明显扩张，血流增加 4～5 倍，由于狭窄的冠状动脉仅能轻微扩张或不扩张，故血流增加很少或不增加，使正常心肌与缺血心肌之间供血量差别增大，即所谓"窃血现象"。在此情况下注射显像剂，能提高早期冠心病的检出率，可用于代替运动试验或用于不能做运动负荷的患者，具体方法为：按 0.56 mg/kg 体重的剂量计算出潘生丁的用量，用生理盐水稀释至 20 mL，在 4 分钟内缓慢静脉注射完毕，3 分钟后注射 ^{201}Tl 或 ^{99m}Tc-MIBI，显像剂用量及显像时间同运动负荷显像。需要注意的是注射潘生丁后，一部分病人可出现心绞痛、血压下降等不良反应，静脉注射氨茶碱（用量 0.125 g）或舌下含化硝酸甘油即可缓解。

（3）硝酸甘油介入显像：硝酸甘油具有扩张冠状动脉的作用，且这种扩张作用对于狭窄冠状动脉较正常冠状动脉更显著。此外硝酸甘油还有增加缺血心肌侧支循环以及降低中心静脉压的作用。以上综合作用的结果使得缺血心肌血流量增加，心肌耗氧量减少。硝酸甘油介入显像的主要价值是用于缺血心肌（或称顿抑心肌、冬眠心肌）和坏死心肌的鉴别，有助于评价心肌细胞的活性。方法为常规显像呈不可逆缺损（运动、静息显像均为缺损）或只做静息显像呈缺损患者，24 小时后舌下含化硝酸甘油 0.5 mg，即刻静脉注射 ^{201}Tl 或 ^{99m}Tc-MIBI，前者注射后 5～10 分钟显像，后者注射后 1～2 小时显像。显像剂用量和显像条件应与原运动 - 静息显像一致。原有的不可逆缺损区出现一定放射性填充时，表明有存活的心肌。

（4）^{201}Tl 再注射显像及再注射延迟心肌显像：^{201}Tl 再注射显像也应用于评价心肌细胞的活性。如果常规 ^{201}Tl 运动—再分布显像呈不可逆缺损，则于延迟显像结束后，立即再注射 ^{201}Tl 37 MBq（1.0 mCi），15 分钟后按同样条件再次进行静息显像，如原缺损区出现放射性填充，即为存活心肌。再注射延迟心肌显像是在运动显像和再分布显像后，再行 18～24 小时的延迟显像，如延迟相原缺损区有放射性填充，提示心肌存活。

3. 显像方式

心肌显像方式分为平面显像、断层显像。

（1）平面显像：静脉注射显像剂后，以静态采集的方式获取 3 个体位的显像，即前后位、左前斜 45° 和左侧位。平面显像尽管采用多体位观察，但仍无法避免某些心肌节段相互重叠而难以分辨。临床上目前已较少应用，而多采用 SPECT 断层显像。

（2）断层显像：静脉注射 ^{201}Tl 或 ^{99m}Tc-MIBI 555～740 MBq（15～20 mCi），静脉注射 1 小时后显像。准直器采用低能高分辨准直器，采集矩阵 64×64，ZOO M1.0，能峰选用 140 keV，窗宽 20%。受检者取仰卧位，双臂抱头并固定。探头贴近胸壁，视野包括整个心脏。探头从 RAO 45° 至 LPO 45° 顺时针旋转 180°，每间隔 6° 采集一帧图像，每帧采集时间 20～30 s，总采集时间在 20 分钟以内。运动及药物介入断层显像的条件和方式同上。采集结束后先进行均匀度校正，再用滤波反投影法进行图像重建。由于心脏的长短轴和人体躯干的长短轴方向不一致，故不能按人体长短轴的方向进行断层图像重建，而是用专门的计算机软件沿着心脏本身长短轴（心脏长轴为心尖到心基底部的连线，短轴为左心室间壁到侧壁的连线）的方向重建以下3个方向的断层图像。①短轴断面图像：垂直于心脏长轴，由心尖到心基底部的依次断层图像。②水平长轴断面图像：平行于心脏长轴由心脏膈面向上的依次断层图像。③垂直长轴断面图像：垂直于水平长轴断面，由左心室间壁到侧壁的依次断层图像（图10-1）。各断层图像每一层面的厚度一般为6～9 mm。

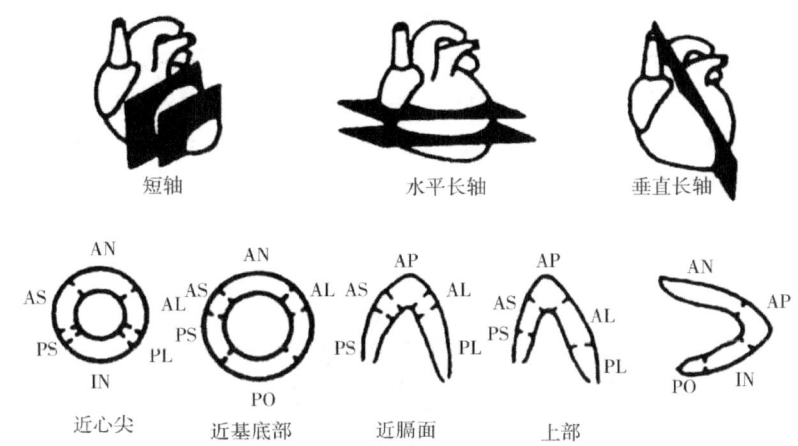

图10-1 心肌灌注断层显像示意图

AN. 示前壁；AL. 示前侧壁；PL. 示后侧壁；IN. 示下壁；AS. 示壁；PS. 示后间壁；
PO. 示后壁；AP. 示心尖

极坐标靶心图是经圆周剖面分析建立起来的一种定量分析图像，简称靶心图。在重建心肌短轴断层图像时，自心尖向心底部制成连续短轴切面，每一层面形成一个圆周剖面，按同心圆方式排列，圆心为左心室心尖部，从心尖到心底部的各层圆周剖面依次套在外周，形成左心室展开后的全貌平面图。以不同颜色或色阶显示各个室壁部位内的相对放射性百分比计数值，构成一幅二维式彩色或不同色阶的靶心图，通过负荷与静息显像靶心图的比较，显示心肌血流灌注异常的部位、范围与程度，并可进行定量分析。也可对单次显像的靶心图上各部位的放射性计数与正常值比较，以标准差为度量，以不同色阶表示，凡低于正常值2个标准差的病变部位则用黑色表示，称为变黑图。

靶心图对确定病变部位和范围更为直观。静息、负荷和延迟显像，均可得到各自的原始靶心图、标准差靶心图和变黑靶心图。靶心图的优点是：小范围的心肌病变在断层图上被分离显示，易漏诊，但在靶心图上则连成一片，容易识别且定位直观。缺点是：由于靶心图自中心向外周放大的程度不同，近心尖部层面被缩小，近基底部层面被扩大，因此用于估测病变区大小时受到限制。各扇形区的洗脱率可显示为洗脱率靶心图，其临床应用价值尚在研究中。

（三）图像分析

心肌断层图像分析主要从以下4个方面进行观察：①心肌内放射性分布情况。②心肌形态。③心腔大小。④右心室心肌显影情况。

1. 正常图像

正常静息图像只显示左心室心肌影像，右心室心肌不显影，主要与右心室肌肉薄，血流灌注较少有关。而负荷状态下右心室心肌血流量增加，可轻度显影，在左心室右侧呈弧形淡影。

（1）垂直长轴断层图像：起于室间隔至后外侧壁，形状为弧形，显示左心室前壁、心尖、下壁和后壁。下后壁放射性分布因为膈肌衰减，往往较前壁稀疏，前壁由于乳腺、胸肌等组织的衰减影响，可见不同程度的放射性减低区。膈肌与下壁的重叠关系因人而异，不同人下壁、后壁放射性分布稀疏的程度可有差异。

（2）水平长轴断层图像：自前壁至膈面或相反方向水平断层，切面形状为弧形，显示前、后间壁与前、后侧壁和心尖，后间壁影像为间壁膜部，间壁放射性较侧壁略低。由于膜部的影响，使间壁影像常短于侧壁，约半数正常人心尖部出现放射性减低区，乃该处心肌较薄所致。

（3）短轴断层图像：心尖部呈均匀性放射性分布，由此向后呈环状，中心部位为心腔，无放射性分布。环的上部为前壁，下部为下壁，至近心底部为后壁，环的左部为前、后间壁，右部为侧壁。正常心肌内放射性分布相对均匀，间壁放射性浓度略低于侧壁。间壁近基底部放射性分布稀疏，有时为缺损，此为室间隔膜部。下壁放射性分布一般较前壁稀疏，可能是被左半隔衰减所致。

（4）靶心图：图的中心为心尖，周边为基底部，右侧为前、后间壁，左侧为前、后侧壁，上部为前壁，下部为下、后壁。放射性分布与短轴断面图像相同。间壁、下后壁放射性分度较侧壁、前壁略低，间壁基底部呈放射性稀疏、缺损（膜部），有时心尖和前壁可出现小范围稀疏区，变黑靶心图上不出现变黑区。靶心图能直观显示冠状动脉的供血区（图10-2与图10-3）。根据心肌灌注稀疏或缺损区所在心肌节段，可对冠状动脉病变进行定位诊断。但因冠状动脉解剖上存在个体差异，加上侧支循环的形成，使根据灌注缺损区判断冠状动脉病变部位的准确性受到一定影响。

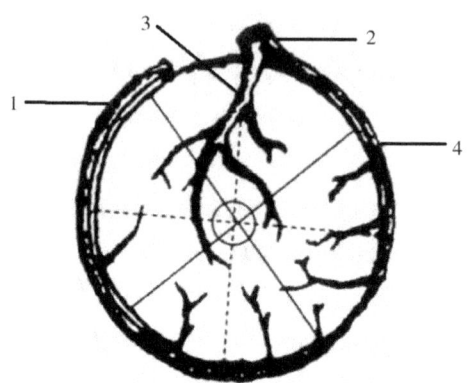

图10-2 靶心图与冠状动脉供血的对应关系
1. 右冠状动脉；2. 左冠状动脉；3. 左前降支；4. 左回旋支

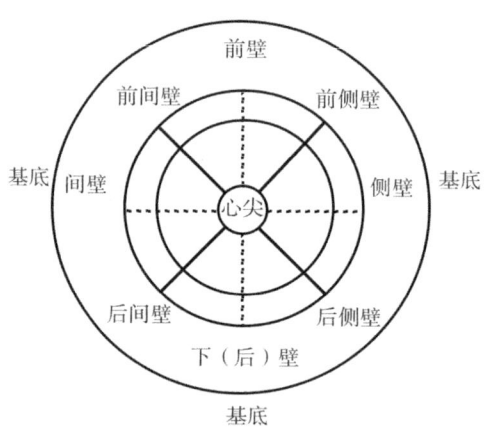

图10-3 靶心图

2. 异常图像

（1）放射性分布异常：除正常可见的放射性分布稀疏区外，在两种断面连续两个以上层面出现放射性稀疏、缺损区，变黑靶心图上表现为变黑区，即为放射性分布异常，常见以下几种类型。①可逆性灌注缺损：运动负荷或潘生丁介入显像出现局限性稀疏或缺损区（以稀疏区为主），延迟（或静息）显像该区显示放射性填充（再分布），为心肌缺血改变。②不可逆性灌注缺损：运动负荷或潘生丁介入显像出现局限性稀疏或缺损区（以缺损区为主），延迟（或静息）显像无变化（无再分布），为心肌梗死、瘢痕或其他原因引起的心肌坏死。严重的心肌缺血也可有此表现。③可逆加不可逆性灌注缺损：运动负荷或潘生丁介入显像出现局限性稀疏或缺损区（以缺损区伴周围稀疏区多见），延迟（或静息）显像原稀疏、缺损区范围缩小（部分再分布），见于心肌梗死伴缺血或严重缺血。④反向再分布：反向再分布是指运动负荷或潘生丁介入显像正常，延迟（或静息）显像出现放射性稀疏、缺损区，或负荷及延迟（或静息）显像均有稀疏、缺损区，但以后者较明显或范围增大。有关反向再分布的机制目前尚不清楚，对反向再分布的临床意义尚无肯定结论。⑤弥漫性放射性分布不均匀（或称花斑状改变）：心肌内放射性分布弥漫性不均匀，呈点、片状稀疏、缺损，个别区域呈过度放射性浓集，见于心肌炎和扩张型心肌病等。另外，在分析断层心肌显像图时，靶心图是个比较客观的方法。正常情况下，负荷与静息心肌显像的靶心图上的色阶或灰度无明显差异，但当发生心肌缺血时，负荷靶心图上病变部位放射性明显降低，而静息靶心图上可见到该部位放射性增浓，将两次显像图像相减时，可清晰地见到填充部位、程度和范围。

（2）心肌形态异常：某些病变，如心肌梗死、室壁瘤等，可使一些心肌节段显影缺如，造成心肌形态不完整或失去正常形态。

（3）心腔大小异常：扩张性心肌病心腔扩大，心壁变薄。肥厚性心肌病或高血压病心腔相对缩小，心壁增厚。前者以间壁增厚为主，后者为弥漫性增厚。

（4）右心室心肌显影异常：正常静息显像右心室心肌不显影，运动后可轻度显影。肺心病合并肺动脉高压时，右心室心肌肥厚，显影增浓。左心室大面积心肌梗死或左心肌供血明显减少时、右心室心肌供血相对增多，右心室亦可显影。右心室显影在短轴断面图像上最易分辨，位于左心室右侧呈"C"字形。

（四）临床应用及评价

1. 冠心病的诊断

对冠心病的诊断是心肌灌注显像的主要适应证，其图像表现如前所述，即心肌缺血为可逆性灌注缺损，心肌梗死为不可逆性灌注缺损。其对冠心病诊断的具体价值如下。

（1）灵敏度和特异性：以冠状动脉造影显示管腔狭窄＞50%作为诊断冠心病的标准。负荷心肌显像对冠心病诊断的灵敏度达90%左右，特异性80%以上。靶心图的灵敏度高于断层图像，且具有确定病变的部位、范围和严重程度更为直观的优点。应用 $^{99m}Tc-MIBI$ 和 ^{201}Tl 对冠心病诊断的灵敏度和特异性相似。心肌灌注显像对冠心病诊断的灵敏度和冠状动脉受累的支数及冠状动脉狭窄程度有关。心肌灌注显像对冠心病诊断的灵敏度与血管狭窄的程度呈正比，即狭窄越严重检出率越高。冠状动脉造影是临床上公认的诊断冠心病的金标准。但必须明确的是冠状动脉造影主要是血管形态学的诊断，即反映冠状动脉管腔的变化，不能反映这种形态学异常引起的最终结果——心肌血流量的改变。而心肌灌注显像主要显示心肌供血和心肌细胞活性，因此两者相比，既有一定的可比性，即冠状动脉分支与其供血区域的关系，冠状动脉狭窄程度和心肌缺血的正相关性等，又有某些不一致性，如冠状动脉主干狭窄时，由于心肌各个节段缺血程度相近似，心肌灌注显像可显示为正常（放射性分布相对均匀）。另外，心肌内小动脉狭窄或阻塞时（即X综合征），冠状动脉造影可正常（冠状动脉造影主要显示主干和大分支的情况），而心肌灌注显像则显示出异常缺血区。心肌灌注显像与冠状动脉造影相比，还具有能评价心肌细胞活性、能用于指导治疗、观察疗效以及非创伤性等优点。当然，由于技术原因或如前所述的射线衰减因素等可使心肌灌注显像产生假阳性结果。

（2）急性心肌梗死的诊断、预后判断和疗效评价：急性心肌梗死大多表现为可逆加不可逆性灌注缺损，即中心部位梗死伴周围缺血。根据心肌影像上异常节段的分布，可以推断是哪支或哪几支冠状动脉分支受累，因而可判断冠状动脉病变的部位，这对估价预后有重要参考价值。

（3）室壁瘤的辅助诊断：室壁瘤处心肌多为瘢痕组织，故不摄取显像剂，心肌灌注显像表现为不可逆性灌注缺损，范围和大小与瘤体一致。心肌灌注显像对室壁瘤诊断的灵敏度较高，但缺乏特异性，故不是诊断室壁瘤的首选方法。可结合门控心血池显像综合评价，灌注缺损部位在门控心血池图像上表现为室壁的反向运动。

2. 评价心肌细胞活性

评价冠心病心肌细胞的活性，对指导治疗和判断预后有重要意义。运动－再分布（或静息）显像呈可逆性灌注缺损者，是心肌细胞存活的指征，而不可逆性灌注缺损者多为无活性心肌。但有低估存活心肌的情况，即部分呈不可逆性灌注缺损的节段，仍有活性心肌细胞存在。一些研究表明 ^{201}Tl 再注射显像和硝酸甘油介入显像能提高存活心肌的检出率。硝酸甘油介入 ^{99m}Tc-MIBI 显像与静息显像相比较，如果静息显像显示的放射性缺损区在硝酸甘油介入后被填充或部分填充，则可视为存活心肌。

3. 评价冠心病的疗效

应用心肌灌注显像评价冠状动脉搭桥术、经皮冠状动脉腔内成形术（PTCA）、溶栓治疗以及其他治疗方法的疗效，是较为可靠且无创的方法。治疗后负荷心肌显像恢复正常，说明病变血管已再通。反之，则治疗失败。由于 ^{99m}Tc-MIBI 没有再分布相，可于溶栓和 PTCA 前注入显像剂，待治疗后病情稳定时进行显像，仍可反映治疗前心肌血流和心肌细胞受损情况，数天后可再次注射 ^{99m}Tc-MIBI 做对照显像，以评价治疗效果。

4. 原发性心肌病的诊断

扩张性心肌病为心肌细胞散在性退行性变，间质纤维化，因此心肌显像呈弥漫性分布不均匀，尤其以心尖、下后壁受累明显，有时甚至呈大面积稀疏、缺损，此外伴有心腔扩大、心壁变薄等表现。肥厚性心肌病心肌显像显示间壁增厚。其厚度与后壁的比值 > 3 : 1，并伴有心室腔的缩小。心肌灌注显像对原发性心肌病的诊断不具特异性，如心肌梗死伴心功能不全的患者心肌显像也可表现为扩张性心肌病的图像特征。可结合门控心血池显像进行鉴别，扩张性心肌病在门控图像上表现为弥漫性室壁运动低下，而心肌梗死多为节段性室壁运动异常（低下或无运动）。

5. 心肌炎的辅助诊断

心肌炎是临床上常见的心血管疾病之一，好发于青少年，为继发于病毒感染后发生的非特异性间质炎症和心肌细胞变性、坏死等病理改变。目前临床上没有好的方法对心肌炎做出确切诊断，常用的心肌酶学检查因受病程影响而灵敏度较低。心电图检查常见 ST 段改变和各种心律失常，但不具特异性。心肌灌注显像对心肌炎的诊断也仅具有辅助诊断价值。弥漫性心肌炎表现为心肌内放射性分布弥漫性不均匀，呈点片状轻度稀疏，称"花斑状"改变。局灶性心肌炎表现为病变局部呈放射性减低，需与冠心病心肌缺血相鉴别。心肌灌注显像诊断心肌炎的灵敏度为 80% 左右，但因不具特异性，所以应结合病史、发病年龄及其他实验室检查进行综合分析评价。

6. 右心室心肌显像的临床意义

正常显像右心室心肌多不显影，当右心室心肌肥厚或左心室心肌严重损伤时，右心室心肌方可显影，且显影程度与右心室心肌肥厚的程度或左心室心肌损伤程度成正比。有报道采用右心室心肌计数/左心室心肌计数比值法测定肺心病右心室肥厚的程度，发现该比值和平均肺动脉压呈显著正相关，对肺心病肺动脉高压的诊断具有较高的特异性。另有报道，采用屏蔽左心室而单独显示右心室心肌的显像方法，对右心室心肌梗死的诊断有一定意义。

三、门控心血池显像

应用放射性核素技术测定心脏功能是心血管核医学的一项重要内容，对心血管疾病的诊断、疗效观察、预后判断和手术适应证的选择均有重要意义。与其他方法相比，核素技术测定心功能具有全面、准确、无创伤等优点。本节主要介绍门控心血池显像。

（一）显像原理及适应证

静脉注射放射性示踪剂，当它首次通过心脏或经过一段时间在血中混合均匀达到平衡后，测定心室中放射性强度变化即反映心室容量变化，快速连续测定心动周期中每一瞬间心室内的放射性计数，绘制成时间－放射性曲线，即相当于一条心室容积曲线，对此曲线进行分析，可得到反映心室收缩和舒张功能的参数。同时对 SPECT 显像的图像进行特定处理，还可得到反映心室收缩和舒张功能的图像。其适应证如下。

（1）冠心病的早期诊断、预后和疗效观察：①怀疑早期冠心病，心电图或其他检查正常者。②急性心肌梗死的心功能变化和预后判断。③陈旧性心肌梗死的心功能变化和劳动力鉴定。④右心室心肌梗死的辅助诊断。⑤室壁瘤的诊断。⑥冠状动脉搭桥术，PTCA 以及药物治疗前后心功能的估价。⑦心肌活性的判断。

（2）原发性心肌病的诊断和鉴别诊断。

（3）瓣膜置换前后心功能估价。

（4）高危病人手术前心功能的估价。

（5）中老年人保健监测。

（6）室内传导异常疾病的诊断。

（7）慢性阻塞性肺疾病的右心功能估价。

（二）检查方法

1. 静息显像

示踪剂一般采用 ^{99m}Tc-RBC 或 ^{99m}Tc-HSA。^{99m}Tc-RBC 的标记分为体内和体外两种，后者标记较复杂且费时，所以临床多采用体内标记法。具体方法为，先给病人静脉注射亚锡焦磷酸盐 20 mg（其中含亚锡离子 0.5～1 mg），半小时后再注射 ^{99m}Tc 淋洗液 555～740 MBq（15～20 mCi）。^{99m}TcO$_4$ 离子经与亚锡红细胞复合物作用，由高价还原为低价，进而与红细胞内亚铁血红素结合，形成 ^{99m}Tc-RBC，血液中的 ^{99m}Tc-RBC 混合均匀达到平衡后（约在注射 ^{99m}Tc 淋洗液后 15 分钟）即可进行显像。患者取仰卧位，SPECT 探头于左前斜（LAO）30°～45°对位，观察左心室前壁时需加 RAO30°对位，以门电路控制的方式进行显像，因此该检查方法又称为门控心血池平面显像。具体方法为以病人心电图的 R 波作为触发门电路的开门信号，控制 ECT 在一个心动周期内（R-R）等间隔快速连续显像，一般在一个 R-R 间期内采集 16～32 帧图像（多门显像法）。连续采集 300～500 个心动周期，将资料存入计算机内，经图像对应叠加，获得一个心动周期的系列图像。

2. 运动显像

主要用于评价心肌的储备功能，具体方法是采用仰卧式踏车试验，功量计由 200 kg/（m·min）始，每 2 分钟增加一次，每次增加 200 kg/（m·min），直到达到最大心率（190－年龄）或出现心绞痛发作，心电图 ST 段下降 > 1 mm 等，立即采集图像，并嘱患者继续踏车至采集完毕（出现心绞痛或 ST 段下降 1 mm 时可终止运动进行显像）。运动时应注意体位保持不变动，以保证显像质量，显像方法同静息显像。

（三）数据和图像处理及结果分析

在原始采集的图像上，用光笔勾画出左、右心室舒张末期的 ROI 和本底 ROI，由计算机自动处理并显示左、右心室的时间－放射性曲线，由于心室内放射性计数与心室内血容量成正比，因此，该曲线实际上相当于一条心室容积曲线（图 10-4）。曲线分为下降段和上升段两部分。下降段为射血期，上升段为充盈期。充盈期又分为快速充盈期和房缩期两部分。曲线起始点的最大放射性计数（EDC），代表舒张末期容积（EDV），最低点计数（ESC）代表收缩末期容积（ESV）。对此曲线进行分析，可获得多项心功能参数。同时提取显像中的某一特定功能组分进行图像处理，还可得到反映心室功能的图像，即功能图。临床上常用的心功能参数及其计数方法和功能图的处理如下：

1. 反映整体心室功能的参数

（1）收缩功能参数。

① EF：EF 是最常用的反映心室收缩功能的参数，为每搏量占舒张末期容量的百分比，用计数法计算 EF 的公式如下：

$$EF = (EDC - ESC) / (EDC - BG) \times 100\%$$

其中 BG 为本底计数。

EF 正常值根据使用仪器不同，检查方法不同，可稍有差异。国际心脏病学会和世界卫生组织推荐的左心室 EF（LVEF）正常值为 62.3% ± 6.1%，正常下限为 50%，运动后升高 > 5%。右心室 EF（RVEF）正常值为 52.3% ± 6.2%，正常下限为 40%。

② 1/3EF：为前 1/3 射血期搏出血量占舒张末期容量的百分比。

$$1/3EF = (EDC - 1/3ESC) / (EDC - BG) \times 100\%$$

式中 1/3ESC 为射血期前 1/3 时间点对应的计数。1/3EF 的正常值为 21%±5%，临床研究认为，1/3EF 对心室收缩功能损伤的反映较整体 EF 更灵敏。

③峰射血率（PER）：为心室射血期单位时间的最大射血量，通过对心室容积曲线进行 dv/dt 运算求出，其单位为 EDV/s。参考正常值为（3.7±0.8）EDV/s。

④峰射血时间（TPER）：为心室开始收缩至高峰射血的时间，单位为毫秒（ms）。参考正常值为（186±49）ms。心室收缩功能受损时 EF、1/3EF、PER 降低，TPER 延长。

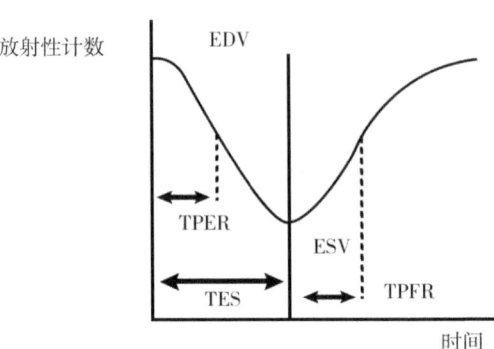

图 10-4　心室容积曲线

EDV 示舒张期容积；ESV 示收缩末期容积；TPER 示峰射血时间；TES 示收缩末期时间；
TPFR 示峰充盈时间

（2）舒张功能参数。

①峰充盈率（PFR）：为心室快速充盈期单位时间的最大充盈血量，计算方法同 PER，单位亦为 EDV/s。参考正常值为（3.3±0.6）EDV/s。

②峰充盈时间（TPER）：为心室开始充盈到达高峰充盈的时间，单位为 ms，参考正常值为（3.3±0.6）EDV/s。

③峰充盈时间（TPFR）：为心室开始充盈到达高峰充盈的时间，单位为 ms，参考正常值为（181±23）ms。

④快速充盈分数（RFF）：为快速充盈期充盈血量占舒张期总充盈血量的百分比。RFF 的参考正常值＞63%。

⑤房缩分数（A）：为舒张期心房收缩射血量（ASF）占舒张期总充盈血量的百分比。ASF 反映心室被动充盈情况，当 RFF 降低时，ASF 代偿性增大，两者均与舒张期心肌的顺应性有关。ASF 的参考正常值＜34%。心室舒张功能受损时，PFR、RFF 降低，ASF 增大（代偿期），TPFR 延长。

（3）心室容量参数。

①舒张末期容积（EDV）：为反映心室前负荷的参数，前负荷增加时，如充血性心力衰竭、瓣膜返流、冠心病等 EDV 增大。EDV 的计算方法有几何法和计数法两种。前者根据面积 - 长轴公式求得，因受心脏几何因素影响较大，准确性差；计数法系依据心室内计数与其容积成正比的原理求得，不受心脏几何形态影响，正确性较高。尤其采用断层显像，可减少心室相互重量的影响，结果更为精确。缺点是需采取血样作为参照，操作较为烦琐。

②收缩末期容积（ESV）：ESV 与心室负荷关系不大，主要与心室收缩与舒张功能有关，其计算方法为：

$$ESV = EDV - SV$$

为了计算简便，现多采用相对测量法计算 EDV 和 ESV。EDV 和 ESV 的参考正常值为（88.53±31.6）mL/m^2 和（36.5±18.7）mL/m^2。

2. 局部室壁运动分析

（1）定性分析。

①心动电影显示：在计算机屏幕上显示心脏收缩与舒张的动态影像，可直接观察室壁运动情况。正常人左心室收缩幅度大于右心室，左心室心尖及游离壁的收缩幅度大于间壁。须注意多体位观察，以全面显示室壁各节段运动情况，心动电影只能做定性观察而无法定量分析。

②室壁勾边图：将心室收缩末期和舒张期的影像勾边叠加，两边缘之间的间隙即为室壁运动幅度，观察室壁各节段该间隙的大小，即可评价其室壁运动情况。

（2）定量分析。

①轴缩短率：用计算机将心室舒张末期（ED）和收缩末期（ES）影像勾边叠加。自左心室几何中心向四周作射线，将左心室分成若干扇形区。

用下式可计算每个扇形区的轴缩短率：

轴缩短率（%）=（ED 轴长度 – ES 轴长度）/ED 轴长度 ×100%

正常人轴缩短率 > 20%。

②局部 EF（REF）：将左心室分成 3 ~ 8 区，根据各区的 EDC 和 ESC（减本底后）计算 REF。

$$REF =（REDC – RESC）/REDC × 100\%$$

REF 反映心室局部的收缩功能，和轴缩短率一样，也是定量分析节段性室壁运动的参数。三分区法 REF 的参考正常值如下：

侧壁（LAT）：73% ±13%；心尖下壁（INF-AP）：72% ±9%；间壁（SEPTAL）：43% ±7%。

室壁运动分为 4 种类型，即正常、运动低下、无运动及反向运动（图 10-5）。运动正常表现为 ED 和 ES 边缘间隙较宽，轴缩短率和 REF 正常。运动低下表现为 ED 和 ES 边缘间隙变窄，轴缩短率和 REF 减低。无运动为病变部位 ED、ES 边缘重叠，轴缩短率为零。

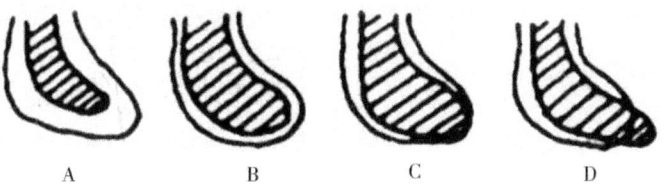

图 10-5　室壁运动类型

A. 正常运动；B. 运动减弱；C. 无运动；D. 反向运动

反向运动为病变部位 ES 边缘突出至 ED 边缘之外，轴缩短率为负值。室壁运动异常分为弥漫性和局限性两种。前者多见于扩张性心肌病和心力衰竭时，后者主要见于冠心病。

3. 功能图

应用计算机技术将某一心功能参数，经数据 – 图像转换后生成的图像即为功能图。如每搏量（SV）图是以像素为单位，用每一像素的 EDC-ESC，求出其 SV，然后用不同的灰度或色阶，表示不同大小的 SV。SV 大的像素用高灰度或色阶显示，反之显示为低灰度或色阶，以此构成的图像即为 SV 图。根据 SV 图上灰度或色阶的高低不同，可直观地显示心室局部的收缩功能。目前，临床上常用的功能图除 SV 图外，还有 REF 图、矛盾运动图等。它们均从不同方面显示了局部心肌的收缩功能。临床上也用于估价局部室壁运动，与轴缩短率、REF 等联合应用，可提高探测局部室壁运动异常的准确性。

4. 相位分析

相位分析是 1979 年 Adam 等提出的一种分析方法，其原理是对心血池显像所包含的每一像素在心动周期中形成的时间 – 放射性曲线进行正弦或余弦拟合，获取振幅因子和相位因子，振幅因子与每搏计数相关，表达该像素处心肌收缩的幅度。相位分析是一种显示心肌局部收缩功能、收缩协调性和激动传导过程的方法，对冠心病和室内传导异常疾病的诊断有重要价值。

相位因子为该像素在心动周期中开始收缩的时间。用不同的灰度或颜色代表不同大小的振幅和相位因子，显示在原像素区，即构成振幅图和相位图，同时还可获得相位直方图以及用相位电影的形式进行显示。

（1）振幅图：振幅图显示心肌各部位的收缩幅度。以不同的灰度和色阶显示，灰度和色阶高的区域表示收缩幅度大，反之收缩幅度小。正常振幅图左心室呈卵圆形，右心室为L形，左、右心房呈八字形位于两心室上方。正常左心室收缩幅度大于右心室，故灰度或色阶较右心室高。左心室心尖和游离壁收缩幅度最大，故灰度或色阶最高。局部室壁运动障碍处灰度或色阶减低。

（2）相位图：相位图显示心脏各部位的收缩时序。以不同的灰度或色阶显示，灰度或色阶高的区域代表开始收缩的时间晚，反之收缩发生很早。正常相位图的形态与振幅图相似，由于正常左右心室各部位的收缩基本同步，故两心室的灰度成色阶差别不大，以16种颜色显示的彩色相位图上，两心室的颜色相差不超过3个灰阶。由于心房与心室呈逆向运动，故房室间灰度或色阶相差较大。

（3）相位直方图：相位直方图为各像素区的相位频率分布图，其横坐标为相位角的度数（0°～360°），纵坐标为一定范围相位角的像素个数。正常相位直方图上有心室和心房大血管两个峰，心室大血管峰高而窄，心房大血管峰低而宽，两者均呈正态分布并相距180°。对相位直方图可做定量分析，计算心室峰的相角程（即心室峰底宽VW），相位标准差（SDP）和偏态（SK）等，这些参数均反映心室收缩的同步性。亦可分别计算左、右心室的上述参数，反映每一心室收缩的同步性。参考正常值为左心室相角程（LVW）：44±4.06。左心室相位标准差（LVSDF）：10.33±1.88；左心室偏度（LVSK）：0.06°±0.18°。

（4）相位电影：根据心肌收缩与心电兴奋的对应关系，对心肌依次收缩的部位，用光点作标志，进行动态显示，直接观察心肌激动和传导的过程，即为相位电影。正常时，心肌兴奋始于右心房相当于窦房结处，继之向左、右心房扩布。向下传导至房室结时，由于兴奋在房室结内延缓，且房室结本身不具收缩性，故光点消失，经瞬间延搁后兴奋自房室结传出，光点再现，先出现于室间隔基底部右侧，然后沿着室间隔下行，迅速传导至左、右心室，最后消失于左心室或右心室基底部。本法对显示室内传导异常较为直观。

参考文献

[1] 程志伟,胡亚飞. 实用医学影像学诊断[M]. 长春:吉林大学出版社,2016.
[2] 王昌惠,范理宏. 呼吸介入诊疗新进展[M]. 上海:上海科学技术出版社,2015.
[3] 朱建民,许永华,杨利霞. 医学影像设备临床试验实践[M]. 上海:上海科学技术出版社,2016.
[4] 黄道中,邓又斌. 超声诊断指南[M]. 北京:北京大学医学出版社,2016.
[5] 陈克敏,陆勇. 骨与关节影像学[M]. 上海:上海科学技术出版社,2015.
[6] 李渝苏,汪文章. 运动系统影像诊断学[M]. 成都:电子科技大学出版社,2014.
[7] 孙元杰,邹惠静,赵明. 医学影像学[M]. 长春:吉林大学出版社,2015.
[8] 郎志谨. MRI新技术及在中枢神经系统肿瘤的应用[M]. 上海:上海科学技术出版社,2015.
[9] 王铁. 核医学影像医师[M]. 北京:人民卫生出版社,2016.
[10] 全冠民,李彩英,袁涛. 全身X线诊断必读[M]. 北京:人民军医出版社,2016.
[11] 柳治. 医学影像诊断学[M]. 北京:科学技术文献出版社,2015.
[12] 李荣聪,王淑亚. 医学影像检查技术[M]. 镇江:江苏大学出版社,2016.
[13] 冯仕庭,李子平. 肝胆特异性MR对比剂临床应用[M]. 北京:人民卫生出版社,2015.
[14] 仇俊华. 医学影像学临床见习指导[M]. 北京:科学出版社,2016.
[15] 陆云升. 医学影像诊断基础[M]. 北京:人民卫生出版社,2016.
[16] 周纯武,赵心明. 肿瘤能谱CT诊断学[M]. 北京:人民卫生出版社,2016.
[17] 周凤丽. 支气管镜与肺癌[M]. 广州:广东科学技术出版社,2014.
[18] 孙新臣. 肿瘤放射治疗技术学[M]. 南京:东南大学出版社,2015.
[19] 史景云,费苛,孙鹏飞. 胸部影像学[M]. 上海:上海科学技术出版社,2015.
[20] 丁世斌,司永仁,吴威. 肝癌诊疗影像学图谱[M]. 沈阳:辽宁科学技术出版社,2015.
[21] 霍勇,葛均波,方唯一. 冠状动脉疾病影像学[M]. 北京:北京大学医学出版社,2015.
[22] 陈步星. 动脉粥样硬化疾病的影像诊断[M]. 北京:北京大学医学出版社,2014.